W0184554

Histoires de proches

face à la maladie

35 récits

Histoires de proches

face à la maladie

35 récits

Préface d'Éric-Emmanuel Schmitt

Éditions Jacob-Duvernet

Tous les textes de cet ouvrage sont issus du concours d'écriture « Histoires de proches » organisé en 2009 par France Alzheimer, France Parkinson, la Ligue contre le Cancer, la Ligue Française contre la Sclérose en Plaques et Novartis Pharma.

La coordination rédactionnelle a été réalisée par Annick Roche.

Sommaire

Préface d'Éric-Emmanuel Schmitt 9

Introduction 13

Chapitre 1. Mon mari 17
Ménage à trois................................ 19
Je voulais vous dire 35
La cerise sur le gâteau 41
Un aller sans retour 51
C'est comme ça 55
Entre nous 63
Parkinson 71
Lettres ouvertes à mon compagnon de route 73

Chapitre 2. Ma femme.......................... 83
Spirales venues de l'autre monde 85
Une énorme dose d'amour....................... 99
Ce soir c'est dur, dur.......................... 107

Chapitre 3. Mon père 119
Cambriolage intérieur : l'abri dévasté 121
Les clémentines.............................. 133
Est-ce que l'on va chanter ? 137

Regards bleus 147
Cambo-les-Bains 155
Trois jours avant 159

Chapitre 4. Ma mère 167
Sans les mots 169
Elle était déjà morte 189
Des années de lutte 195
Ma chère Maman 207
Un dîner au restaurant 215
L'histoire d'une Amazone 221
Ma funambule 231
Moi, Chloé, sept ans et demi 233

Chapitre 5. Mon frère, ma sœur 243
Les lunettes d'Elvis Costello 245
Élisabeth 255
On mange quoi ce soir ? 261
Captain, me voilà 277

Chapitre 6. Mon fils, ma fille 285
La place bleue du parking 287
Commerce de proximité 297
Ces dames au collier de perles 301
Mater Dolorosa 307

Chapitre 7. Mon grand-père, ma grand-mère .. 317
La tête à l'envers 319
Regards croisés 325

Annexes 331

Préface

Donner la parole aux proches

Je savais depuis longtemps que les maladies graves sont malheureusement généreuses. Si elles frappent les malades, elles touchent durement leurs proches qui vivent eux aussi une tragédie, la perte de leurs rêves, la perte de leurs espoirs, la perte d'un quotidien.

Quand quatre grandes associations de malades (La ligue contre le cancer, la ligue contre la sclérose en plaques, France Alzheimer et France Parkinson) m'ont demandé de parrainer le concours d'écriture « Histoires de proches » organisé afin de donner la parole aux familles des patients, je ne soupçonnais pas la beauté et la qualité des textes que je lirai, comme si la douleur donnait du talent car il y a beaucoup de talent dans ces témoignages. Puis, j'ai réfléchi et j'en suis arrivé à penser qu'il s'agissait là d'une idée romantique. La vérité est différente : sans douleur, il ne saurait y avoir de talent. Ce recueil en est la preuve éclatante.

On ne parle pas assez des proches et surtout on ne leur donne pas assez souvent la parole. Accompagner quelqu'un dans la maladie, voire dans la mort, est une expérience unique qu'il faut vivre jusqu'au bout. Le plus souvent quand la maladie surgit, de nombreux proches fuient. J'ai connu trop de femmes atteintes d'un cancer dont les amants ou les maris s'étaient volatilisés à l'annonce du diagnostic. Nous sommes ici en présence de proches qui n'ont pas fui, même si fuir c'est souffrir aussi, mais ce n'est pas souffrir au quotidien.

Il est fréquent de reconnaître le rôle positif des proches lorsqu'il y a guérison. Pourtant, c'est quand le rétablissement n'est pas au rendez-vous que les proches prennent toute leur importance. Je dirai même que cet accompagnement en devient encore plus beau parce que si, à la fin, il n'y pas de victoire de la santé, il y a une autre victoire, autrement plus magnifique, celle de l'amour. Ceux qui ont écrit ces textes n'ont pas peur. Ils n'ont pas peur de ce qui fait peur, ou quand ils ont peur ils le disent. Et en le disant, ils dépassent cette peur.

Ce qui est vécu à travers ces textes, ce sont des situations dramatiques, des événements tragiques, mais ce qui est proclamé : c'est un véritable amour de la vie, un amour de la vie telle qu'elle est, avec sa dimension douloureuse, avec ses rêves que l'on ne peut plus faire, avec ses illusions que l'on a perdu, avec ses projets d'avenir qu'il faut oublier. Le plus souvent ces maladies graves tuent tout, sauf l'amour. Ces textes sont une ode bouleversante à l'amour.

On sait que Shéhérazade racontait une histoire par jour au Sultan pour éviter la mort, et qu'ainsi sont nés « Les contes des mille et une nuits ». Tous ceux qui accompagnent les malades deviennent des Shéhérazade : ils parlent pour créer de la vie, ils parlent pour raconter la vie à laquelle les patients ne participent plus, ils parlent pour lutter contre l'oubli, l'indifférence, la disparition. Mais que pense Shéhérazade lorsqu'elle est seule ? Donner la plume aux proches des malades, à tous ceux qui vivent aussi la maladie dans leur âme et dans leur corps, nous apporte la réponse. Eux aussi participent aux soins, parfois à la guérison, souvent à la défaite... eux aussi ont besoin d'être compris et entendus. Il y a des douleurs qui n'appellent aucun médicament, sinon l'écoute. Alors, écoutons, et souvent, derrière leur plainte ou leur révolte, nous entendrons un bouleversant message d'amour et de courage. J'ai beaucoup appris en lisant ces textes ; j'ai même appris une chose si simple et cependant si difficile : être un homme.

Éric-Emmanuel Schmitt

Introduction

Nous avons tous dans notre entourage, dans notre famille ou parmi nos connaissances, un parent ou un ami qui se bat au quotidien contre une maladie grave : cancer, maladie d'Alzheimer ou de Parkinson, sclérose en plaques... Chaque année, ce sont près de 350 000 nouveaux cancers, 225 000 Alzheimer, 8 000 Parkinson et 2 000 scléroses en plaques qui sont détectés. Avec l'annonce du diagnostic, qui reste pour tous un traumatisme, des milliers de vies sont bouleversées ; celle du malade d'abord mais également celle de ses proches. Pour l'un comme pour l'autre, une nouvelle vie commence faite d'espoirs, de souffrances, de luttes, de silences mais également d'élans de tendresse et de générosité insoupçonnés. Plus de trois millions de proches et d'aidants sont confrontés chaque jour à cette situation délicate, difficilement imaginable et à laquelle rien ne les préparait.

Pour tous, la maladie d'un père, d'une mère, d'un fils ou d'un voisin va s'accompagner d'épreuves qui vont transformer leur existence. Dorénavant, il va falloir gérer inquiétude, stress et angoisses, réorganiser son quotidien, affronter sentiment d'isolement et problèmes de communication avec cet être cher. À la fatigue, la lassitude ou l'abattement s'ajoute bien souvent l'incompréhension de l'entourage, suivie dans de nombreux cas par la colère ou la révolte face à un mal tragique qui remet en cause les fondements de toute une vie. Mais, dans tous les cas, de ce combat mené à trois – le malade, le proche et la maladie – va naître une relation singulière où les cœurs vont s'ouvrir pour laisser place à une complicité insoupçonnée.

Alors que celui qu'il aime se bat contre la maladie, le proche se sent souvent désemparé et trouve mal venu de se plaindre de la lourdeur de l'épreuve qu'il traverse. Pourtant, tous le reconnaissent, « certains soirs, c'est dur, dur... ». À tous ces hommes et femmes qui affrontent, jour après jour, avec courage et abnégation les conséquences de la maladie, il était urgent de donner la parole afin qu'ils témoignent de leur quotidien.

Avec le concours d'écriture organisé à l'automne 2009 à l'initiative de Novartis Pharma en partenariat avec quatre grandes associations de malades – France Alzheimer, France Parkinson, la Ligue contre le cancer et la Ligue française contre la sclérose en plaques –, c'est chose faite. Le résultat est bouleversant. Parmi les centaines de textes reçus, plus de trois cent – tous d'une grande qualité littéraire –, il a été difficile d'en extraire une trentaine tant chaque contribution était poignante et unique ; tellement riche d'enseignements pour chacun d'entre nous. Travail de deuil pour certains, soulagement thérapeutique pour d'autres, tous ces récits nous narrent au quotidien, avec une sensibilité souvent exacerbée – où se côtoient gravité et tendresse –, le long chemin parcouru aux côtés d'un mari, d'une épouse, d'un enfant, d'un grand-parent quand tout s'effondre et qu'il faut inventer une autre façon de vivre.

Pour la présidente de l'Association France Alzheimer, « ces écrits ont libéré la parole autour de la maladie et contribué à lever le tabou qu'elle suscite aujourd'hui ». Un point de vue partagé par le président de la Ligue contre le cancer et celui de la Ligue contre la sclérose en plaques pour qui « les proches sont des personnes en souffrance qui ont un infini besoin de se confier et d'être écoutées ». Ils voient, l'un comme l'autre, dans ces *Histoires de proches*, le moyen de « sortir les proches de leur isolement » et saluent « une démarche qui vise à mieux faire connaitre leur quotidien ». Comme le reconnait Bruno Favier, président de France Parkinson : « L'aidant tient une place essentielle car c'est un compagnon de tous les instants qui participe au bien-être du patient. » En contribuant à mettre en avant ces héros anonymes, ce recueil de textes répond à un besoin de reconnaissance trop rarement exprimé.

À travers les histoires de vies émouvantes qu'il dévoile, *Histoires de proches* constitue un document exceptionnel qui arrache larmes et sourires. Difficile d'en ressortir indemne. Tant mieux car ce bel ouvrage collectif va nous aider à porter un autre regard sur les malades et ceux qui les accompagnent.

Hélène Cardin et Danielle Messager

Chapitre I
Mon mari

Ménage à trois

par Joëlle Blachère

Je ne sais pas quand les choses ont vraiment commencé… et si je sais comment elles ont commencé, c'est uniquement quelque dix ans plus tard, à la relecture des événements, comme à la mise en liens des indices qui m'ont un beau matin alertée sur l'anormalité d'une situation à laquelle je ne comprenais jusqu'alors pas grand-chose.

Tendre et rugueux à la fois, il était le raisonnable, le pragmatique, gérant tous les problèmes administratifs, financiers, matériels de notre cellule… j'étais la fantaisiste, l'imaginative la frondeuse d'un couple très complémentaire dont la solidité et les valeurs généraient des relations authentiques et durables. Notre vie se déclinait comme celle de « Monsieur et Madame Tout l'Monde », entre bonnes et mauvaises fortunes, bouderies et rabiboches. Nous étions heureux du peu que nous avions, patients pour en avoir un peu plus, courageux pour l'obtenir ! Talentueuses et responsables, nos filles traçaient leur route, chacune à sa manière, sans poser plus de problèmes que n'en posaient celles des copains… À bien y regarder, peut-être même plutôt moins ! La retraite se projetait pour nous active, vagabonde, épicurienne lorsque les choses sont devenues peu a peu très compliquées en toutes matières. Un grain de sable, plus exactement une tempête de sable, est venue gripper cette mécanique bien huilée qui n'avait finalement connu que quelques ratés sans importance.

Un beau matin, en effet, j'ai soudain réalisé que nous n'étions plus deux dans notre vie quotidienne ; tu n'étais plus le « chef de famille », je n'étais plus la « maîtresse de maison ». Nous étions trois : toi, moi, et la maladie... Ce tiers infâme, vorace, infatigable ayant pris possession des lieux en même temps que de ta cervelle nous imposait son tempo, ses humeurs, et nous dictait sa loi avec son cortège de trous de mémoire, de désorientations, d'incohérences, de difficultés de langage, de dépression... Tandis que l'entourage me sommait de « te laisser vivre » au rythme d'une retraite bien méritée qui justifiait, à ses yeux, du droit à y perdre ses repères, la maladie faisait patiemment le sale boulot pour lequel elle est programmée. Et moi, l'ayant finalement flairée dans les recoins les plus intimes de notre vie commune, au point de pouvoir la nommer avant même qu'elle ne soit débusquée par les champs magnétiques de l'IRM, je me trouvais simplement suspectée de dramatiser le tableau ! J'aurais tellement préféré que ce fût le cas...

Du jour où le neurologue a confirmé son diagnostic, moi qui ai toujours tellement aimé « avoir raison », je m'en suis affreusement voulue de ne pas m'être trompée ! Ça ne changeait rien à la réalité, bien sûr, c'était même plutôt bien qu'on ne perde pas de temps à te soigner, j'aurais dû me féliciter d'avoir été clairvoyante... hé bien, non, envers et contre toute résolution, je me sentais coupable de ce qui « te » et « nous » arrivait, comme si la maladie mettait en question la qualité de mon amour pour toi, comme si, t'aimant davantage encore, j'avais pu « te » et « nous » protéger d'un aussi terrible destin !

Persuadée de longue date que le corps vient toujours à somatiser le ou les chocs émotionnels qu'il n'a pu, d'une manière ou d'une autre, évacuer, je n'ai eu de cesse, jour et nuit, de repasser le film des trente-cinq ans de notre vie commune pour tenter d'y déceler « la faille » prétendument à l'origine de notre présent malheur... je n'ai pas trouvé « la faille », bien sûr : j'en ai trouvé plusieurs... et question culpabilité, crois-moi, ça donne matière à ruminer !

Sur le principe, pourtant, je partage totalement l'idée que je n'y suis pour rien... d'autant qu'à bien y regarder, tu as vécu trente ans de ta vie et bien des traumas avant de croiser ma route ! Tu as fait de ton mieux, toi aussi, pour porter le sac à dos de tes bobos d'enfance, et devenir un « homme bien » : Celui auquel j'ai dit « oui » : « pour le meilleur » dont j'imaginais aisément les contenus, et « pour le pire » dont je me pensais, naïvement, à jamais épargnée... J'avais juste oublié qu'on n'a pas la maîtrise de tout, que nous sommes tous, plus ou moins, et certains plus que d'autres, soumis à l'ordre de l'imprévisible ; nous ne sommes de ce fait ni coupables ni responsables de ce qui nous arrive à l'ordre de la maladie, ça nous arrive, c'est tout ! Le comble étant que du même coup, je ne peux en vouloir à personne... Ça, c'est bien le pire... Je ne peux même pas cracher ma hargne sur un prétexte dérisoire, ni la déverser à tout venant, histoire de m'en alléger la patate ; moi j'ai la haine... et je me la garde !

Le jour du diagnostic, en sortant de l'hôpital, avant même de reprendre la voiture, je t'ai demandé si tu avais compris ce qu'avait dit le neurologue. Tu semblais tellement impassible, comme étranger à ce qui venait de se passer ou de se dire. « Y'a quelque chose qui va pas dans ma tête, c'est tout ce que j'ai compris ! » Finalement, tu avais saisi l'essentiel... J'ai donc reprécisé ce que je ne manquerai pas de repréciser chaque fois que tu sembleras ne pas comprendre ce qui t'arrive : « oui et cela s'appelle la maladie d'Alzheimer... »

À cette minute précise, on est tombés dans les bras l'un de l'autre, on s'est serrés à se faire mal... Ce n'est qu'un peu plus tard dans la voiture que tu as éclaté en sanglots et même si ton désarroi m'a déchiré le corps et le cœur, j'ai quand même trouvé cela rassurant.

Quelques jours plus tard, assuré par le médecin du fait que tu pourrais encore de temps à autre vider quelques coupes du champagne dont tu raffoles, peu avant l'anniversaire de tes soixante-cinq ans, tu as commencé à prendre ce médicament qui, contrairement à ce que croient beaucoup de gens, ne te guérira jamais. Il devrait seulement permettre, bon an mal an, de « doper » les fonctions cérébrales qui ne sont pas encore trop amochées… Je t'ai du même coup confisqué la voiture, assurant que j'en serais désormais la conductrice exclusive, pour éviter tous risques inutiles ; je sais, la pilule est beaucoup plus dure à avaler que le médicament, mais tu m'avais déjà fichu la frousse à plusieurs reprises au volant, entre rond-point envisagé à l'envers et réflexes inadaptés en situation de risques accrus, alors… On avait assez d'embêtements en perspective pour ne pas en rajouter ! Afin de positiver la chose, j'ai cru bon rappeler que tu étais, bien avant l'heure, un ardent défenseur du refus de conduire après une soirée arrosée, et qu'en toute bonne logique, tu serais donc l'un des premiers à t'abstenir de conduire sous médicaments… même si la loi ne l'interdit pas ! Mes convictions sur le sujet ne datant pas d'hier au vu de tous ces gens qui prennent la route sans sourciller après une prise massive de tranquillisants, je n'ai pas de mal à tenir bon sur cette position, quelle que soit ma répugnance à te priver ainsi d'une grande partie de ton autonomie.

Le chagrin c'est salé… exactement comme on le dit d'une facture dont le montant dépasse largement nos prévisions : « Garçon, s'il vous plaît, la douloureuse… » Les larmes, c'est tiède comme une giclée d'écume dans la vague d'une mer orageuse… Ça connaît bien son chemin, sourdant au coin des paupières, dégoulinant jusqu'aux sillons de la bouche en empruntant le sentier des rides et ridules pour terminer sa course au creux du cou, et s'écraser sur un col de chemise, les larmes, ça connaît bien son boulot...

Pour les larmes, pas de problème ! En ce qui me concerne, lorsqu'il y a pénurie, c'est plutôt du côté des mouchoirs. Pour le reste, je ne sais pas comment il est possible de conserver autant d'eau dans de si petites poches ou comment les glandes lacrymales peuvent atteindre de tels seuils de surproductivité ! Je pleure comme on saigne d'une blessure profonde qu'on ne peut pas recoudre. Je pleure par débordement. Il y a même des fois où, franchement, je me suis fait peur à imaginer que je ne pourrais plus m'arrêter... À penser qu'un jour, je pourrais figurer au livre des records entre celui qui a eu le plus longtemps le hoquet et celui qui a craché le plus loin ses noyaux de cerises... Peut-être même qu'en désespoir de cause, on finirait par me faire une intervention chirurgicale pour me délivrer de cette paire de glandes déjantées !

Le chagrin, c'est de la souffrance en strates : première couche, deuxième couche, troisième couche... Un jour, fatalement, c'est une couche de trop ! La dernière vient télescoper la précédente, qui renvoie l'ascenseur à l'étage en dessous... Et ainsi de suite, jusqu'au séisme à l'origine des premières fissures des fondations. Autant le savoir, à près de soixante balais, refaire la cartographie de ses bleus à l'âme, pour tenter de se reconstruire sur d'autres bases, c'est du boulot !

Je rencontre « ma psy » une fois par semaine, depuis plus de deux ans et demi. Et quand je ne la vois pas, il m'arrive de l'asseoir dans mon salon, les nuits d'insomnie, pour lui raconter ce que j'ai sur le cœur : d'une certaine façon, la présence symbolique d'une alliée sur la scène de ce pathétique drame à trois me semble de nature à rétablir, un tant soit peu, l'équilibre des forces quotidiennement en ma défaveur ! Y'en a si lourd, parfois, que je ne peux pas attendre le rendez-vous programmé... Alors, je lui dis combien j'ai mal, combien j'ai honte de ne pas être toujours aussi courageuse qu'il le faudrait, et combien j'ai peur de ne pas être assez forte pour résister, pour réussir à me préserver *a minima* de cette situation dont elle me convainc, parfois, qu'il est impératif de me dégager… mais qui, par vagues successives, me tire inexorablement vers le fond !

Quelques personnes m'ont félicitée de cette initiative prise dans les huit jours qui ont suivi l'annonce du diagnostic : sans doute ignorent-elles que, dans l'urgence à hurler sa douleur, à faire avec l'inadmissible, à encaisser le choc sans trop de dommages, il n'y avait, pour moi, aucune autre solution envisageable ! Il en est qui pensent que la psychothérapie rend dépendant : moi je sais, et désormais par expérience, que ce n'est pas la psychothérapie qui rend dépendant mais la souffrance qui nous y amène, avec son cortège de dépression, perte de sens, de sécurité affective et de confiance en l'avenir… j'en passe !

J'ai toujours cru à la vertu des paroles plus qu'à celle des médicaments : il n'empêche que j'ai parfois honte, moi la fille réputée intelligente, du temps infini dont j'ai besoin pour entrevoir et assimiler ma propre vérité !

Les réseaux associatifs se plaignent, parfois, de ce que les aidants n'utilisent pas assez les espaces de parole ou de soutien mis à leur disposition. Mais, nul ne sait, s'il ne l'a concrètement vécu, l'immense énergie qu'il importe d'investir dans le travail thérapeutique pour qu'il permette des avancées significatives, dans un moment où le contexte requiert en lui-même une mobilisation considérable de toutes les ressources disponibles pour être correctement géré sur tous les plans, nul ne sait s'il ne l'a concrètement expérimenté, combien il en coûte d'aller ainsi à la rencontre d'un soi-même abîmé, fragilisé.. Ni à quel point il est éprouvant dans un moment d'extrême abandon ou d'extrême détresse, de s'entendre proposer avec infiniment de douceur et de précaution, mais aussi assez de fermeté pour qu'on n'y revienne pas : « on en reparle la prochaine fois ? » et son cousin germain : « on en reste là pour aujourd'hui ? »

Une formule délicate, hebdomadairement répétée, pour signifier que la séance est terminée et que le travail d'élaboration doit se poursuivre hors des murs de ce bureau, dans l'absence et le manque de cette Autre nous portant l'intérêt nécessaire à la reconstruction, voire au dépassement de soi-même. Je sais bien qu'elle n'a pas le pouvoir de changer ma vie ; juste celui, et c'est déjà beaucoup, de m'aider à porter sur celle-ci un autre regard pour mieux « faire avec »... Juste celui de veiller à ne pas m'oublier dans l'histoire d'une maladie dont je suis bien malgré moi devenue l'otage... Au fil des séances, je me suis à peu près convaincue d'être là parce que je le veux bien et non d'assumer, comme le disent certains, parce que « je n'ai pas le choix » : c'est une façon comme une autre de penser que je garde encore un peu la main sur mon propre destin, que j'en suis encore un peu l'actrice plutôt que la spectatrice.

Mon chagrin, je l'ai compris, reste intarissable, puisqu'il s'alimente quotidiennement des ravages de la maladie : j'en suis devenue, pour le coup, la spectatrice impuissante et la comptable privilégiée. Les recenser est infiniment douloureux mais permet de borner les formes et modalités d'un accompagnement en constante mutation, qui se caractérise par l'effet couplé « des hauts ou bas de la montagne russe » et des « chauds ou froids de la douche écossaise » traduisez en termes de répercussions sur le quotidien des troubles de l'humeur et du comportement, quelque peu améliorés il est vrai, par l'administration d'un léger tranquillisant... Ça peut déraper très vite, il suffit d'une once d'irritation dans le ton, d'un zeste d'agacement dans le geste, d'un soupçon de méfiance envers l'une de ses initiatives, d'un raté dans les rituels, d'un silence prolongé, d'une plaisanterie malvenue... Après le séisme du diagnostic, je ne fais qu'en subir les répliques, en m'adaptant à la fréquence des piqûres de rappel d'une maladie qui excelle, si l'on n'y prend garde, à vous entraîner sur les chemins de la déraison, tant elle exige de compromis, toujours plus de compromis, pour se rendre à peu près supportable.

Du fait d'être malade, il a tous les droits : Enfin, presque ! Je ne suis guère intraitable que sur les problèmes de sécurité, encore que la difficulté d'évaluer au plus juste ce qu'il est toujours à même de réussir, ajoutée au souci de le valoriser en toute matière, me conduit souvent à des prises de risque insensées. À lui, donc, le droit à l'attention, à l'indulgence, à la patience, à la délicatesse, à la protection... j'en passe ! Il ne me reste à moi que les devoirs, enfin toutes les contraintes que ce programme suppose pour qu'il soit calme, détendu, stimulé, heureux de vivre, malgré tout... Il m'incombe désormais de réfléchir, choisir, agir et solutionner pour deux, d'inventer et d'organiser notre vie jour après jour, prioritairement en fonction de ses besoins. À moi l'art d'encaisser les frustrations, d'ignorer ce qui me blesse, de relativiser ou de réparer ses oublis, de faire comme si je savais toujours ce qu'il faut faire, de m'étonner encore de ce qu'il raconte ou me montre pour la nième fois... À moi la force d'avaler mon chagrin et de taire mes nombreux soucis du moment pour éviter de le tourmenter, de répéter sans une once d'agacement ce que j'ai déjà dit plusieurs fois mais que sa mémoire défaillante a oublié d'une heure voire d'une minute à l'autre : à moi de l'aider à finir ses phrases pour maintenir un semblant de dialogue, de parler simple pour ne pas l'embrouiller, de m'intéresser aux faits divers du journal, de la rue ou de la télé, supports de ses rares commentaires sur le monde qui nous entoure... quand je me demande jour et nuit de façon quasi obsessionnelle ce que nous allons devenir, lui, moi, et cette garce de maladie.

« Il est évident que vous êtes son moteur » me dit son orthophoniste. C'est déjà beaucoup plus que ça Madame ! Je suis sa dynamo, son carburant, sa courroie de transmission, son GPS... Excusez-moi du peu, mon propos ne se veut nullement vantard ! À bien y regarder, du reste, je ne suis ni plus courageuse, ni plus altruiste qu'une autre ; je ne fais pour lui que ce que j'aurais aimé que l'on fasse pour moi dans la même situation. Car hors de ma présence, et quoi qu'il en affirme parfois dans l'inconscience de ses troubles, non seulement il ne sait plus quoi faire, comment organiser sa vie quotidienne, comment gérer son temps, mais surtout, il ne sait plus comment se comporter. Bien qu'elle s'affiche sous les traits de l'amour conjugal fusionnel, inconditionnel, et qu'elle aille même jusqu'à faire des envieux, la réalité a déjà pour enseigne le mot « dépendance » !

La sienne, découlant de la maladie, la mienne s'enivrant de l'urgence à saisir le meilleur de ce qu'il est encore possible de partager : des balades en nature dont il ne se lasse jamais, des séances régulières de ciné qui ne le passionnent pas plus que les expos de peinture auxquelles il consent néanmoins à participer pour me faire plaisir, des jeux de mots fléchés sur lesquels il parvient encore à se concentrer un peu, l'entretien de notre jardin et quelques bricolages obligés dans la maison dont j'improvise et dirige désormais le déroulement, pour le seul plaisir de l'y voir laisser son empreinte et lui en attribuer le mérite... Mieux encore des caresses, des câlins, le plaisir de s'« enlierrer », de faire l'amour comme si c'était chaque fois, tout ensemble, la première et la dernière fois, comme si, enfin, le temps d'une parenthèse volée au planning de la dégénérescence, j'étais à nouveau exclusivement sa femme et non plus son « Aidante »... c'est ainsi, du moins, que l'on me désigne dans les revues spécialisées, moi que l'on ignore par ailleurs royalement dans les nombreuses salles où j'ai dû patienter des heures durant, tandis qu'on lui photographiait, scannérisait, scintigraphiait, investiguait la cervelle sous tous les angles pour mesurer l'étendue des dégâts... moi que l'on envoie paître, avec peu ou prou de bienveillance, lorsque je m'enhardis à vouloir faire *a minima* l'état des lieux de notre avenir : « En combien de temps cessera-t-il de me reconnaître ? » lui qui ne sait déjà plus son âge, son adresse, le prénom de ses filles ou de ses petits-enfants, et tant d'autres choses encore. Dans ce que j'imagine être un ultime effort de consolation, nombreux sont ceux qui me disent sur un ton volontiers bonhomme ou résolument fataliste : « la vie continue... ». Une fois passée l'émotion qui acccompagne la nouvelle de la maladie, la banalité il est vrai, semble s'installer pour tout le monde, sauf pour celui qui s'y trouve collé tous les jours ! C'est sans doute ça qui se trouve signifié dans l'expression : « la vie continue ». Nul dans l'entourage élargi ne s'en trouve réellement dérangé dès lors que je semble gérer la situation sans faire de vagues et mettre en place des solutions adaptées. Oui, mais quelle vie ? De quelle vie me parle-t-on ? Celle qui consiste à manger, dormir, regarder la vie passer par la lucarne de la télé, pisser, caguer, se coucher, se lever, et recommencer le lendemain sans se poser de questions ? Ou celle qui consiste à découvrir, apprendre, échanger, faire ses projets, militer, créer, se passionner pour de nobles causes, voyager, peindre, lire, écrire ou tout simplement rêver ? Peut-on seulement vivre sans rêver ? Il y a déjà tant de nuits que je ne rêve plus... Je cauchemarde ou je dors... Je dors ou je veille, mais je ne rêve plus ; ce doit être un luxe pour « bien portants » ou conjoints de « bien portants ».

Deux ans plus tard, douze kilos de moins et quelques aléas de santé me rappelant à l'ordre de mes propres limites : On y vient à reculons, à petits pas prudents... mais on y vient, forcément, à l'idée qu'on ne peut pas combler tous les manques, que l'amour ne suffit pas et qu'on ne pourra pas tout fournir toute seule, en l'absence notamment sur place de relais familial... Dans la foulée, en effet, les filles ont quitté la maison et la région pour vivre leurs vies, et nous nous protégeons mutuellement, autant que possible, du détail de nos réalités épineuses ; nos mères affaiblies par l'âge ou la maladie, sont en quête du soutien actif que nous ne sommes plus en mesure de fournir. Les amis, si présents et chaleureux soient-ils, suivent leurs rails, règlent leurs propres problèmes, ou tracent leur sillon autour du monde en nous adressant les photos et cartes postales de leurs voyages !

Ce n'est pas seulement par orgueil, ou sous l'influx de la culpabilité qu'il est difficile de passer le relais à des professionnels ! C'est juste qu'au début, on ignore par où la maladie va nous faire passer, comment les choses vont se traduire dans le quotidien, comment on va résister aux attaques insidieuses mais bien perceptibles et bien palpables du mal. On se fait fort, l'amour aidant, de supporter la mise au pli de la frustration, de la culpabilité, du renoncement, et plus globalement de l'oubli de soi. On improvise d'autres règles du jeu pour s'accommoder de cette existence funambuliste, de cette mutation obligée des rôles de chacun, de la nature et la forme des échanges, des relations conjugales, familiales ou sociales car on ignore encore qui va déserter, qui va nous soutenir aussi longtemps qu'il le faudra, qui saura nous écouter, nous parler vrai sans forcément toujours ramener à soi les problèmes évoqués… Bref ! On ignore tout simplement ce qu'implique le ménage à trois, avec la maladie sur une longue distance ; On ignore, surtout, le caractère irracontable, incommunicable de ce que l'on va vivre tous les jours, et l'isolement qui va naturellement s'ensuivre !

En dépit, donc, de mes résistances à le mettre au monde des « malades dégénératifs » avec la pensée, ce faisant, qu'il n'en sortirait plus jamais et que le moment était forcément toujours un peu trop prématuré, je suis allée visiter avec lui un centre de jour. Au-delà d'un accueil très convivial dans une petite ville de quartier avec jardin, d'une organisation remarquable entre trois groupes d'une quinzaine de résidants réunis selon le degré d'avancée de la malade, autour d'activités variées reposant toutes sur la stimulation ludique, j'ai d'abord pensé ; « le mien est encore trop bien, il ne s'y fera jamais… » À ma grande surprise, pourtant, je dirais presque à ma grande déception, il y a si bien trouvé sa place qu'il s'y rend maintenant deux fois par semaine... Si tant est que j'inclinais encore un peu sur la pente du déni, rien de tel pour remettre les pendules à l'heure ! Il paraît que je dois m'en réjouir puisque je bénéficie d'un même coup :

– du temps de récupération qui m'est nécessaire pour tenir la distance dans l'accompagnement de la maladie ;

– du temps libre ainsi dégagé pour mener mes propres activités de loisirs !

Ainsi raisonné, cela relève, en effet, de l'évidence objective, mais ne tient pas compte des sentiments contradictoires qui vont « avec » : l'un d'eux, non négligeable, relevant de la conviction que la maladie a bel et bien gagné du terrain, ce qui est loin d'être rassurant ! L'autre, non moins négligeable, relevant du constat que l'« aide aux aidants » se décline en lourds sacrifices financiers, ponctionnés sur les économies de toute une vie de travail à deux, attestant si besoin était, que l'on est loin d'être égaux face à la maladie, et qu'il serait de bon ton pour le budget que mes propres besoins n'en réclament pas autant pour demain !

Enfin, bien que totalement rangée à l'idée que ma vie ne saurait se résumer à la seule fonction d'« aidante » et qu'il me faut, désormais, faire l'apprentissage séquentiel de la séparation avant d'en vivre l'ultime étape, je ne change pas pour autant de costume à l'instant même où il monte dans le véhicule de ramassage ! Ma tenue de combat est faite de carrés d'oubli de soi, de renoncements aux désirs d'entreprendre, de privation de liberté d'allées venues, de l'abandon de toutes ces formes de projets qui nous tiennent habituellement lieu de passeport pour l'avenir. Et rien de tout cela ne se récupère à temps partiel sur commandes, surtout lorsque le quotidien pompe toutes vos forces, et que la confiance en l'avenir a déserté ! D'aucuns pourraient penser que la maladie quitte enfin le navire en passant quelques heures avec lui dans ces lieux habilités. C'est ignorer qu'elle laisse au logis son armée de « lutins farceurs », si habiles à semer le désordre dans un ordre qui s'essouffle à se maintenir. Des portes grandes ouvertes sur l'extérieur qui donnent une fièvre de cheval aux radiateurs comme aux factures de chauffage, des lumières jamais éteintes, un robinet mal fermé par-ci, une chasse d'eau non tirée par-là, des appareils ménagers en mal de programmation, des placards désorganisés par trop de perquisitions inopportunes, des tiroirs béants vomissant tout un tas d'objets inutiles, insolites, ou longtemps introuvables mais pieusement entreposés là, entre liasses de papiers plus ou moins précieux considérés comme définitivement perdus et autres liasses de papiers sans importance que l'on croyait avoir détruits. Une sorte d'inventaire à la Prévert : des broutilles prêtant à sourire si l'on vient à les relater hors contexte, mais qui, répétées à l'infini, démultipliées, additionnées, donnent l'impression d'évoluer dans un univers kafkaïen à y embrouiller les fils de ses propres logiques, à y perdre ses propres repères ! Mais là n'est pas le pire bien sûr !

Rentrer à la maison sans lui, dans cet univers qu'il a entièrement aménagé de ses mains avec tant d'habileté, d'opiniâtreté et d'amour pour le confort de la famille que nous avons construite ensemble, rentrer dans cette grande maison vidée de ses rires d'enfants, de ses traditions familiales, de ses bruits de perceuse et de pioche, de ses délires entre amis, de ses rêves de voyages... c'est se trouver brutalement projetée dans l'avenir proche ou lointain de la maladie comme de la perte affective, matérielle, sociale, du peu qui nous reste de vie commune. C'est se trouver pèle-mêle au cœur de toute sortes de questions, aussi douloureuses, culpabilisantes qu'angoissantes du genre : « Quel sens donnerai-je à ma vie quand je sortirai exsangue de cette aventure mortifère, des bleus et des bosses au cœur comme à l'âme, à l'issue du naufrage de ce qui devait être la meilleure part de ma vieillesse ? Qui m'aimera quand il ne saura plus le faire ? Que deviendra ma vie de femme amputée de cette moitié qui lui donnait l'appétit de vivre et l'audace d'entreprendre ? Ferai-je seule les voyages que nous n'avons pas pu faire ensemble ? Où habiterai-je lorsque je serai résolue à vendre cette maison dont je n'assure l'entretien et l'aménagement que par respect pour lui, dans le souci de maintenir ses repères fondamentaux ? Y aura-t-il assez d'argent pour payer sa prise en charge dans une institution adaptée… en restera-t-il pour moi, si toutefois je lui survis ? Et, d'ailleurs, que deviendra-t-il si je disparais avant lui ? »

Lorsqu'enfin lassée de ces ruminations je me risque à fuir ce port d'attache, décidant de rejoindre le monde, d'emboîter le pas des foules affairées de quelques magasins, pour faire « comme si » comme si je ne menais qu'une vie ordinaire, une vie de femme dont le mari est parti boire un coup, rigoler ou jouer aux boules avec les copains, comme si la vie m'était si douce que l'achat superflu de quelques fringues à la mode y tenait une place prépondérante ou comme si un nouvel accessoire vestimentaire pouvait m'aider à changer de peau, en y brodant quelques dentelles de frivolité, un brin de désinvolture, ce rien d'élégance et de séduction qui me rendrait un peu moins grise… lorsque, donc, je me hasarde à errer dans la ville pour y meubler mon temps, y anesthésier le flot de mes pensées en me saoulant de son vacarme, il n'est pas rare que je m'empresse de faire demi-tour avec l'impression irraisonnable d'avoir perdu quelque chose en cours de route… en somme de l'avoir oublié, lui, quelque part !

Impression d'autant plus douloureuse qu'elle correspond en fait à une réalité irréversible : je l'ai bel et bien perdu un jour en cours de route, sur le chemin que nous tracions ensemble, et chacune de mes avancées, dans quelque direction que ce soit, ne fera désormais qu'entériner l'écart qui se creuse inexorablement entre nous. Dans ce contexte, il y a comme un arrière-goût d'indécence à rire ou chanter, à prendre le plaisir qu'on nous recommande de prendre pour pouvoir survivre à défaut d'avancer… Il y a comme une inconvenance à organiser ses temps de loisirs, une impudeur à se projeter sans lui dans un espace/temps où il est encore si présent et qu'il occupe même, sous le joug de la dépendance, d'une façon de plus en plus prégnante. J'ai l'impression, ce faisant, pour le moins de devenir double, de mener une double vie, en quelque sorte de le tromper… Bien qu'en réalité je m'emploie, sans vraiment m'étonner d'en être débordée, à mener de front trois vies dans une seule : la sienne, la mienne et la nôtre !

M'imposant paradoxalement une place prépondérante dans la réponse à ses besoins, en ne me laissant qu'une place de plus en plus accessoire dans l'expression des miens, la maladie seule jubile de savoir qu'elle aura le dernier mot, quelle que soit l'énergie investie pour la tenir en respect, quelles que soient nos ruses pour l'obliger à coucher dehors… Mais peut-être, bien plus que la prisonnière d'une geôle pourrissante, ne suis-je que la gardienne obstinée d'une tour d'ivoire que nous rêvions imprenable, d'une histoire un peu désuète, ponctuée de serments où AMOUR rimait avec TOUJOURS entre pleins et déliés, mots tus et mots dits, une histoire d'engagement « pour le meilleur et pour le pire », une histoire de loyauté…

L'un de nos plus grands poètes a écrit : « Les chants désespérés sont les chants les plus beaux… » Alors les nôtres sont beaux, qui disent leur volonté de rester debout sur le champ de bataille d'un ennemi résolu à ne nous laisser aucune chance, leur élégance à ne pas importuner les autres avec leurs plaintes, l'intensité du lien qui lui tient lieu de ressort contre l'adversité… Les nôtres sont beaux de l'impertinence d'une vie qui, s'effaçant à mesure qu'elle s'écrit, n'a d'autre choix que de se réinventer chaque jour, de l'émerveillement sans cesse renouvelé à l'égard de toutes ces choses que personne ne prend plus jamais le temps de regarder ou d'écouter… De la grandeur des silences comme des émotions qui la ponctuent, de l'infinie et obsédante douceur ce ses refrains.

En guise de « je t'aime », il me bredouille encore à l'oreille des « je t'écrème » qui me font boire du petit lait, me caresse des heures durant, du bout des doigts comme on le ferait d'une pierre précieuse, dessinant sans fin les contours de mon visage et de mon corps comme pour ne jamais les oublier ; et, quand rien ne vient troubler le déroulement de ces tendres rituels, pour peu qu'il ne se relève pas dix fois pour mener à bien l'une de ces missions inconnues le conduisant à s'égarer dans les couloirs, pour peu qu'il en oublie même de siffloter comme il a coutume de le faire, nuit et jour, lorsqu'il lui faut se décharger d'un trop-plein de tensions, l'on s'endort main dans la main, joue contre joue, l'on se fond dans l'infinie tiédeur de nos peaux accolées comme celles de deux siamois soudés par un même destin ! Et, même s'il m'arrive, parfois, de penser que le mieux serait que l'on ne se réveille pas demain, que l'on en reste là parce que je redoute tellement les tempêtes à venir… Au final, quand même, je m'enorgueillis de penser que nos enfants et petits-enfants n'auront pas à rougir de la façon dont nous aurons, bon an mal an, bon gré mal gré, traversé cette terrifiante aventure. J'en conclus que je suis fière de lui, fière de moi, fière de nous, parce qu'on ne s'en sort encore pas si mal de cette galère, de ce « ménage à trois » qui aura sûrement raison de notre raison, raison de notre couple… Mais sûrement pas raison d'un amour inscrit dans la mémoire vive de nos sens qui en garderont à jamais l'empreinte, et lui donneront de ce fait l'ultime réplique : celle d'une histoire unique qui est la nôtre, et qui, pour l'heure, n'a pas dit son dernier mot !

Joëlle Blachère a reçu pour ce texte le 1er prix du concours « Histoires de proches ».

Je voulais vous dire
par Guilaine Paquereau-Roland

En ce début du mois de juin, une place se fait dans ma tête et dans mon cœur pour ouvrir grande la fenêtre sur la vie, ma vie. Il aura fallu du temps pour mettre en place mes idées, mes émotions, réussir à coucher sur le papier les mots qui tournent dans ma tête depuis maintenant bien des mois.

Je voulais écrire, mais ce n'est pas toujours facile de trouver les mots justes, de trouver la force d'exprimer ses émotions sans que celles-ci vous submergent. Mon regard sur la vie a changé ; je me sens aujourd'hui plus forte, plus sereine, en harmonie avec moi-même. Que s'est-il passé ?

Rien n'est jamais vraiment acquis et il nous est si facile de nous laisser envahir par des choses sans importance, de les laisser nous pourrir la vie. Et puis à côté il y a plein de petites attentions de la vie, des petits bonheurs comme on dit et ceux-là nous ne les voyons pas. La vie est une richesse même si parfois elle se fait assassine et nous interroge sur notre existence. La vie peut basculer du jour au lendemain et pourtant elle est toujours là mais différente. La maladie s'invite sans autorisation, elle pousse la porte tout en silence et s'installe confortablement dans votre quotidien. Le cancer s'est installé en Jacques, mon mari, entre nous et à côté de moi.

Dès l'annonce de la maladie, nous avons su que rien ne pourrait être comme avant. Il y a un avant et un après cancer. La maladie est une épreuve, elle éloigne ou soude les couples. Elle remet les choses à leur juste place, elle nous pousse à combattre pour la vie si nous sommes très unis et nous l'étions. Elle nous interpelle sur tout ce qui est notre raison de vivre. La vie n'est pas un long fleuve tranquille mais c'est la plus belle aventure qui nous soit donnée de partager.

Vivre, être en vie, être dans la vie quand l'homme de votre vie se bat tous les jours pour elle. Nous les proches, qui sommes-nous ? Qu'avons-nous le droit de dire ? Avons-nous le droit de souffrir ? Nous avons tous ses droits mais le plus important c'est l'amour que nous donnons. Chaque jour reste un jour nouveau. Au début la vie est rythmée sur les rendez-vous de médecins, puis elle s'organise sur les horaires de l'hôpital, puis il n'y a plus d'horaires… c'est quand vous voulez.

Ce récit est les moments passés ensemble à vivre, à aimer, à avancer malgré la maladie.

Silence

La chambre est chaque jour baignée par le soleil, et des milliers de particules virevoltent autour de nous. Elles sont autant de grains de poussière que de grains de vie qui scintillent devant nos yeux. L'activité du dehors nous parvient par la fenêtre entrouverte. Les odeurs de l'automne qui arrive, la lumière plus douce des mois de septembre c'est un moment de paix. Ces instants nous avons su les apprivoiser, sans peur du silence, sans peur des regards. Je viens du dehors, je viens du bruit, je viens de la ville, je viens de marcher en bordure de mer et, sans rien dire, je te donne toute cette vie. Je t'offre mes joues fraîches et rosées, je dépose sur tes cils le souffle du vent marin, je caresse tes lèvres d'un baiser salé. Un instant de bonheur !

Je te sens très fatigué, je m'installe dans le fauteuil près de toi, je te prends la main. Nous resterons ainsi sommeillant l'un à côté de l'autre, c'est pour nous un moment intime, notre moment de sommeil, nous qui ne dormons plus ensemble depuis plusieurs semaines.

Caresses

Promenade au grand air où chacun de mes pas foule avec précision le chemin de terre longeant la mer. C'est ici que je viens me ressourcer, que je viens pleurer, que je viens crier et questionner l'invisible, suppliant une réponse et sachant bien sûr qu'elle n'existe pas. C'est mon espace vital, là où je reprends courage, là où je puise l'énergie de vie que je t'apporte tous les jours. Cette énergie elle pénètre en moi, m'imprègne jusqu'au bout des doigts.

Notre vie est bien sûr rythmée sur tes soins, mais nous nous sommes aménagés un espace à nous. Tous les jours après la kiné, je te masse les pieds, les jambes, les mains. Au début c'est vrai j'étais intimidée, c'est bête de dire cela de l'homme avec qui j'ai si souvent fait l'amour, mais là il fallait réapprendre, la douleur est là. C'était comme se découvrir pour la première fois et c'était merveilleux. La première fois, l'un et l'autre sentant monter en nous tout notre amour, pouvoir encore te toucher, te donner mon énergie en massant chacun de tes pieds. Je le fais en te regardant dans les yeux et chaque instant est un instant de bonheur, tu as le même regard que dans les moments les plus intimes de notre vie. Savoir encore nous donner du plaisir l'un et l'autre, savoir te dire et t'exprimer que je t'aime et ai toujours envie de t'aimer.

Aimer

Mon mari et moi avons d'un commun accord pris position face à la maladie, nous ne remettrions pas en cause les décisions prises, elles étaient les bonnes. Peut-être chacun au fond de nous, nous nous posons la question, mais nous faisons face sans revenir en arrière, c'est déjà assez difficile. Et puis que dire, nous sommes toujours très désemparés face au traitement. Nous ne pouvons que faire confiance et penser que les décisions prises sont les meilleures. Mais je revois la déception et l'amertume de notre onconlogue quand nous sommes rentrés de Paris sans la mise en place d'un traitement expérimental.

Mon mari nous permet de l'aider, il nous aide à nous préparer à l'avenir. Nous le faisons ensemble, comme nous l'avons toujours fait. Il est un père et un compagnon aimant, et aujourd'hui c'est avec beaucoup d'humilité que je regarde son visage. Nous sommes toujours très amoureux, nous nous disions un peu plus chaque année qui passait, alors au bout de plus de vingt ans j'ai une énorme richesse. Mais lui aussi sait qu'il a tout mon amour. II sait que je serais là jusqu'au bout. Je vous le dis, je n'ai pas de regret. Nous essayons le plus sereinement possible d'aller vers cette séparation qui est inévitable, qui nous prendra tout, qui me prendra tout. Il a le courage d'aller vers la mort, l'inconnu, pour lui la fin d'un chemin qu'il voudrait continuer à nos côtés, il le fait avec dignité, avec amour. Et aujourd'hui le courage qu'il me faut pour continuer, je ne peux que l'avoir car c'est pour aller vers la vie et continuer avec nos garçons.

Je revis ces derniers mois avec mon mari et réalise la souffrance physique et morale. Je revois les jours avant son hospitalisation, ils ont été une épreuve, nous y avons fait face ensemble, soudés. Nous avons franchi des obstacles, surmonté des douleurs morales, des peurs. Nous avons avec pudeur, dignité et beaucoup d'amour fait face à la dégradation physique, que c'était dur... Quand mon mari a quitté la maison en ambulance pour des examens, c'était la première fois que je ne l'emmenais pas. Je me suis dit « est-ce que tu reviendras mon amour ? » la réponse est non et le soir même, en regardant notre lit, j'y ai pensé. Ne croyez surtout pas que j'ai baissé les bras, cessé d'y croire, non. Mais le cancer bouleverse votre vie et plus rien ne peut être comme avant l'annonce de la maladie. Elle devient comme le moteur du quotidien et il nous faut beaucoup de courage, mais surtout beaucoup d'amour pour, chaque jour, savourer chaque instant partagé et qu'il reste un moment de vie.

La mort est une rupture, elle isole, elle sème le doute dans les esprits, elle nous fragilise. Elle nous interpelle sur tout ce qui est notre raison de vivre, je suis ainsi. La mort fait partie de la vie, mais elle peut nous sembler aussi tellement injuste. Face à la mort nous sommes à nu, celui qui part mais aussi dans un couple celui qui reste, même si différemment. Nous serons ensemble jusqu'au bout de notre route, avec en dernier pour seul bagage notre amour.

Vivre

Tu me dis qu'il faudra vivre, rire... Et tu pleures... Et je pleure... Je n'ose pas te dire que ça me semble impossible... Que j'ai peur de ce vide qui m'attend... Je n'ai pas besoin de te le dire, tu sais ma détresse, mais tu sais aussi ma détermination à avancer. Nous parlons de demain sans toi, de ce que je ferais, du mieux pour nos garçons. Nous parlons de toi, de ta peur, de ton avenir, qui est quoi ?

Un cimetière près de nous pour que je puisse, et nos enfants s'ils le veulent, venir me recueillir, te parler... Il n'y aura plus que ça... Nos yeux sont noyés, nos mains sont inondées, nos cœurs débordent, j'ai chaud, j'ai froid, je suis sans voix. Ces moments sont douloureux, ils s'ajoutent à ta douleur physique que tu supportes pour être présent avec nous, être lucide. Pourtant ces instants sont pour toi et moi indispensables, ils sont la certitude que nous aurons tout fait pour ne pas avoir de regret, être les plus sereins possible. C'est un cadeau de vie que tu me fais, c'est un message d'éternité que nous nous donnons.

Tu accompagnes chacun de tes garçons vers demain, tu leur dis de laisser exploser leur chagrin mais de continuer leur chemin. Ces jours passés, nous avons repris le fil de notre vie avec une certaine sérénité d'avoir ensemble continué de préparer l'avenir.

Nous ne pleurons plus, nous profitons de chaque minute.
Un baiser est un bout d'éternité
Une caresse de la main est une promesse pour demain
Un sourire est une étincelle de vie
Un regard est notre espoir.

Il n'y a pas trois ans ma vie basculait dans l'inconnu mais surtout pour moi elle basculait dans le vide. L'Amour de ma vie s'était retrouvé face à la mort et malgré son combat il a été vaincu. Nous avons été unis dans l'épreuve jusqu'au bout de cette longue et à la fois si courte bataille.

La cerise sur le gâteau

par Tiphaine Piovano

Je t'ai rencontré un jour de janvier 1997. Nous étions venus consulter notre médecin afin de faire le point sur l'état de santé de Gilles.

Heureux nous l'étions, de venir lui annoncer que nous attendions des jumeaux pour le mois de juin. Après la perte d'un bébé trisomique, j'avais quelques mois plus tard vécu une fausse couche. Déçus mais obstinés, nous avions décidé de persévérer dans notre désir de fonder une nouvelle famille. La quarantaine approchant ce serait notre dernier essai. Lui ayant déjà deux enfants et moi une, nous pouvions envisager l'avenir sereinement.

Contre toute attente, au mois de novembre, la nouvelle tomba. Nous avions réussi. Mais la surprise fut double... Deux bébés... La famille passait à sept et tous étaient ravis. Un peu inquiets, mais ravis. Cet après-midi là, loin de nous l'inquiétude du bras de Gilles qui devenait indolore, de sa jambe lourde et ankylosée, de ses maux de têtes incessants. Nous étions heureux et fiers. Nous voulions le faire partager au médecin qui avait suivi nos épreuves au plus près. Le regard qu'il porta sur nous à l'annonce de notre nouvelle était teinté de regrets et de compassion. Calmement, il nous expliqua qu'il n'avait pas pu nous l'annoncer avant car il manquait de certitude, mais qu'aujourd'hui le diagnostic pouvait être posé : La sclérose en plaques ! Depuis combien de temps ? Au moins une année, peut-être plus.

N'avez-vous jamais eu envie de tuer quelqu'un ? Moi si ! Lui. Ce médecin, le pouvoir du savoir ! Il connaissait nos projets. Il savait que nous démarrions une nouvelle vie après une lutte acharnée ! Pourquoi ne nous avait-il pas mis en garde auparavant ? Pourquoi ne nous a-t-il pas informés de ses doutes, de ses incertitudes ? Il nous a laminés.

Toi, tu as érigé un mur. Le mur qui sépare, qui oppose puis vous rapproche. Ce n'est pas le mur de la honte : c'est un mur noir dans lequel se perdent les illusions. Tu l'as voulu pour toi seule, toute seule. Voleuse !! Je ne te connaissais pas encore, peu à peu, je t'ai découverte, approchée, appropriée. Nous n'avons pas été présentées l'une à l'autre, mais à cet instant tu m'as happée, noyée, broyée. Tu m'as volé mon bonheur. Depuis ce jour, entre toi et moi, la guerre est déclarée.

Les mois qui suivirent m'ont laissé des souvenirs confus de souffrance et d'isolement. Qui de toi ou de ma grossesse a pris le dessus dans cette lutte incessante ? Je ne le saurai jamais. Nos enfants sont peu à peu devenus des intrus qui arrivaient au mauvais moment. Il n'y avait plus de place pour eux. Tu as pris tout notre espace et notre temps.

L'état du futur papa se dégrada. L'hospitalisation, tous les trimestres, et l'état de fatigue dans lequel il se trouvait ne laissa guère de place à la béatitude dans laquelle évolue une femme enceinte. Mes inquiétudes et l'angoisse dans laquelle je me débattais m'empêchèrent d'apprécier ces instants qui de bonheur se sont transformés en terreur. Je nous détestai d'avoir été si naïf. Je pris conscience que nous ne pourrions plus jamais gérer notre vie sans toi.

La famille se mit à nous plaindre. Avant de demander des nouvelles des enfants, les questions portaient toujours sur la maladie. Peu à peu les amis s'éloignèrent par peur de l'attraper ou inquiets que nous leur demandions de l'aide plus tard. Ma grossesse fut un désastre.

Les bébés arrivèrent en juin comme prévu. Tu fus de plus en plus présente. Tu la voulais ta place. Pas de répit, ni pour lui, ni pour moi. Les nuits, les jours sans repos. Tu ne m'as pas lâchée et tu l'as épuisé : tantôt soumis, sitôt rebelle. Je t'ai détestée pour l'avoir éloigné de nous. Il était là, mais ailleurs... Tu m'as confisqué nos projets, tu étais plus qu'une maitresse, car tu l'as maîtrisé puis possédé à son insu. Je t'ai laissé la place aux plus durs instants, mais jamais je n'oublierai que seule je suis partie souvent emportant mes enfants pour arpenter les parcs et les boulevards afin de le laisser dormir.

Je les ai enviés ces couples heureux autour d'une poussette au soleil du bord du lac. Pourrai-je oublier les regards qu'ils me portaient quand les dimanches après-midi, accompagnés de leurs familles, ils flânaient avec nonchalance et ralentissaient devant ma poussette double que je poussais seule, les yeux humides.

Nos grands enfants ont dû digérer ta trahison, regarder leur père et beau-père sous un jour différent. Eux aussi ont dû apprendre à le ménager, à être plus attentionnés. Comment fallait-il appréhender les crises de déprime, en pleine construction de l'adolescence, à qui pouvaient-ils s'opposer, comment pouvaient-ils se construire ? Leur exemple, leur héros s'effondrait, s'embarquait sur une traversée en solitaire. Peu à peu, leur regard a changé.

Gilles a appris à vivre avec toi. Certains diront qu'il accepte. Non. Comme un serpent, il digère ; il assimile. L'accepter est un mot que seuls ceux qui ne sont pas malades peuvent prononcer. Il passe par des moments d'enthousiasme, de positivité, il te prend à bras le corps et t'affronte en pleine face. Mais certains jours sa vue baisse, ses jambes lâchent et la colère revient, toujours latente, prête à surgir. Notre loisir préféré était la marche en montagne des heures durant, toujours plus haut. À cause de toi, il ne gère plus ses membres, le pire c'est que tu lui en laisses l'illusion et quand il reprend confiance, tu le sabres comme un champagne.

Nous avons tous appris à te connaître, à nous mesurer à toi. Tu ne gagneras pas ! Tu ne décideras pas ! Nous prendrons des chemins parallèles, l'itinéraire bis, celui qui t'emmène au même endroit mais moins vite. Celui qui te permet de voir le paysage, d'ajuster l'objectif et de fixer l'instant.

En 1998, nous nous sommes mariés en nous jurant que jamais la pitié ne prendrait le pas sur l'amour. Nous avons déménagé peut-être pour te fuir, sûrement pour pouvoir exister.

Le rituel des injections s'est installé. De sa femme je suis aussi devenue son infirmière. Le protocole mis en place a décidé de notre rythme de vie. Prévoir les sorties et les réceptions en fonction des effets secondaires.

Désormais les enfants font des cauchemars et ne veulent pas nous quitter. Ils grandissent et s'aperçoivent qu'à l'école la petite case dans laquelle ils doivent inscrire la profession du papa n'est pas prévue pour les handicapés. Les séances chez les psychologues et les sophrologues rythment leurs vies endolories. Tu m'as pris leur innocence. Leur naïveté. Leur insouciance !

Comment leur expliquer que la vie n'est pas que la maladie. Qu'il y a d'autres choses à partager : des voyages, des sports, des amis, des rencontres fortuites, qu'il y a l'imprévu du lendemain. Que la vie c'est surtout le bonheur d'être ensemble quoi qu'il advienne. Mais ils mûrissent plus vite que les autres, beaucoup trop vite. Ce qui les préoccupe est différent de ce que vivent leurs copains.

En primaire, l'institutrice demandait « les enfants racontez vos vacances ! » Leur papa était entré en neurologie pour son bolus de cortisone et, comme d'habitude, il y restait la semaine. Fallait-il leur apprendre à mentir ou expliquer la vérité et générer la pitié ? Fallait-il écrire que chaque jour nous venions lui apporter des instants de récréation et que, pour rendre la visite ludique, les enfants jouaient à monter et descendre avec le lit automatique dans une chambre d'hôpital. Fallait-il raconter que, quoi qu'il se passe, c'était toujours moins grave qu'une SEP et que notre existence tournerait sans fin autour de toi. Grâce à toi nous avons appris le rêve, l'évasion, les histoires. Tu nous as rassemblés. Tous unis pour te détester. Tu ne nous auras pas !

Mais, en 2001, te sentant reléguée, maîtrisée, tu attaques à nouveau. Un nouveau piège s'installe. Je ne t'ai pas vu rôder, sournoise ! Nous commencions à te gérer, tu l'as mal pris, il fallait que tu viennes flairer encore par ici.

Au téléphone un matin, mon frère m'annonce que mon père vient d'être hospitalisé pour une insuffisance respiratoire sévère. Le sud de la France n'étant pas proche de mon domicile, je suis journellement de loin l'évolution de la situation. Quinze jours passent et un neurologue m'appelle et m'explique que la situation est sérieuse. Mon père est atteint d'un syndrome de type Alzheimer. Que faut-il faire ? Il me conseille de le placer dans une structure spécialisée. Après concertation avec Gilles et les enfants, nous décidons de faire venir mes parents une quinzaine de jours à la maison pour décider de l'avenir avec eux.

Et commence l'enfer ! Plus jamais ils ne rentreront chez eux. Comment conter la déchéance qui peu à peu s'installe Pour mon père, les nuits deviennent des jours. Les mots se changent en sons. Les gestes s'oublient. Les noms s'envolent. À tour de rôle chacun de nous l'assiste, le guide et l'accompagne dans sa descente vers le néant. Lui qui montait vers les sommets, comment peut-il oublier sa dernière cordée ? Pourquoi veux-tu nous le prendre aussi ? Pourquoi t'acharner ainsi ?

L'isolement dans lequel nous survivons nous étreint davantage chaque jour. La fatigue nous submerge. Ma mère dévastée se débat sans vouloir comprendre que la bataille contre toi devient inutile, mais qu'il faudra lutter. Je vais encore te défier et ne te lâcherai pas. Je n'assisterai pas sans me battre au lent naufrage de mon père. Le défilement des aides à domicile vient rythmer les journées d'une famille décidée à tenir jusqu'au bout. Le défi est colossal, inconscient, mais inébranlable.

Pourquoi te laisser décider à notre place ? Je voudrais te montrer que nous serons encore face à toi, face à tous les autres qui veulent que nous lâchions parce que nous n'avons plus la force. Comment leur expliquer que la logique n'existe plus, que pour cet homme nous sommes devenus des étrangers, que nos enfants attendent en vain encore un geste ou un regard. Comment leur expliquer que, malgré sa démence, il reste mon père, leur grand-père.

En décembre 2002 il nous a quittés et j'ai réalisé combien il comptait dans la construction de mon parcours. Jusqu'au dernier instant j'ai su qu'au fond de lui les petites secondes de lucidité qui survivaient lui permettraient de comprendre qu'il n'était pas abandonné. Que si les mots n'existaient plus, que si son corps peu à peu se dérobait, il était entouré et aimé pour tout ce qu'il représentait dans notre famille. Je voulais qu'il garde ses repères, ses images, qu'il sente l'odeur de notre peau, la caresse de notre souffle. Tu n'as pas gagné ! Tu as volé un épisode de sa vie et de la mienne mais j'ai su le garder pour moi et le délivrer de ton emprise en lui préservant sa dignité. Ce morceau de vie passé ensemble nous a permis de nous rapprocher, nous étions toujours passés l'un à coté de l'autre sans vraiment nous rencontrer. Nous avons tous mesuré que grâce à cette bataille contre toi nous étions plus forts et n'avions jamais eu envie de t'abandonner la partie. Ma vie avec toi s'est installée. Nous formons ensemble un couple improbable mais réel. Je te connais tu n'abandonneras jamais.

Aujourd'hui, en 2009, tu reviens : c'est la cerise sur le gâteau. Après la sclérose en plaques du mari, la maladie d'Alzheimer du père, tu ne m'as pas abattue, tu tapes encore. Depuis 12 ans toi et moi jouons à cache- cache. Qui gagnera ?

Au mois d'août, quand le soleil nous pousse vers la quiétude d'instants volés à une difficile réalité, tu te rappelles à moi. Cette fois tu revêts un autre visage. Telle une danse macabre, tu prépares ta victime. Vindicatuve et acharnée, tu tournes autour d'elle : ma mère...

Comment oses-tu t'attaquer à elle ? Se relevant avec difficulté du décès de mon père, sa vie reprenait un sens. Pourquoi elle ? Toute sa vie la peur de cette maladie l'a éloignée des cabinets médicaux. Comment lui annoncer le diagnostic ? Comment lui dire qu'à 85 ans elle est atteinte d'un cancer du colon et du sein ? Que rien ne sera plus jamais pareil.

Depuis le mois d'août elle vit avec nous. Notre organisation ne souffre aucun raté. J'essaie de concilier mon activité professionnelle, ma vie de mère de famille, d'épouse et de fille au chevet d'une mère devenue ma petite fille. Pris dans un tourbillon de souffrance et d'espoir intimement liés, nous abordons ensemble une nouvelle épreuve. Tu nous auras appris la motivation, non nous l'avions en nous : tu l'as exacerbée c'est tout.

C'est la mobilisation générale. Les enfants changent de chambre et de rythme. Gilles assure les gardes quand je pars travailler et m'assiste de son mieux. Ma mère, les yeux dans le vague, se noie dans cette avalanche de soins. Certains jours sa souffrance nous rapproche, elle qui ne communiquait jamais m'appelle au secours, attend mon aide, se confie. Mais d'autres jours elle me déteste de la prendre en charge, de la gérer. L'incompréhension s'installe et le malaise demeure des heures durant... Comment lui expliquer que ma vie de mère et d'épouse est ma priorité, mais que je veux la savoir en sécurité, que prévoir n'est pas mourir, que s'informer auprès des médecins permet de comprendre et de combattre. J'ai promis d'être là jusqu'au bout pour pouvoir fermer sereinement le livre de notre histoire.

Tu nous catapultes dans un nouvel environnement : celui des services d'oncologie. Je croise ces femmes qui me fixent dans les salles d'attente. Ces femmes de mon âge. Ce pourrait être moi ! Peut-être veux-tu me mettre en garde... Nous osons un sourire, une complicité s'installe. Peu à peu des dialogues s'engagent. Elles semblent déçues que je sois présente pour ma mère. Comment leur expliquer que certains jours j'ai l'impression que c'est moi qui suis atteinte, que d'être immergée par toi m'imprègne et me noie dans une tourmente sans fin.

Pourtant je ne suis que l'accompagnatrice, que l'aidante. Je suis un proche sans statut, sans reconnaissance. Je n'existe que par et pour le malade. Quoi que je vive, c'est toujours moins important que ce que vit le malade, c'est toujours moins important que la maladie elle-même. Je suis une funambule en équilibre sur un fil qui n'est pas le mien.

Etre proche c'est aussi être associé à l'image de l'autre, supporter la méfiance d'autrui. C'est l'employeur qui vous convoque pour vous expliquer que vous n'avez pas d'excuse pour être absent ou fatigué et qu'il vous surveille particulièrement. Ce sont les conseilleurs « je sais tout » qui vous expédient leur prose moralisatrice. Je suis une canne invisible.

Aujourd'hui, 12 ans sont passés et Gilles t'a doublé. Il représente maintenant l'APF. Il te contourne et t'utilise. C'est sa manière de t'affronter. Les enfants l'admirent et chaque jour gagné est une nouvelle victoire sur toi. Tu ne combats pas un ennemi facile. L'amour d'une famille contre toi sera toujours plus fort. Il est avant tout un mari et un père que jamais nous ne considérerons comme un malade, jamais la pitié ne s'installera chez nous... Ce n'est pas la négation de la réalité, c'est te démontrer que nous gérons quoi qu'il advienne car il en va de notre vie, d'une vie qui nous appartient sans toi. Je sais que tu es là, mais je t'ignore pour te combattre, je le soutiens et le rassure, mais tu m'es indifférente. Peut-être qu'un jour lassée de nous chercher en vain, tu disparaitras. Je sais qu'au bout de notre chemin ne resteront que les meilleurs instants : ceux qu'on t'aura volé en dépit de toi, mais grâce à nous.

Tu ne m'as pas transformée. Mes relations avec Gilles se sont enrichies de complicité et de confiance. Si ce n'est pas le choix de la facilité, il est notre choix. Mais tu sais, méfie-toi, je suis gourmande et la cerise sur le gâteau c'est ce que je préfère !!!

Un aller sans retour

par Isabelle Garcia Bonnot

C'est dans le bleu de tes yeux que je me suis égarée. Au plus profond de ton regard hagard j'ai cherché à te ramener sur les chemins de notre destin. Je n'ai cessé de te tendre la main, mais mon obstination reste en vain. Peu importe que tes épaules se voûtent, pourvu que tu retrouves ta route, mais permets-moi de garder le doute. Tu t'es perdu dans les méandres de ta mémoire et aucune carte routière n'exaucera mes prières dans le silence de notre romance. Je t'observe et je rêve de revoir un soupçon de souvenir ébahir ton visage, qui te rappelle nos frénésies de voyage. Aujourd'hui, tu n'as aucune place pour moi dans tes bagages. Ton désarroi est comme un message à la mer, avec un arrière-goût amer, écœuré de te voir aussi désœuvré. C'est seul que tu débarqueras sur le rivage, oubliant et ton nom et ton âge. Si seulement nous pouvions tourner les pages de ce mauvais livre bariolé de vilaines images qui nourrissent ma peine. Aussi loin que tu sois, ne m'oublie pas ; ils ont été formels et même si je n'étais que la prunelle de tes yeux, tu fais ce que tu peux pour ne pas me dire « Madame ». J'ose y croire chaque jour, quand j'implore les cieux. Le rythme lancinant de la houle caresse avec paresse notre détresse. Garde le cap et ne perds pas l'horizon qui peut-être te ramènera à la raison. S'il le faut, j'userais jusqu'à la trame les saisons pour que nous retrouvions notre passion. Les gens bienveillants disent que je m'épuise à te retenir. Ils te trouvent sénile mais je n'en fais qu'à ma guise et préfère ignorer les préjugés et toutes ces bêtises. Quant aux bien-pensants baignant dans leur ignorance, ils ne manquent pas de saccager mon cœur de douleur en te traitant impunément de « débile » sans le moindre des respects. Alors de tout mon amour, je te protège, confinée dans notre histoire, je te souris et je balaie tous mes soucis et mes déboires. Jamais je n'aurais imaginé un tel voyage, je veux bien que l'on me donne un gage pour que je puisse enfin ouvrir la cage qui te retient prisonnier de tes pensées. Tu marches vers moi et tu me souris, ne te retourne surtout pas, j'ai trop peur que ne s'efface la trace de tes pas dans le sable, dernier espoir pour que tu retrouves le chemin. Mais inévitablement, la réalité est sans pitié, car au bout du sentier petit à petit s'est dissipé l'incroyable mirage. Tu divagues et tu t'agites, les vagues, en s'étirant, ont léché la plage en effaçant à jamais toutes traces de ton passage. La peur te fait perdre tes couleurs. Tu restes blême, tu ne sais plus dire « je t'aime » et tu paniques à l'idée que l'on te critique, tu as tout oublié. Alors ton amour devient caustique, prostré dans ton coin, la crise passée, impassible, tu restes stoïque. Silencieusement, je te ramène à moi et je t'impose mon regard, sans égard je refuse ton départ. Je chuchote et je murmure des mots qui apaisent et qui laissent retomber la lourde chape de plomb qui pèse sur nos épaules. Seuls contre personne, nous nous battons contre des fantômes ; tu brandis bien haut le glaive que tu t'acharneras à planter dans le reflet de l'eau qui te renvoie ton visage que tu ne reconnais pas. Ils t'ont désarmé et sans efforts ils t'achèveront. Quant à moi, j'éliminerais sans remords celui qui te maintient la tête sous l'eau. Nous n'étions pas préparés à cette aventure, personne ne nous a parlé de cette rupture. Nous avons beau crier, injurier, aucune rébellion ne sera tolérée. Enfin les jours d'accalmies nous signons la trêve pour quelques heures ou quelques jours. Tu es toujours étendu sur la grève, calme et serein, le regard vers le lointain, mais tu ne te souviens de rien. Tu es reposé et sage. C'est à pas feutrés que tu fais glisser tes pieds jusqu'au canapé, fatigué d'avoir tourné en rond comme un lion en cage qui suit le même sillage. Nous nous installons pour un moment d'intimité, où côte à côte comme avant, nous feuilletons le grand livre de notre histoire qui nous est si personnel. Tu prends plaisir à tourner une à une les pages de l'album de nos excursions et de nos escapades amoureuses qui n'étaient pas toujours sages. Pourvu que toutes ces images restent indélébiles, aussi tenaces qu'une empreinte de fossile, même si je sais que ma requête sera rejetée avec arrogance, j'implore. Tu peux rester des heures sur la même page, hypnotisé par je ne sais quoi. Puis un rictus sur le visage me laisse imaginer que peut-être pour un court instant tu te souviens. D'un geste tendre, je referme le grand livre illustré de nos excursions et de nos pérégrinations et, sans conviction, c'est avec beaucoup d'émotion et d'humiliation que j'espère égoïstement être la dernière de tes pensées que tu oublieras, quand ton esprit sera parti à jamais.

C'est comme ça

par Jacqueline Durand

L'hiver tire sa révérence. Le soleil bienveillant vient caresser notre maison. Des pâquerettes émaillent la pelouse. Quel joli printemps qui s'annonce !

Nos promenades se font moins longues car depuis quelques jours, Pierre, mon époux, se fâche de douleurs pendant la marche. Il n'a plus le même entrain, lui, si heureux dans notre campagne, reste indifférent au changement de la nature

Sa main droite se met à trembler dès qu'il est au repos, de petits riens qui m'inquiètent. Une visite chez notre médecin s'impose et toutes mes craintes s'avèrent positives alors, tout un processus s'installe, le résultat arrive : Parkinson.

Pierre accepte la nouvelle. De tempérament plutôt serein, il comprend bien sûr que notre vie va changer. Tous ces remèdes en perspective ne le font pas sourire, lui, étranger à toutes ces pilules.

C'est là que pour moi le sol se dérobe sous mes pieds ! Je ne veux pas y croire. Lui ? Parkinson ? Alors je dévalise la bibliothèque, je lis tous les bouquins expliquant cette maladie, je m'accroche à l'idée que cela n'est pas possible. Sans jamais lui en parler, je continue mes recherches. L'ordinateur à son tour est consulté. Mais la vérité est bien là, mon mari a la maladie de Parkinson.

Il faut que je réagisse, cette intruse qui s'est introduite chez nous, nous allons la porter à deux. Voilà ma décision, j'oublie dans son placard ma machine à coudre et mes chiffons. Voici que je me mets à étudier tout ce que je vais pouvoir apporter de ma personne pour faire obstacle. Le neurologue a dit : « Vous êtes en phase appelée la lune de miel. » Alors, nous allons en profiter un maximum.

Et soudain les journées passent à un rythme effréné. Les jours allongent, le mois de juin est là. Les fleurs explosent, les roses anciennes embaument. Elles envahissent la terrasse et tombent en cascade le long de la balustrade qui longe l'étang. Les iris d'eau tapissent la rive et rejoignent le petit escalier de pierres. Je parlerai longtemps du jardin qui fut notre monde pendant vingt ans, de mon époux qui l'a créé, de nos journées passées à l'entretenir. Un jardin vivant qui explose au printemps, des arbres qui regorgent de fruits lorsque arrive l'automne. Les châtaignes et les noix mêlant leurs enveloppes. Et quand vient l'hiver, que l'étang est glacé, les tortues s'endorment.

Ce sont les silhouettes des arbres sans feuilles qui imitent des personnages étranges. Là, c'est un petit bossu qui se penche sur le chemin, plus loin c'est un vilain diable tout décharné qui s'est juré de m'effrayer.

La santé de mon époux se détériorant un peu tous les jours, il a fallu prendre une grave décision, celle d'abandonner notre grande maison et le jardin de rêve. Trop de soucis physiques et psychiques ne me permettant pas de faire face. Il a fallu convaincre d'abord mon mari, puis nos enfants. La peur s'est installée chez moi d'une façon pressante. Peur de nous retrouver isolés et à la merci d'une panne de santé. Personne ne s'est aperçu de ma grande détresse. Le travail de tout organiser m'a aidé à réagir très fort. Vente de la maison, achat d'un tout petit appartement, et, surtout, regarder en avant. Il a fallu brader nos souvenirs. Les larmes coulaient, insolentes, le long de mes joues. Pierre de son côté aussi a eu beaucoup de peine. Mais notre vie de couple a été, et reste toujours très importante.

Je passe sur le déménagement et ses suites. Une nouvelle vie a commencé, je prends Parkinson à pleines mains. Arrivent des vertiges, des douleurs lombaires qui l'empêchent de se redresser, ses mouvements deviennent de plus en plus lents. Boutonner un vêtement reste un véritable exploit. Je suis là pour aider, mais bien souvent il préfère agir seul et il a raison.

Je connais toutes ses mimiques, je détecte ses moindres malaises. Mon estomac se bloque dès que je le vois moins bien. Il faut à tout prix que je m'aguerrisse. Ma nature très émotive aura du mal, mais je n'ai pas le choix. Nous sommes toujours ensemble, et je réussis à être boute-en-train pour l'entraîner dans une occupation ou une petite promenade à deux. Nous parlons beaucoup, il est assez gai, et il ne prend pas sa maladie très au sérieux, c'est ce qui m'incite à vivre de plus en plus à son rythme. Il s'endort assez souvent dans son fauteuil, je tâche alors d'éviter tout bruit. Cela dure un quart d'heure parfois plus, et ceci, plusieurs fois dans la journée ; d'autres fois pas du tout. Je propose des soirées restaurant quand cela va bien. Mais si tout paraît très bien, je sens dans le fond de moi-même que nos rapports ont changé. Je l'aide à enfiler son manteau, et je trouve toujours une raison valable pour que tout paraisse normal, et cela marche bien souvent.

Le soir, à peine allongé dans son lit, il s'endort. Son sommeil paraît calme, puis arrivent les rêves, les siens sont plutôt bruyants, il est souvent très agressif, et il m'arrive de le calmer tout en me protégeant, ses gestes étant forts et vifs et sa voix coléreuse. Éveillé, c'est le contraire, il est penaud et troublé d'en arriver là, nous mettons cela sur le compte des remèdes, ce qui s'avère vrai d'ailleurs. La lenteur est présente en tout. Ses bouts de chaussures accrochent le moindre obstacle. Sa gentillesse est extrême, mais il a décrété qu'il ne voulait plus répondre au téléphone ni à la sonnerie de la porte d'entrée. Il se tait dès que nous sommes plusieurs, il me dit qu'il écoute, ce qui me force souvent à parler beaucoup pour effacer les vides. Nos soirées se passent devant la télévision, mais le sommeil arrive par intermittence, et le sens du sujet lui échappe bien souvent.

Il est très anxieux pour les membres de la famille. Des idées d'accident que pourraient avoir nos enfants et nos petits-enfants sont présentes dans sa tête. Là, encore, c'est mon rôle de lui expliquer avec beaucoup d'humour que ses idées sont folles. Une pirouette et j'entame une conversation pour capter son attention vers un autre sujet. Les matinées sont en général meilleures, il essaie de bricoler un peu, même si sa précision n'est plus ce qu'elle était. Je lui passe les outils, et je l'encourage.

Tout au long de notre vie, j'ai toujours compté sur le sens d'orientation de mon mari. Je reconnais que je me perds très facilement, n'ayant jamais cherché à observer ma route. C'était tout naturel, nous traversions grandes villes et hameaux sans problèmes et j'ai toujours trouvé cela très normal, j'admirais le paysage, m'attardais sur un site inconnu, curieuse de tout. Actuellement les choses se passent autrement, nous nous perdons souvent, mais c'est en riant tous les deux que nous retrouvons le bon chemin. Encore une chose à corriger chez moi, devenir plus observatrice !

Il arrive que ma santé trébuche un peu. Nous avons vécu ces années-ci beaucoup de décès, des personnes très aimées, je suis devenue moins patiente, perturbée par ma grande émotivité. Nous avons la chance d'avoir un médecin très psychologue qui fait ce qu'il faut pour m'aider. Je me reprends vite et mon attitude, que je veux désinvolte, nous fait avancer tous les deux. Notre promenade devient un effort qu'il contrôle avec courage. Mes pas font deux fois la longueur des siens, tout son corps se porte en avant. Nous repérons un banc (chose rare en ville) et, assis, nous reprenons des conversations sur nos enfants, nos voisins, nos connaissances. Il faut arriver à communiquer à tout prix.

L'ordinateur est mon refuge. Je passe pas mal de temps avec des amis, nous nous envoyons des emails, je me débrouille bien et j'adore cela. Pendant ce temps, Pierre résout des mots croisés, ce qui l'occupe pas mal de temps. Il arrive que je me prenne aussi à son jeu et qu'à mon tour je cherche et je cherche encore. Brusquement la solution est évidente, nous sommes aussi contents, que si nous avions découvert un trésor !

Si je regrette bien souvent notre ancienne vie, je réalise que nous avons une chance inouïe d'être ensemble. Malgré toutes nos petites misères qui sont là et celles qui vont venir, je me cramponne à ce qui nous reste.

Ses cheveux si blancs et si rares passent sous ma tondeuse, il a décrété qu'il boudait le coiffeur. Ne parlons pas du kiné, il est devenu sa bête noire et j'essaie tant bien que mal de soulager ses cervicales. Si nous parlions de nos enfants ? Ils ont une bien grande délicatesse pour leur papa, ils voient vite à l'occasion d'un repas pris en commun s'il participe ou pas. Les petits-enfants aussi. Mais le temps passant, les conversations s'animent et au milieu du brouhaha sa tête fatigue vite, et il s'échappe dans ses pensées. Nos enfants téléphonent souvent pour savoir si papa va bien, ce qui le rend heureux. Personne ne parle jamais de sa maladie, il n'y a pas de moments de gêne entre nous tous, on vit avec. Maman passe en second, ils savent bien que je suis attentive, mais tout cela est tu. Ils nous incitent à sortir, à partir en voyage. Ils n'arrivent pas à saisir mes sentiments d'angoisse lorsqu'il me dit : « je ne suis pas bien », « J'ai ceci ou cela. Je préfère de beaucoup rester chez nous ».

Il se lève très souvent la nuit, sa prostate le rappelle à l'ordre. À quatre ou cinq heures du matin, il s'installe devant la télé, regarde films ou reportages et s'endort sur le fauteuil. Quand les réveils sont meilleurs, il s'installe à la cuisine et confectionne des gâteaux. À mon réveil, il est très fatigué, mais super content. Je récupère mon domaine et s'il a remis de l'ordre (comme il dit) il me reste toujours à m'occuper, mais j'ai la chance de manger de très bons gâteaux.

Notre relation, certes, s'est beaucoup transformée. Pierre étant le pilier majeur de notre couple, les choses basculent petit à petit. J'ai toujours été une enfant et une femme très entourée. Depuis le départ de nos enfants dans la vie active, mon époux s'est toujours chargé de toutes les choses importantes du ménage. Or, depuis quelques années, il m'a fallu changer, je dirais même mûrir. Chaque jour, m'initier à me remettre en question. Il m'explique comment m'y prendre. Cela marche parfois, mais les chiffres se vengent, ce sont mes mal-aimés. Demandant aux enfants, ils me répondent que je suis bien capable d'assumer. Se rendent-ils bien compte que mon âge aligne de gros chiffres ? C'est un éloge qu'ils me font, et ils finissent toujours par se moquer gentiment de moi, et me proposent bien évidemment de m'aider pour des décisions que j'aurais du mal à résoudre.

Nous rencontrons de temps en temps des couples dans notre situation et même bien pire. Un monsieur en chaise roulante avec son épouse âgée qui ont du mal à sortir de chez eux. Parkinson, tu nous détruis, tu nous humilies. Tu vis avec nous constamment, tu nous lasses, tu es arrogant parfois mais malgré tout il faut accepter ta présence. On essaie bien de t'apprivoiser, on ne peut pas t'ignorer, tu es là, toujours là !!! Tous tes copains envahisseurs de cerveaux, te ressemblent. Ils s'introduisent en nous insidieusement, et leur perversion nous terrasse. Demain, peut-être, nos chercheurs vont pouvoir les annihiler. Forts de cet espoir, nous les épouses, les époux, les enfants, les parents qui accompagnons nos malades, gardons, si possible, le plus de contact avec eux. Essayons de les rassurer, de leur rendre le sourire lors d'une déprime.

Dans notre couple, il est vrai que tout a changé et que tout se modifiera encore, mais j'apprends peu à peu a tenir ma tête bien haute, à forger ma volonté, il faudrait que ma santé suive.

J'en appelle à tous ceux qui, comme moi, doutent souvent, restons fort, et gardons confiance.

Et surtout ne jugeons pas, il faut beaucoup d'amour pour supporter des situations bien au-delà de la nôtre. J'ai côtoyé les derniers mois d'un cancéreux qui a eu une épouse exemplaire. Ils parlaient entre eux de la mort avec beaucoup de sincérité, et avaient convenu qu'ils allaient vivre jusqu'au bout comme si de rien n'était. Arrivé en fin de vie, je n'ai jamais entendu un mot d'amertume, si ce n'est : « C'est comme ça. »

Nous, tous ceux qui vivent ces moments pénibles, essayons d'aplanir notre peine. Vivons pleinement les rares bons moments qui se présentent et, tout comme mon amie très chère, redisons cette phrase si sage : « C'est comme ça. »

Entre nous

par Christine-Pascale Echavidre

Le cortège glisse doucement vers un ailleurs.
Sans nom, sans retour…
Ni pleur, ni couronne
Une croix en gris-blanc
Deux mots « Pour toujours »
Il le fallait, tu t'en foutais

Une dernière larme, ma douleur s'étiole doucement.

Ce n'est pas le bout de la vie qui compte, c'est la vie.

La douleur n'est pas ton départ, mais ce temps passé « entre nous ».

La maladie a déchiré nos vies, tels les crocs d'un félin avec rage, sans nous accorder un quelconque droit de défense.

Depuis ce mot fléché en plein cœur : diagnostic.

Diagnostic ?… Et la logique de ce processus : cacher la personne derrière la maladie.

Un premier jet d'inhumanité, avec un : « Pourquoi nous ? »

Dès ce jour, nous sommes devenus « une personne malade ».

Et notre ressentiment au diagnostic :

Un huis clos où même le soleil à travers les branches n'éblouit plus nos instants de vie.

Quelques mois avant : le doute s'installe.

La maison se parfume de l'ombrage de tilleuls, animés du chant des oiseaux, venus en nombre en ce début de printemps.

Ce matin, j'ai perdu l'envie d'écrire, même deux mots adossés sur ce papier froissé.

Ces mots m'incommodent, ils sont dérisoires.

Seul le mot « diagnostic » inonde mon esprit :

Maladie incurable, maladie évolutive, dégénérescence, maladie insidieuse, une manne de qualificatifs pour la suspicion d'un mal encore invisible.

Rien n'a changé, ou presque ! Si ce n'est mon regard dû à ce « diagnostic » qui diffère ma façon de penser.

Ce matin encore, nous étions deux personnes complices face à notre petit déjeuner, même ton manque d'appétit ne m'offusquait pas, et que dire de ton déballage de douleurs habituelles que je te conseillais de soigner avec les médecines de grand-mère !...

Ce soir c'est « un malade » qui m'accompagne.

– Pourquoi n'est-il pas simple de bien prendre ce problème dans l'instant ?

– Pourquoi cette colère, cette frustration, ce déni ?

– Pourquoi une lueur particulière brille dans tes yeux ?

– Pourquoi cette possible certitude n'altère pas ton comportement ?

C'est toi le malade, c'est moi qui souffre, qui hurle à l'injustice.

Une immense sensation de solitude et un silence lourd de sens, d'incompréhension, de révolte.

Redistribuer les rôles, comprendre nos différences, gérer nos souffrances, s'adapter...

Anticiper, nous dit-on !

Anticiper quoi ? Qui sait de quoi demain sera fait, c'est notre histoire, elle n'est pas dans vos livres, dans vos expériences, dans votre savoir.

Vos connaissances soulageront peut-être nos corps, mais laissez-nous nos émotions, notre raison d'être, même autrement sur cet autre chemin notre amour se retrouvera.

Comprendre cet outrage à la vie, s'accrocher aux maux comme à une balançoire, de haut en bas, moralement inconfortable, faire semblant d'être, combler un vide sans fond.

Chercher le bonheur là où il se trouve, attraper au vol quelques douceurs suivies d'amertume... telle une tarte au citron.

J'aimerais me glisser entre les lignes de ton coeur pour une brève de tendresse.

J'ai besoin de toi autant que tu as besoin de moi, ton regard, ton odeur, ta présence me rassurent.

Tu es la raison de mon « être », mon soleil, mon oxygène, mes tempêtes aussi.

J'avais un panier d'amour à t'offrir, que vais-je faire de cette moitié qui reste ?

De la maladie se dessinent nos souffrances, nos incertitudes surprenant la couleur de demain, seule différence : moi je sais, toi non.

Tu glisses doucement comme cette feuille sur le ru du village, tantôt calme, ou tourbillonnante, puis accrochée à une branche avant un autre éloignement.

Ces mots (ou maux) ne se disent pas, ils dorment enfouis dans ma poche.

À qui ? Pourquoi ? Comment énoncer un mal presque invisible en un seul coup d'œil.

Alors restons entre nous.

Les mois passent, je parle parfois pour toi, je réfléchis pour toi, pour toi, j'ai mal aussi.

Même si aucune souffrance n'apparaît, si ce n'est un langage imprécis, des phrases raccourcies, des gestes indécis, un corps qui ressemble à ce vieil arbre creux au fond du jardin dont il ne reste que l'écorce et qui résiste à toutes les bourrasques.

J'ai parfois envie de le couper pour alléger sa souffrance, mais il y a tant de souvenirs sous ses branches restantes; elles font encore de l'ombre par ces fortes chaleurs.

Mon cœur aspire ta déchéance dans ce « copier-coller », je m'éloigne de moi-même.

« Oh mon miroir ! Évite de me renvoyer cette tête de poupée chiffonnée oubliée dans la boîte à jouets. »

J'ai dans l'estomac un sac de pierres, une lourdeur indéfinissable, qui tourne, qui tourne…

Dès l'aube un mixé d'angoisse, d'appréhension face à une journée nouvelle sur fond de brume.

Chaque jour sa différence, l'idée d'hier n'a plus lieu d'être aujourd'hui, avec « la maladie évolutive », la vie évolue, elle s'accroche comme le lierre à l'arbre, elle en détourne les turpitudes avec patience, habileté, elle s'installe pour une durée indéterminée.

Sur le pont de nos errances matinales, la douleur est telle que l'envie de jeter « ces pierres » à l'eau m'effleure l'esprit.

Pourquoi ? Quelle est « ma » maladie, si ce n'est le manque de courage passager à te regarder t'effacer de notre histoire.

Le souvenir d'une aïeule passe telle une brise avec sa collection d'aphorismes :

« Ne montre jamais ta faiblesse à ceux qui ont besoin de ton courage. »

Facile à dire, pas toujours à faire mais il le faut, une bouffée d'énergie me bascule à nouveau vers mon devoir.

« Oh mon miroir ! Évite de me renvoyer cette peau d'emballage, lasse, pâle, ridée tel un caramel mou qui cache un intérieur triste à mourir. »

J'apprends à marcher dans ta vie, ta lenteur m'exaspère parfois, je ne reconnais plus la personne exceptionnelle qui envahissait nos journées, le port d'attache de nos rencontres, le maître de nos conférences familiales.

Notre nouvelle vie est décousue, elle se tisse entre l'inconnu et le familier dans la confusion et l'empathie.

Le bois qui jouxte la maison : mon refuge intemporel.

Marcher, humer sa fraîcheur, un chant d'oiseau, un frémissement de feuille, le bruissement du ruisseau, coupable d'être un instant sereine, enlacer un arbre, gratter le nez sur son écorce, le frapper avec une chaîne de « pourquoi… pourquoi nous ? », le caresser, tomber à son pied, de rage pleurer.

Que dire de mon bol de thé à la bergamote, sa senteur « citrorangée » réveille un coin de ton cerveau, ton regard fixe, interroge, explique un carnet de souvenirs :

Ce thé, un rituel au retour de nos promenades en forêt.

Serait-il ta Madeleine de Proust ?

Ne sommes-nous pas toi et moi, à la recherche du temps perdu…

Philosopher face à la maladie ? Ironie, dérision, souvenirs…

Moi, la croyante (non pratiquante), j'implore Marie.

Dans ma « tournée » des églises, c'est elle que j'interroge, des mots, des baisers, des regards dans le sien, comme jamais.

Je ne crois plus aux miracles, mais j'attends du soutien, de la compassion.

« Ton fils a souffert pour nous : pourquoi acceptes-tu que nos malades souffrent pour rien ?

Notre vie sur terre est éphémère, tu nous rappelles quand tu veux, ce serait tellement mieux dans la sérénité et la dignité. »

Ma peur d'une telle déchéance, ou mon égoïsme enveloppe dans ma nouvelle foi mon « moi » au cas où. Je ne veux pas devenir cet arbre tremblant, je ne veux pas imposer cette image à mes enfants.

Je sais, les grands plaidoyers familiaux sont eux aussi éphémères !

L'intensité, la complexité, d'une telle maladie ne sont pas imaginables, alors l'amour nous semble plus fort que tout.

« J'avais juré, j'avais promis, chez nous il est inconcevable que… »

Que quoi ? Que la souffrance dans la difficulté soit telle, qu'elle noie toutes les bonnes intentions, qu'elle nous plonge dans la culpabilité de promesses non tenues, d'éducation écornée, de notre emballage parfait au regard des autres.

À un cap de la maladie où « cet autre » n'est déjà plus, doit-on se flageller pour se donner bonne conscience, au risque de l'oublier comme l'arbre au fond du jardin ?

Ne pas le couper par principe… Ou peut-être de rage, lui donner des coups de pieds, pour calmer notre douleur.

La maladie nous a contraints, à changer de cap, à déserter notre idéal, à mettre fin à notre « liaison ».

Amour ou amitié se noient dans l'accompagnement et la pitié.

Du film de notre vie, les rôles initiaux n'ont plus lieu d'être, la mise en scène et les dialogues ont changé, nos personnages ont muté dans un autre scénario.

À l'aube de l'automne, l'écriture redevient plus facile.

Les lettres s'unissent, frémissent, s'exclament, s'interrogent en suspensions…

Je crois que Marie nous a entendus.

Deux mots à la porte de l'hôpital où tu ne voulais surtout pas aller.

Un souffle énorme pour un élan lors d'un départ. Et le silence.

Difficile et brusque séparation.

Tomber de douleur, pour ne pas hurler, penser à toi avec force, au calme et à la paix retrouvés.

La porte de ta vie se referme comme tu le souhaitais dans la dignité.

Tu es devenu notre phare, celui qui dans la bourrasque nous montre le bon chemin.

Un phare ne bouge pas, ne parle pas, il brille.

Sa présence rassure le marin égaré, la bateau chahuté.

Dans les turbulences de la vie, notre phare a quitté la mer, c'est dans le bleu du ciel qu'il brille aujourd'hui.

Apprendre à pleurer, à se séparer de ceux que l'on a perdus pour mieux se raccrocher à ceux qui restent.

Ce n'est pas le bout de la vie qui compte, c'est la vie.

Parkinson

par Bernadette Blanchard

Chaque jour à mon oreille ce nom sonne
Chaque jour je côtoie ta réalité qui n'est pas qu'un fantôme
Chaque jour mon aimé doit lutter pour activer ses neurones

Si le raisonnement assure toujours le commandement
Pourquoi faut-il que les gestes ne soient plus obéissants ?
Pourquoi faut-il ne compter que sur les médicaments
Pour essayer de vivre normalement ?

Parkinson !
Les rires, les pleurs, la joie, la tristesse
Tous ces sentiments, tu les gommes
Tu rends tout lisse, uniforme
Oubliant que, même avec toi, il reste un cœur qui résonne

Parkinson !
Tu nous ennuies, tu nous assommes
Vivre avec toi présent sera la donne.
Si nous ne pouvons vaincre
Nous resterons debout
Et serons deux pour assumer sans crainte
La compagnie que tu donnes

Parkinson !

Lettres ouvertes à mon compagnon de route

par Vérène Hédrich

Lettre n° 1. Le quotidien, mai 2005

Je me réveille le matin et je me dis : Quelle grâce, la nuit a été calme, il y a eu bien sûr tes brèves interruptions d'horloge parlante : il est 2 h 20, il est 3 h 10, il est 6 h moins 25, mais on s'est rendormis et la journée commence. C'est une vie côte à côte où on n'a pas toujours l'impression de se rencontrer... Et pourtant, je quête ton regard à la table du petit déjeuner, je veux dire ton vrai regard animé, chaleureux, vif, bien en face du mien. C'est peut-être furtif, mais j'apprécie.

Il y a les rites du matin qu'il faut suggérer un à un. Tu demandes « et maintenant ? » il y a la toilette, le rasage, le petit déjeuner... Il y a parfois des nettoyages un peu nauséabonds, Pas question de s'habiller avant d'être allé à la selle !

Et puis ça y est. Tu t'es habillé, tu as cherché toi-même dans l'armoire slip et chaussettes et à présent tu dis : « Qu'est-ce que je fais ? » Le matin, lecture en attendant l'orthophoniste. Lis-tu vraiment ? Si tu ne marques pas les pages, tu ne sais jamais où tu en es, et tu oublies sans cesse le livre que tu es en train de lire. Tu demandes souvent : « jusqu'à quand je lis ? » Et pourtant c'est une grâce car cela donne un sens aux matinées entre les activités prévues : le départ pour l'accueil de jour ou une sortie avec l'auxiliaire de vie...

Tu es ravi quand je te dis que tu peux mettre la table, ce que tu fais un peu laborieusement, et tu exprimes une petite jubilation à t'asseoir devant ton assiette : « Merci pour ce repas. » C'est une grâce aussi que ce plaisir exprimé. Car j'ai besoin que tu sois heureux et que soient surmontés ces éclairs d'incompréhension et d'inquiétude qui parfois traversent ton regard, ou quand je te vois tête baissée et mâchoire tombante...

À peine la dernière bouchée avalée, vient la question redoutée : « Qu'est-ce que je fais ? » (Tu ne supportes pas la moindre inaction.) À mesure que le temps passe, il y a comme une impatience qui grandit. Heureusement tu recopies inlassablement les carnets de guerre de 14 du grand-père... Cela constitue un repère, une reconnaissance de statut, une activité valorisante et cela aussi c'est une grâce.

Je me sens un pouvoir exorbitant, tu me demandes : « Quel programme ? » Et tu te soumets de si poignante façon. Parfois tu m'as dit : « Tu es ma régulatrice. »

Les balades sont de deux sortes, celles où tu fonces en silence avec un geste aux croisements pour savoir où il faut aller... D'autres fois, bras dessus, bras dessous, au même rythme, nous savourons un cheminement calme en admirant de beaux arbres ou les lumières de la ville. En ville ou dans les magasins, il y a parfois tes envies de faire pipi, soudaines, impérieuses et qui me mettent parfois dans des situations ambiguës.

J'aime ton plaisir exprimé lorsque je te dis « on va au cinéma, ou au théâtre » ; « ça c'est une surprise » dis-tu en égrenant ton petit rire, même si tout le long du chemin tu as oublié où on allait, si on était venus à pied, en train, en bus ou en voiture... et si tu n'évoques jamais plus ce qu'on est allé voir.

Je dois sans cesse faire face à tes questions inlassablement répétées sans trop m'exaspérer (quelque fois je craque). Il faut que je me dise que cela vient d'une anxiété profonde, d'un immense besoin d'être rassuré, réintroduit dans un univers cohérent.

C'est dur aussi de te voir muré dans un silence coincé lors des rencontres familiales comme si tu avais peur de ne pas dire ce qu'il faut, et surtout parce que tu ne reconnais pas et que tu n'oses pas dire que tu ne reconnais pas. Je cherche au maximum à t'accompagner à des activités et réunions que tu aimes. Tout se vit au jour le jour, avec de minuscules moments de complicité, ton plaisir de trouver les mots fléchés, les chansons familières, les moments de tendresse quand on se retrouve après une séparation de quelques heures.

Le soir on regarde la télé (sinon tu voudrais te coucher à 8 h 30). Tu exiges que je sois à tes côtés – pour t'expliquer, dis-tu – tu vibres parfois à une scène d'amour, tu me prends la main, « nous aussi on s'aime ». Il faut que je me couche toujours en même temps que toi... Je sens ma liberté partir en lambeaux et en même temps c'est impressionnant d'être aussi importante pour quelqu'un.

Ce qui aide dans cet accompagnement c'est de pouvoir partager, avec les enfants qui passent, avec les amis rencontrés, avec le groupe de parole, c'est chaque fois comme une bouffée d'oxygène.

On sait que c'est une maladie inexorable, dont tu ne te sens pas atteint. Ce n'est pas la peine d'obscurcir le présent, on redoute bien sûr l'évolution, mais on se prend à espérer qu'elle sera douce et que les forces seront données jusqu'au bout.

LETTRE N° 2. L'ACCOMPAGNEMENT, MAI 2007

Si je devais t'écrire à nouveau aujourd'hui, cher compagnon de route, au regard si souvent rempli d'inquiétude, je dirais que j'ai de la peine à te rejoindre, et tu ne cesses de me stresser par tes exigences, il faut tout faire vite, s'habiller, se laver, manger et ensuite toujours partir vers un « ailleurs », qui reste flou, dans une tension perpétuelle, qui fait qu'on n'arrive jamais ni à se poser, ni à respirer à fond.

Par moment tu déambules, tu marches droit devant toi, sans regarder à droite, ni à gauche, il ne faut pas te lâcher des yeux… Je t'ai perdu plusieurs fois… ah ces recherches !… ah ces attentes ! Et puis ce moment très fort où l'on se retrouve et où c'est si bon d'être ensemble.

Je pressens qu'il faut comprendre qu'une angoisse diffuse et indicible t'habite, que même si tu dis que NON, tu es tourmenté, dérouté de ne plus comprendre où tu te trouves, de ne plus saisir le déroulement du temps, de ne pas reconnaître qui est en face de toi, de ne pas savoir ce qu'il faudrait dire, ce qu'il faudrait faire. Alors tu te « mures » et tu es quelque fois presque hargneux.

Tu t'accroches à ton livre comme un homme à la mer se saisit d'une bouée, c'est comme un repère rassurant qui t'aide à exister. Il faut sans cesse te proposer de petites activités, qui morcellent le temps et te donnent une impression de gérer ta vie.

Je savoure les moments où tu sembles satisfait et où tu le reconnais, tu répètes après moi : « oui, ce paysage est merveilleux, oui, ce plat est délicieux, oui, ce livre est intéressant ». On reçoit chaque fois comme un cadeau une réponse adaptée, une parole de tendresse, un sourire courageux, même s'il est presque douloureux.

Je me sens parfois écrasée par cet accompagnement, ce « fardeau sévère » selon l'expression médicale, cette impression d'être vitale et nécessaire alors que je fléchis.

Je me sens harcelée, taraudée, effilochée, exaspérée et puis on ne sait quelle mystérieuse force surgit soudain – quelle confiance nous enveloppe et comment chaque matin, tous les deux, la main dans la main, on se remet en marche – jusqu'au soir.

Lettre n° 3. La haute mer, juin 2008

Cher compagnon

J'ai souvent comme l'impression que nous sommes en pleine mer, côte à côte, soulevés tous deux par de fortes houles… avec pour moi la nécessité absolue de te maintenir la tête hors de l'eau… pour que tu gardes le plus possible de l'autonomie, une ouverture au monde, aux autres, une force qui te délivre de l'inquiétude qui t'habite…

Tu veux toujours partir et tu demandes sans cesse : « Il faut rentrer chez nous. » Tu ne reconnais plus ton espace de vie… Il y a toujours en toi ce désir d'ailleurs et ce désarroi que je voudrais tant apaiser. Souvent, tu hésites à me reconnaitre. Plusieurs fois tu m'as dit « Maman ». Ta démarche est fléchissante, tes paroles s'embrouillent.

Des vagues nous portent et nous déportent, on se cogne à la solitude, la lassitude nous submerge… et puis soudain tu souris et tu murmures : « Je suis heureux avec toi ».

Pour reprendre l'image de la haute mer, nous rencontrons dans cette navigation beaucoup d'éléments positifs :

– ça et là une petite île où tu accostes (l'accueil de jour) ;

– une embarcation qui t'emmène faire un tour (l'auxiliaire de vie) ;

– un port où jeter l'ancre pour un répit, un temps de calme (les week-ends d'accueil) ;

– ces moments précieux de « garde » ou de passages d'amis ou de bénévoles qui viennent à la rescousse comme des bouées auxquelles on s'accroche avec gratitude… ;

– des rencontres avec nos enfants, nos petits-enfants, des amis, c'est comme si on flottait avec bonheur sur un radeau… ;

– sans parler des remorqueurs qui assurent des trajets.

Ce parcours est tout bruissant des pensées, des appels, des mails, des silences même qui nous environnent. La présence des amis est souvent palpable.

Lettre n° 4. La vie partagée, Septembre 2009

Si je devais à nouveau t'écrire aujourd'hui, cher compagnon de notre laborieuse route, que te dirais-je ? Je suis quelque part reconnaissante de notre vie partagée, même si elle est pleine d'incertitude, pleine de moments d'anxiété, de doute, de stress, de solitude et de fatigue (une grande fatigue due à ton incontinence).

Ton regard souvent m'inquiète, c'est parfois un regard noir que j'ai de la peine à rencontrer. Le poing menaçant que tu as brandi maintes fois me désole, pour la crainte qu'il provoque chez les soignants, les amis de passage ou des passagers du métro, choqués par des gestes incongrus.

Avec le médicament prescrit pour tenter d'apaiser ton agressivité, tu sembles un peu plus perdu, un peu plus prostré et je me dis : « Est-ce qu'on ne t'abîme pas quelque part ? »

Nous avons eu le bonheur cet été d'avoir auprès de nous une petite fille, venue faire du « papy-sitting » pendant une semaine. Elle a transformé en oasis le désert de la fin d'août.

Je m'émerveille de ce qui te reste d'autonomie : tu t'habilles presque seul, tu t'attaches dans la voiture, tu balayes le balcon, tu trouves des mots fléchés.

Je suis ravie, quand, à partir d'une liste de mots suggérés, tu choisis de dire : « aujourd'hui je me sens chaleureux, émerveillé, sérieux » et « pour moi la vie est un voyage, une chance, un enracinement ». Tu me donnes des indices pour te rencontrer.

J'aime lorsque nous marchons dans la rue, bras – dessus, bras-dessous, que tu me dises « Nous sommes solidaires. » Tous les jours tu répètes : « Nous sommes mariés » comme si c'était pour toi un ancrage très rassurant.

Les journées s'étirent avec des tensions et des aridités et puis vient le soir… « Eh bien on est arrivés au bout de ce jour ! »

Au moment du coucher que tu souhaites de plus en plus tôt, lorsque je me penche vers toi, il y a un instant furtif et magique où je retrouve ton « regard d'avant ».

L'avenir est incertain, et pourtant, certains soirs, quand je me glisse à tes côtés, il m'arrive d'éprouver quelque chose qui ressemble à du bonheur.

Je tente de te donner la parole, 2008-2009

Tu sais, par moments, je suis complètement perdu.

Je te demande : « Tu sais où on habite ? » Je ne reconnais rien.

Devant notre immeuble, je questionne : « C'est ici ? Quel étage ? »

J'ai la clé dans ma poche et j'ouvre... On est chez nous ?

Tu me dis : « Oui, c'est ici chez nous. »

Alors tu me dis :« Tu peux t'asseoir et lire. »

Je m'assieds donc et j'extrais un livre de la petite serviette qui ne me quitte jamais, elle fait partie de moi, elle m'accompagne, je lui donne la main, elle me rassure.

Je vais m'accrocher au livre que je vais ouvrir. Ce livre me donne un statut... mais je déteste qu'on m'interroge sur ce que je lis.

Je suis devant un livre ouvert, donc je suis.

C'est un point d'ancrage. J'ai terriblement besoin de points d'ancrage car le monde qui m'entoure est insaisissable et troublant.

Je me trouve devant une paroi et je cherche des prises.

Tu me demandes : « Tu es inquiet ? »

– Non, je ne suis pas inquiet.

Tu me dis de sourire. Je m'efforce de sourire et je vois que tu essaies de me rencontrer avec tes yeux...

Au bout d'un moment, je suis de nouveau en plein désarroi :

« Qu'est-ce qu'on fait ? Quand est-ce qu'on va manger ? »

Tu me réponds mais il me semble que je n'entends pas. Tu mets un petit écriteau sur la table pour indiquer l'heure du repas.

Je ne mesure pas le temps. J'attends tout le temps. C'est profondément frustrant. J'ai horreur d'avoir l'impression qu'il ne se passe rien...

Quand je parle, je sens parfois que la prononciation m'échappe. Je pense que ce n'est pas trop perceptible. Tu n'as pas l'air de t'en apercevoir.

La vie quotidienne est pleine d'embûches. La toilette m'importune. Des personnes très compétentes viennent pour la douche, le rasage et cela m'exaspère souvent. Cela ne va jamais assez vite. J'aime gérer les situations.

Je m'habille minutieusement sans omettre un bouton.

Pour les besoins essentiels, tout s'est beaucoup simplifié depuis que nous utilisons les « slips protecteurs » et que tu m'incites à la selle du matin. Je laisse faire la nature, j'ai l'impression que l'urine s'écoule sans que j'y prenne part et cela me laisse indifférent. On fait avec. On s'habitue, c'est tout.

C'est très dur de ne reconnaître personne. On me dit « Bonjour… ». Je ne vois pas qui c'est. Quand tu me préviens, je peux dire bonjour en ajoutant le prénom de la personne qui arrive.

Sinon je ne sais que dire. On évoque des événements qui ne me disent rien.

J'ai peur de faire des gaffes. Je suis très mal à l'aise si on me pose des questions. La plupart du temps, c'est comme un échec et ça fait mal.

Alors, quand il y a du monde, je me drape dans le silence et je suis pressé de partir.

Je supporte mal que tu parles à d'autres personnes. Cela me donne trop l'impression d'être largué, abandonné, exclu. Alors, je te tire par la manche pour qu'on puisse partir ensemble, et me retrouver seul à tes côtés, en route vers chez nous.

Il me semble que j'ai toujours envie de partir. C'est comme une nostalgie qui m'habite. J'aime qu'on vienne me chercher.

Quelqu'un a dit : « Partir, c'est mourir un peu. » Pour moi, partir, c'est vivre.

Je ne peux vivre sans programme, sans activité, sans projet immédiat.

Et quand on part, je demande : « C'est encore loin ? Quand est-ce qu'on arrive ? » Je n'arrive pas à être serein.

Au-delà de l'inquiétude qui m'accompagne, il y a des moments qui me donnent du plaisir : j'aime chanter, j'aime les repas sur le balcon, j'aime aller à des animations, regarder un concert à la télé, faire des petits jeux ou des mots fléchés, j'aime les balades. C'est rare que je l'exprime mais c'est vrai. J'avance en tâtonnant, savourant ces instants de quiétude au milieu de toutes ces brumes qui m'entourent.

Je sens bien que tu essaies tout le temps de me rassurer. J'ai vraiment besoin de toi. Tu es ma boussole et mon ancrage.

Quand je rentre de l'Accueil de jour, j'ai l'impression de t'avoir quittée depuis « des années ». Il faut que je te serre dans mes bras, que je t'embrasse. Je te demande : « On est mariés ? » Il faut toujours que je te repose cette question, même la nuit si on se réveille car ça me tranquillise de te l'entendre dire.

Le soir, j'ai vraiment besoin que tu sois à mes côtés.

Tu me demandes parfois, à brûle-pourpoint : « Qu'est-ce que tu veux me dire ? »

Je crois que, tant que j'aurai des yeux pour te voir, un souffle pour respirer, une parole à exprimer, c'est « je t'aime » que je dirai.

Chapitre II
Ma femme

Spirales venues de l'autre monde

par Georges Druon

Nous faisions l'amour, toi et moi, depuis de si nombreuses années, avec la même joie de découvrir une autre parcelle de notre être, une sensation différente, une image nouvelle formée d'une partie inexplorée de notre corps, pourtant déjà riche d'expériences innombrables. Se construisait encore en nous après tant d'années, une architecture intime, élans d'émotions et de plaisir. Quelque chose de sacré, comme une résonance avec le monde, émanait parfois de nos cœurs enflammés de désir.

Mais quel refoulé nous a empêché de libérer nos blocages invisibles ? Tu n'as confié à personne les soucis de ton intimité. Le mal a ceci d'étrange : il se cache, attend sournoisement, longtemps, le dernier moment pour surgir du bois. Comment moi, médecin généraliste de campagne, ne l'ai-je pas perçu, deviné, diagnostiqué plus tôt ?

Insolite, depuis quelques temps je sentais au milieu de ton ventre une lointaine présence. J'attendais, incapable, au lieu d'aller explorer au plus près cette impression inaccoutumée. Ma raison apeurée, devenue muette, s'y refusait. Le centre de toi, que ressentait-il ? N'y avait-il pas une lourdeur inquiète en ta chair ? Il a fallu que surgisse le sang entre nous. Me voyant recouvert de cette humeur rouge inhabituelle en dehors de tout cycle, j'ai su immédiatement que le mal était là. Mais entre nos deux cœurs effrayés, impossible de dire son nom, nous nous taisions, je connaissais parfaitement ce nom, sans pouvoir le prononcer devant toi, enfoui en mon esprit comme ultime protection. Rose, mon épouse, tu devinais toi aussi ce nom imprononçable, mais le repoussais, lui opposant un barrage plus solide encore.

Le frottis a été sans appel, sans pitié, inexorable, brutal et fou, alors que ton corps était actif, résistant et parmi les plus sérieux que j'aie connu. « Cancer du col et du canal cervical de l'utérus de classe V. » C'était très grave, déjà avancé, urgent. La clinique laisse toujours un petit espoir d'erreur. Là, devant la fragile feuille de papier d'un résultat de laboratoire, l'avenir devient impénétrable, une lourde chape de plomb s'abat, obscurcit et transforme d'un coup le virtuel en réalité, en nécessité de lutter contre la mort annoncée.

Début de l'automne 1987. Quarante-trois ans, ma Rose, et te voilà atteinte de cette maladie dessinée sous forme d'un crabe effrayant qui dévore la vie en nous, grossit jusqu'à mourir lui aussi de nous avoir volé notre chair. J'étais pessimiste sans pouvoir te le montrer, mais toi, après la première stupéfaction de ce diagnostic ne laissant aucun doute, tu étais tellement optimiste et courageuse, déjà prête à affronter tous les traitements, si décidée à te battre contre l'injustice faite à ta vie, que je t'admirais une fois de plus.

Nous pensions abasourdis à nos deux filles étudiantes à Lille, Blandine l'aînée, vingt et un ans, Anaïs vingt ans. Elles revenaient chaque fin de semaine dans cette jolie maison que nous avions fait construire toi et moi, dans un petit village près de notre travail. Décennie 1980, régnait encore un tabou autour du mot « Cancer ». On l'employait avec discrétion, quand ce n'était pas le silence, comme si le mot valait infamie, condamnation, risques surajoutés, blessures intimes irréparables. Tout cela en proportions variables selon les personnes. Loin de cette occultation que nous avions eue tous les deux au moment de l'alerte, telle une prière silencieuse avant la certitude, tu étais animée maintenant d'une volonté de regarder en face pour mieux lutter, tu voulais tout savoir, quoi qu'il arrive.

Dans les jours qui ont suivi cet inéluctable, j'ai tourné et retourné l'arbitraire de ta maladie dans ma tête. Je me sentais presque responsable de cette erreur de la nature envers toi. D'un autre côté, je contestais intérieurement que j'aie pu être cause de ta maladie. J'oscillais ainsi entre des pôles contradictoires : « négligence coupable, responsable, non impossible, m'auto-accuser est idiot ». Mariés ensemble depuis vingt-trois ans, j'avais certes commis nombre d'erreurs, attaché comme tout un chacun à mes petites vérités, à mes cachotteries, à quelques infidélités. À ce compte-là, me disais-je, toutes les épouses seraient malades. Je refusais d'être la cause de ton malheur, j'allais t'aider, te soutenir du mieux possible, continuer de t'aimer.

Quelques-unes de nos relations me reprochèrent vertement de n'avoir pas exigé de toi un suivi gynécologique régulier, comme le pratiquaient déjà nombre de femmes autour de nous, dont certaines de tes amies. Ces accusations s'ajoutaient à ma propre culpabilité, d'autant plus que j'adressais mes clientes chez le gynécologue pour ces examens de contrôle. Mon seul argument était ta propre liberté. Ta dernière visite datait de plus de cinq ans.

L'heure était d'agir, de consulter, de savoir où aller pour les meilleurs soins. Tout a été très vite. Nous irions dans une clinique privée de cette grande ville de Champagne-Ardenne, pas très loin de chez nous. Après l'examen clinique et les radiographies, le chirurgien s'est montré rassurant : « N'ayez crainte, votre type de cancer et de localisation se soigne très bien, je peux pratiquement garantir que vous allez totalement guérir. Avant de vous opérer, de vous enlever l'utérus et les ovaires, je dois vous poser une source intra vaginale radioactive, de l'iridium. Ce n'est pas douloureux, simplement ça dure une semaine et vous serez en chambre isolée. Votre mari ne pourra vous rendre visite que quelques fois pour ne pas s'exposer au rayonnement. »

Ce discours clair te convenait, te donnait confiance. Pour moi ce protocole d'irradiation préalable à l'importante intervention, signifiait un degré supplémentaire de gravité.

Visite limitée à dix minutes. À la fin du protocole, tu étais fatiguée, lasse de devoir rester allongée, n'ayant la possibilité de te déplacer que pour la toilette et les besoins naturels. Première épreuve pour toi si affairée toute la journée, entreprenante, organisée, méticuleuse parfois jusqu'à l'obsession. J'étais, et suis encore, moins ordonné, conservateur d'objets, et j'appréciais ta capacité d'aménager, de prévoir. Mais pourquoi peu à peu, en étais-tu arrivée à être si exigeante, maniaque, agressive devant une salissure, un désordre, au point de parfois déprimer, de restreindre les invitations dans « Ta » maison ?

Au retour de cette radiothérapie de contact, avant l'intervention chirurgicale d'ablation, quelque chose de cette tension autour de ton univers domestique avait changé : un « lâcher prise » non formulé, mais réel, une capacité nouvelle d'accepter une liberté des choses autour de toi, sans besoin de les mettre sous ton autorité implacable. Trois semaines après la fin de l'irradiation, l'opération. Le chirurgien m'a informé qu'en effet, le mal était déjà important, qu'il avait dû pratiquer un large curage lymphatique au-delà de plusieurs ganglions positifs à l'examen cytologique extemporané. Techniquement, tout s'était bien passé. Nouveauté et progrès, il avait suturé à certains endroits, avec des agrafes qui allaient rester à demeure. Ce dernier point m'inquiétait.

Après dix jours d'hospitalisation, tu es revenue à la maison. Sur le chemin de retour, j'ai dû m'arrêter au bord d'un champ, tu avais la diarrhée, des nausées, tu souffrais. Tu n'avais que quelques soins infirmiers, des antalgiques, et si besoin pour des douleurs plus intenses, de la cortisone injectable. Ton abdomen était gros, tendu, tu étais inquiète, mal à l'aise, sans appétit. De la beauté bleue de tes grands yeux, tu me regardais, cherchant à savoir. Comme toi, je voulais me persuader qu'il ne s'agissait que de suites opératoires normales. Mais je me souvenais du chirurgien... Quelque chose de sérieux, et d'évasif à la fois dans ses propos, me donnait l'intuition qu'il s'en remettait pour partie à l'imprévisible.

Le destin s'est manifesté plus rapidement que prévu. Il est plus fort que la volonté et l'espoir réunis. Huit jours après l'intervention, ton ventre était devenu en une nuit, celui d'une femme enceinte, mais d'un enfant de malheur et de douleur. Je pensais qu'une ou plusieurs sutures avaient lâché, que des humeurs et du sang s'étaient répandus. Après la ré-intervention en urgence, le chirurgien encore plus grave et solennel, m'a dit que non, rien n'avait cédé pour des raisons techniques, mais le cancer dans son œuvre de destruction, avait tant fragilisé les tissus qu'ils avaient secrété en abondance un liquide sanguinolent. Avec un aplomb professionnel, il m'a dit que c'était sérieux, mais qu'il fallait garder le même espoir, comme si ce recommencement obligé n'était qu'un épisode sans conséquence. Il savait que c'était probablement faux, mais que dire et que faire de plus ? Le silence est parfois préférable à la colère.

Au bout de quelques jours, tout allait mieux. Progressivement, tu as pu te déplacer dans la maison, manger, faire ta toilette, lire tes livres d'histoire de France, Braudel, tes biographies d'auteurs ou de personnages célèbres, Victor Hugo, Voltaire, et bientôt marcher dans notre grand jardin. Ton médecin traitant officiel, un de mes amis, te donnait les arrêts de travail. Il passait beaucoup de temps auprès de toi, infiniment plus qu'auprès de n'importe quelle autre cliente. Il était à la fois amoureux de toi et fervent catholique, il voulait te convaincre de revenir à la foi en ce dieu chrétien sauveur, auquel tu ne croyais plus. Ce n'était pour toi qu'un souvenir d'enfance, une croyance imposée par ta famille. Vers dix-huit ans, tu avais perdu cette illusion devant le constat que tous ces gens, remplissant l'église le dimanche, se comportaient avec autant d'indifférence, et parfois plus de mauvaise foi, que n'importe quel athée : ce que tu étais devenue. Ce que j'ai toujours été : Dieu n'a jamais voulu se manifester en moi.

La douleur ne s'est pas indéfiniment laissée amadouer, elle couvait en ton ventre malmené, déchiré. À cette période, la recherche avait mis un espoir dans les interleukines, afin de stimuler les défenses immunitaires pouvant aider à rejeter les cellules cancéreuses. Nous sommes allés dans un grand Centre de recherche à Paris. Dans son modeste bureau, le professeur nous expliqua aimablement que les études étaient en cours, mais qu'il fallait encore attendre. Devant les infernales cellules cancéreuses immortelles, nous étions ballottés entre espoirs et déceptions.

Printemps 1988, ce fut la mort de ton père, âgé de 75 ans. Tu aimais cet homme gentil, tu le considérais sous la tutelle de ta mère pour les décisions importantes, mais il avait une belle et fière allure qui donnait le change. Il avait pris avec simplicité et douleur ta maladie. Une tristesse silencieuse et inhabituelle se lisait sur son visage.

Dans la nécessité de la lutte au long cours pour survivre, les reproches, les conflits, les non-dits, d'abord s'estompent, puis reviennent plus ou moins vite. Mon infidélité, peu de temps avant la découverte de ce mal qui te rongeait, t'avait fait tant de peine, que ton beau regard bleu s'était durci jusqu'à devenir impénétrable. Cette froideur inconnue et nouvelle de ton être profond me transperçait comme l'acier bleuté d'une arme blanche. Le tranchant ne s'est jamais totalement émoussé. J'en ressentais à mon tour constamment la blessure. Pour me démontrer que ce choc psychologique de ma tromperie était la cause de ton cancer, tu avais acheté des livres sérieux de sommités médicales. Dans les conclusions, rien de cet ordre n'était réellement prouvé. N'empêche ! Dans le mutisme qui a suivi ces lectures, je sentais ton besoin de garder cette explication.

Tu me demandais de t'occuper de toi, de ne pas t'oublier, de t'aider. Rien ne m'aurait détourné d'être avec toi de tout cœur, de t'accompagner autant que je le pouvais. Notre sexualité n'était plus à l'ordre du jour, ou de la nuit... Tu avais pourtant acheté un lubrifiant vaginal, l'irradiation et la privation de tes hormones ayant desséché l'intimité de ce lieu dont tu savais qu'il est pour l'homme celui de l'amour et du plaisir, sans doute avec plus de folie pulsionnelle que pour la femme.

Tu retrouvais de temps à autre ton entrain, ta joie et le fin sourire de qui raconte une bonne histoire, ce que tu faisais à merveille. S'illuminait alors ton beau visage régulier ; tu avais la noblesse de ces reines sculptées sur les parois des temples égyptiens. Nous continuions de parler de ce projet d'agrandissement de notre maison car tu voyais nos deux filles bientôt mariées et mères, il te fallait donc deux pièces supplémentaires et une grande salle de jeu pour tes futurs petits-enfants. Tu désirais accueillir tout le monde le mieux possible. Je trouvais ces travaux inutiles, mais je ne te le disais pas.

Hélas ! Ma jolie Rose, une fatigue sournoise est revenue et lorsque ce matin de décembre tu m'as montré, effrayée, tes urines rouges de sang, j'ai eu définitivement peur : un de tes reins, ou les deux étaient certainement envahis. J'ai vu brusquement l'harmonie de ton visage et l'allure distinguée de ton corps se peindre sur les murs d'un tombeau creusé pour l'éternité dans les sables du désert d'Égypte.

Les examens ont confirmé l'atteinte du rein gauche, il fallait en faire l'ablation, le droit fonctionnait normalement. À l'issue de l'intervention, le chirurgien m'a dit : « Vous savez, cette fois je pense que c'est fini et sans espoir, attendez-vous au pire. Il y a eu un envahissement rapide qui va se poursuivre. J'ai constaté d'autres lésions, je n'ai pas pu les enlever. Une chimiothérapie pourrait être tentée, mais ce sera éprouvant, et, sauf miracle, ça ne la prolongera pas vraiment. »

Les choses te furent présentées moins directement, mais avec la franchise que tu désirais. Même annoncée comme pénible et très incertaine quant à l'avenir, tu as voulu sans hésitation faire la chimiothérapie. Les suites des séances étaient effectivement très rudes : tu as maigri, perdu tous tes cheveux, tu as acheté une perruque. J'admirais ton courage et ton espoir avant chaque départ en ambulance. Tout le protocole a pu être mené à terme.

Après cette chimiothérapie de deux mois, comme tes douleurs abdominales étaient presque constantes dans ton ventre durci, je devais t'injecter deux fois par jour de la morphine, souvent trois. Il y a eu ces épisodes de constipation, de lavements, de fécalomes que j'évacuais manuellement. Ta révolte grondait souvent contre l'injustice de ton sort : tu te voyais mourir trop jeune, sans raison. Mon amour te paraissait insuffisant, forcé ; tu m'accusais d'être en retard pour faire tes piqûres, de ne pas être assez attentif à tes soins. Je comprenais parfaitement cette animosité.

Nous avions besoin d'une tierce personne à la maison pour t'aider. Blandine a voulu rester à tes côtés, oubliant ses études de lettres. J'aurais préféré qu'elle agît comme Anaïs, scientifique déterminée à réussir. Sans pour autant te négliger, elle ne se sentait pas à sa véritable place pour te soigner, et incapable de bien remplir ce rôle auprès de toi.

Impossible pour moi de détacher Blandine de son besoin de t'assister. Se dévouer pour toi était quelque chose vous unissant mère et fille, et qui m'échappait. J'ai pensé que c'était pour elle l'occasion de rattraper un amour mal vécu entre vous deux. Tu étais exigeante, ardente, dynamique, ce qui était mal adapté au caractère de Blandine, évasive quant à ses projets professionnels, rêveuse, rencontrant des garçons gentils, mais difficiles, ayant des problèmes familiaux. Aussi tu ne manquais pas de la dénigrer, de crier contre elle, de te mettre en colère. Blandine, en te donnant son temps d'études, s'occupant de toi et de la maison, saisissait l'occasion de te reconquérir, de recevoir ton estime et ton amour. Combien de fois n'avais-tu pas insisté auprès d'elle et d'Anaïs, de surtout d'abord penser à avoir un diplôme et une situation avant le mariage, pour ne pas se retrouver dans la situation d'être dépendante d'un mari. Certes ! Tu étais sa mère irremplaçable, et non un mari ! Mais le sacrifice de ses études offert à l'amour maternel, était aussi une dépendance. Mais vous étiez toutes les deux, bien au-delà de cette idée. Reste que malgré ce dévouement, son sentiment de manque affectif vis-à-vis de toi ne s'est jamais complètement résolu.

Tu avais dix-neuf ans lorsque je t'ai rencontrée, élégante et distinguée, en révolte contre tes parents agriculteurs normands, à qui tu reprochais d'avoir refusé de t'inscrire au lycée, pour te mettre au couvent afin de te préparer à être une parfaite épouse, n'envisageant pour toi qu'un bon mariage. Ils avaient déjà trouvé, contre ton gré, le fils d'un riche paysan voisin. Tu t'étais presque enfuie de chez eux pour me rejoindre. Je me souviens d'une de tes premières lettres : tu jouais à chasser et à écraser des mouches pour te venger : exorcisme, substitut du meurtre impossible de ceux qui t'enfermaient en leur culture rétrécie, d'une autre époque.

Mariés tous les deux, nous allions tout de même deux ou trois fois par an dans toute ta famille, voir tes parents, tes trois sœurs, ton frère et tous les collatéraux. Tu étais heureuse d'habiter loin d'eux avec moi, échappant à de constantes et fastidieuses réunions familiales. Reste que je m'entendais bien avec tous, et ton éloignement te faisait les accepter avec moins de réticence.

Depuis maintenant vingt-quatre ans, tes parents n'étaient venus chez nous que deux fois. Françoise ta sœur cadette, et son mari venaient régulièrement, benjamine née deux ans après toi, vous étiez très proches. Personne d'autre. Nous étions aux environs de Pâques 1989 : maintenant tu avais besoin d'eux. Tu demandas que se réunissent chez nous, ta mère, tes trois sœurs et leurs conjoints, ton frère et son épouse. Ils avaient bien compris que c'était, sinon une réunion d'adieu, du moins quelque chose de solennel et d'important. C'est là que tu as imploré officiellement ta mère devant tout le monde : tu voulais être inhumée dans le caveau familial du petit village où tu étais née, où vivaient encore ta mère et ton frère. Dans cette profonde sépulture étaient déjà enterrés tes grands-parents maternels, et ton père. Ta mère, après avoir dit que tu étais encore loin d'être moribonde, accepta avec reconnaissance ce triste retour.

Avant cette réunion, tu m'avais simplement exposé avec animosité et conviction que tu ne désirais pas être ensevelie dans le cimetière de notre village. « Tu passeras devant moi sans me voir, tu n'entretiendras pas ma tombe, et pire, tu viendras te moquer et médire de moi avec une autre femme. » J'ai imaginé que tu tenais là une vengeance de mon infidélité, et peut-être jointe à d'autres griefs secrets que je ne connaîtrai jamais. Je protestai bien sûr de ces futurs comportements négatifs que tu m'attribuais, mais respectai ton vœu. Ce retour vers ton lieu de naissance présenté comme un éloignement de moi, s'il avait d'abord blessé ma vanité, j'ai finalement trouvé que c'était un bon choix. Ce petit cimetière sur une colline abrupte, autour d'une très jolie petite église romane, où nous étions allés quelques fois pour des cérémonies concernant des membres de ta famille, était un endroit très beau au milieu de grands hêtres, de hauts sapins, et de quelques chênes. Toutes ces branches murmuraient, agitées par le vent marin, fréquent près de ce bord de mer.

Et puis, n'ayant pas moi-même de famille, ce lieu habité de tes ancêtres était aussi le mien. Tu as été, avec nos deux filles, mon vrai centre, celui que j'ai été capable de construire, mon intégration au monde, une aide et une lumière me permettant de vivre et d'agir sur un chemin solide où je me suis fortifié. Tu m'as suivi dans tous mes changements professionnels. Au-delà de tout ce qui arrive de négatif dans un couple, nos vies soudées étaient indispensables l'une à l'autre. L'amour est-ce autre chose ?

Depuis cette réunion, tu semblais avoir des moments d'une certaine tranquillité d'esprit, mais ta souffrance était là, permanente, revenante, inlassable. Morphine, léthargie. Ton corps inerte couvert de sueurs avec la chaleur de cette fin de printemps, le tourment de ton ventre tendu, gros, ballonné, ton appétit réduit à si peu. Par crises, tu continuais de t'insurger contre l'insulte faite à ta jeunesse, devoir mourir si jeune. « Quarante-quatre ans, pourquoi moi ? », disais-tu, « Qu'ai-je fait pour mériter ça ? Et toi qui me méprises et n'entreprends rien pour moi, je sais que tu ne m'aimes pas, je t'ai donné toute ma vie pour en arriver là. »

Tu allais de plus en plus mal : fatigue, plaintes, douleurs. Tu supportais de plus en plus difficilement les injections de morphine et autres antalgiques, qui déclenchaient des malaises. Ta respiration s'amenuisait, ton teint devenait plus jaunâtre et pâle encore. Je te voyais inerte sur le lit, ne pouvant faire aucun mouvement. Tes mains se refroidissaient.

Premier jour de l'été 1989, fin d'après midi. J'ai trouvé en rentrant du travail, un cahier à spirales sur le bureau près de ton lit. Tu avais rempli une page entière, ta belle écriture droite était irrégulière, tu racontais étonnée une vision : tu t'échappais de cette terre trop étroite vers les étoiles dans un ciel agrandi, volant et t'approchant d'étranges lumières imprévues allumées çà et là, imprécises mais réelles, de plus en plus proches de ta main. Heureuse et sereine de ces douces présences, un peu étourdie malgré tout, tu avançais d'un mouvement continu, baignant dans une beauté inconnue qui te rendait justice d'avoir existé et de devoir mourir trop tôt. Un espoir semblait être là, celui de pouvoir garder près de toi la conscience de ce ciel à la fois surprenant et rassurant.

Tout à coup, ta vie ta mort confondues me révélaient cet espace et ce temps tellement différents de l'existence ordinaire, dont j'avais mille fois entendu parler, sans que cela imprègne les fibres raisonnables de mon être. Mais cette fois, l'au-delà entrevu dans tes mots devenait réalité. Je te voyais intégrée à l'univers, immortelle. J'étais sidéré de ce texte un peu désordonné, poétique et profond, comme un dernier message qui serait adressé à ceux que tu aimais, et sans doute au monde entier. J'avais peur car cette éternité entrevue signait la prémonition de ta disparition toute proche. Tu somnolais durant les longues minutes où j'ai lu, et relu, ton récit de clairvoyance.

J'étais ému, bouleversé, de cette inscription de ton être dans la vision infinie d'un ciel étoilé qui recueille la vie.

À ton réveil, j'ai évoqué ce que tu avais écrit, et tu ne m'as donné aucune réponse précise, à peine un rêve, disais-tu, dont tu ne voulais pas parler. Je t'ai apporté un peu d'eau – tu réclamais rarement à boire, encore moins à manger. Je rencontrais souvent l'infirmière posant les perfusions, injectant des calmants à la demande ; elle me disait que maintenant après les injections, tu avais de nouvelles réactions inquiétantes, elle craignait que tu pusses en mourir. « Vous savez, je n'aimerais pas que ça arrive quand je suis seule avec elle, elle souffre en permanence, elle ne se lève plus, perd ses forces et sa conscience. Je ne peux pas le faire, mais vous pourriez lui injecter une triple dose et ce serait fini. C'est le plus grand service à lui rendre. »

La mort ne se laisse pas amadouer aussi facilement. Le deux juillet dans l'après-midi, ta réaction fut plus violente : des soubresauts, un râle, tu ne respirais plus. Une mouche s'était posée sur ton visage sans que tu eusses la moindre réaction. Ce matin encore, tu ébauchais un geste lent et difficile pour les chasser... Ton visage tout à coup avait perdu toute tension, ta peau inerte, blafarde, cireuse et effrayante était celle de la mort. Venue du fond des âges, elle était entrée en toi pendant que je tenais ta main dans la mienne.

Lorsque j'ai dit à Blandine : « Tu sais, c'est fini, maman est morte », poussant un cri, elle s'est contorsionnée et se précipitant dans mes bras, elle a éclaté en larmes. Elle avait donné un an de ses études pour aimer et se faire aimer, mais le démon de s'être sentie rejetée par sa mère la tourmentait encore. Anaïs a pleuré dignement ; elle avait poursuivi sa route sans faillir, forte, organisée, déterminée, ne souffrant pas des exigences de sa mère, reconnaissant plutôt les bienfaits de la discipline.

Longtemps me sont revenues nos lointaines aurores frémissantes lorsque parcourant nos premiers pas d'aventure, je t'appelais ma douce et plus belle corolle de rose. À d'autres moments, s'enflammaient dans un coin de mémoire mes désirs étrangers, mes mensonges, la déchirure. Ou bien, au détour d'une pensée, il m'arrivait de sentir ma gorge se nouer et mes larmes monter sans retenue.

Juillet 2009. Quel hasard a décidé que vingt ans après, Blandine ferait un stage de yoga en ta petite ville de naissance, dans une maison tout près du cimetière où tu reposes ? C'est vrai que je ne suis pas allé souvent sur ta tombe durant ces années. Les quelques fois où je suis venu, je profitais d'une autre raison, les visites à ta famille au début, puis l'inhumation de ta mère à tes côtés. J'aime la coïncidence qui me permet aujourd'hui d'aller près de toi.

En ce matin de soleil et de calme, l'arbre aux papillons est toujours là, en haut du sentier près de l'entrée du cimetière. Pas de grilles, ni de murs ici pour enfermer les morts. Ils sont libres. Autour de l'église, parmi les tombes et les jardinières fleuries, j'ai senti l'air nostalgique s'emplir de nos baisers d'autrefois. Les mêmes plaisirs, les mêmes espoirs, ont chuchoté dans mes rêves, leurs semblables voluptés qui se répètent se sont emparées de moi, de nouveaux parfums m'ont emporté sur leurs ailes en d'autres ciels.

Entouré des bruits simples de la vie, je cherche le souvenir de ta voix, je n'entends que les marmonnements du vent au-dessus de nous dans les sapins. Des coucous chantent au loin l'amour voleur. Un reste de bonheur s'éveille sur mes tempes d'argent, les tendres floraisons sur ton sein de douceur me reviennent encore, lys timide vers l'extase joyeuse…

Rose, je vais partir sans intention de revenir, je t'adresse un dernier regard de ferveur ; en même temps, j'observe ce christ d'albâtre, visage torturé, allongé sur le granit au-dessus de tes os entourés de ta robe claire mise le dernier jour.

Georges Druon a reçu pour ce texte le 3e prix du concours « Histoires de proches ».

Une énorme dose d'amour

Par Gilbert Millo

Nous étions en été je crois, dehors l'air était chaud, le soir commençait à tomber, pourtant la luminosité du soleil couchant nous aveuglait encore derrière nos verres teintés...

Jamie a rendez-vous ce soir chez un neurologue. C'est la première fois que nous en rencontrons un. Malgré notre intérêt pour la santé de l'âme et du corps, la neurologie nous fait peur ; jamais je n'aurai imaginé la côtoyer de si près.

Jamie a pris soin de rassembler tous les documents de notre médecin généraliste qui explique fort bien, et en termes érudits, les soucis de sa main.

Depuis quelques mois en effet, Jamie se replie sur elle-même, je l'ai bien remarqué lorsque nous nous promenons souvent main dans la main sur les hauteurs de Hyères. Et puis je l'ai observée marcher devant moi, son bras gauche reste inerte et ne se balance plus au rythme de ses pas...

C'est lors d'un examen d'usage chez le docteur, que j'ose enfin lui en parler. Jamie semble surprise de ce que j'avance, et déçue que je ne lui aie pas confié mes doutes et mes inquiétudes à ce sujet – j'ignore de mon côté qu'elle doit rencontrer un rhumatologue, s'imaginant quelque souci de rhumatisme ou d'arthrose de sa main.

Aussitôt il pratique l'examen succinct neurologique de base comme il se doit, terminant par la « fameuse roue dentée » qui de toute évidence semble confirmer ce qu'il redoute. Sans mot dire, il préfère nous orienter, tout en nous rassurant, vers un confrère spécialiste au diagnostic avisé.

Jamie vient tout juste de se remettre d'une grave intervention chirurgicale nécessitant plus de huit heures d'opération après trépanation pour exérèse d'un neurinome de l'acoustique ; elle en est ressortie sourde de l'oreille gauche et me revoilà à craindre le pire !

Je trouve ma femme très fatiguée et je l'assiste à tous moments devançant même ses besoins, l'aidant à accomplir des gestes simples. Je m'inquiète de cette dégradation subite, je ne me repose jamais et me mine dans la culpabilité de m'accorder le moindre répit.
L'escalier derrière la porte cochère qui va nous mener jusqu'au cabinet du neurologue me déclenche une bouffée d'angoisse que je tente de maîtriser pour essayer de cacher mon trouble à Jamie. Depuis quelque temps j'ai la cage thoracique, qui telle un étau, m'étouffe de plus en plus souvent.

Nous entrons dans le hall austère où il n'y a personne pour nous accueillir. Mais nous ne sommes pas seuls... restent une dame et son enfant dans la salle d'attente. Jamie choisit le fauteuil de style andalou, moi je préfère la chaise d'en face.

Je trouve cet endroit lugubre et sordide, tout comme le vieil escalier que nous venons d'emprunter. C'est peut-être parce que je suis chez un neurologue.

Un lustre jauni par les années, sobrement suspendu au plafond, paraît vouloir se décrocher d'un moment à l'autre et laisse à penser que personne ne semble concerné par ce danger.

Il pourrait blesser l'enfant accroupi sous la table où sont posés des magazines datant d'il y a au moins trois ans.

Il n'est sans doute pas bien vieux ce petit bonhomme qui pousse des cris de bête pour se faire comprendre. Sa mère, placide, assise tout près de lui, parait être accoutumée du fait.

Aux murs fanés par l'usage du temps, sont fixées quelques affichettes sur le thème « connaissez mieux ces maladies », tout un programme que mes yeux refusent de lire !

L'inquiétude que j'ai pu percevoir dans les yeux de notre médecin traitant ne cesse de m'interpeller. L'anxiété grandissante, je dois me lever et ouvrir la fenêtre difficile à décoincer pour respirer un peu...

Le neurologue surgit tout à coup de son bureau, accompagnant jusqu'à la porte ses précédents patients. C'est au tour de l'enfant. Il hurle plus que tout à l'heure, sa mère le tire par l'épaule de sa manche non sans renverser le vase empli de fleurs fanées, posé sur la table basse.

Jamie a remarqué le visage, à la morphologie ingrate, du médecin. N'étant ni beau, ni laid, il se tient un peu courbé et porte un pantalon de velours trop court et trop chaud pour la saison mal assorti à sa chemise informe et froissée. L'ensemble, reflétant l'aspect misérable de sa salle d'attente !

Il y a des moments comme ceux-là dans la vie ou l'on se sent abandonné et hors du temps... Ce silence installé entre Jamie et moi depuis quelques instants est révélateur. Il semble que chacun libère son imagination et ses émotions à ce moment, comme pour se rassurer en fonction de son histoire... Or, il se trouve qu'aujourd'hui il s'agit de « notre histoire ».

À quoi Jamie pense-t- elle ? A-t-elle peur autant que moi ?

Je n'irai pas la déranger dans son jardin secret. La neurologie a-t-elle seulement une âme ?

C'est à nous à présent. Je ne suis pas surpris par la pagaille qui règne sur le bureau du neurologue. Elle est pareille à celle qui doit bouillonner dans sa tête. C'est vraiment un étrange personnage !

Après s'être prêté au jeu des marionnettes, à celui de marcher les yeux fermés de long en large de la pièce, après avoir vérifié les réflexes et fait parler Jamie, il lui demande poliment de s'asseoir.

Et s'adressant à moi, sans même regarder ma femme, il dit : « Cher Monsieur, votre épouse est atteinte de la maladie de Parkinson… Rien de grave aujourd'hui ! Il existe des médicaments qui, sans vraiment la guérir, vont bien l'améliorer, seulement il vous faudra beaucoup de courage ! »

Et se tournant enfin vers Jamie, il lui dit : « voici une ordonnance que votre pharmacien prendra soin de vous commenter ».

L'escalier est sombre, la rampe délabrée, nous repartons encore plus unis pour entamer un avenir entaché. Nous ne reverrons plus jamais ce neurologue, l'homme dépareillé, au bon diagnostic, mais si indélicat !

Les idées se brouillent tout à coup dans la rue, le silence de tout à l'heure n'est pas rompu, nous serrons encore plus fort nos mains, ma tête vient de prendre un coup de massue. C'est alors que Jamie me ramène à la vie, en me disant les yeux pleins de larmes : « Non, ce que j'ai, c'est pas pareil que ce qu'a notre voisine, malade depuis dix ans… !! »

Je la rassure par un baiser sur le front en lui disant : « Non, nous c'est pas pareil, parce que l'on s'aime. »

Très vite je m'informe, mais plus je m'informe, plus je panique, alors je décide de ne chercher que ce qui m'intéresse. Je finis par douter quelque fois sur la fiabilité des informations et rejoins un groupe de malades par le biais d'une association *via* Internet. Je baisse les bras devant ce qui nous attend. Mais je comprends aussi que la maladie n'évolue pas de la même façon chez deux patients différents, qu'il n'y a pas qu'une seule maladie de Parkinson et que les facteurs environnementaux sont aussi importants que les remèdes.

Hier, nous étions si heureux, nos têtes pleines de rêves, notamment celui de faire une croisière pour fêter notre anniversaire de mariage, et voici que notre vie bascule comme un paquebot échoué… Il nous faut désormais « digérer » la nouvelle, afin d'accepter de vivre à trois, car nous n'avons pas le choix, elle sera amie ou ennemie !

De son côté, Jamie subit le temps qui passe avec des hauts et des bas, mais une extrême fatigue la déprime. Il est vrai que cette maladie entraîne une perte d'énergie, affecte sa personnalité ; elle commence à avoir certaines difficultés à accomplir des gestes simples de la vie de tous les jours.

Quant à moi, je m'investis de plus en plus dans ce cauchemar et me trouve dans un grand désarroi devant chaque manifestation nouvelle de la maladie. Je reste toujours là, à ses côtés, réponds à ses besoins, surveille l'heure et veille à la prise des médicaments. Je la rassure et me lève de plus en plus tôt le matin, après avoir passé une mauvaise nuit dans le souci de tout ce qu'il me faudra faire dans la journée. À cette époque, je ne suis pas encore prêt à me faire aider.

Je suis préoccupé par la souffrance, l'évolution de la maladie, par la crainte d'une dégradation de notre couple et par celle de la santé de Jamie qui me rend malheureux.

J'essaie de me libérer le plus souvent possible du bureau sur simple appel de Jamie en détresse, abandonnant réunion, rendez-vous, entrevue et en mettant toute mon humanité au service de Jamie. Un sentiment d'insécurité permanent m'envahit.

Depuis tout ce temps, deux neurologues ont bel et bien confirmé le diagnostic. Nous choisissons le chef du service de neurologie à l'hôpital du Pays d'Aix qui n'est pas d'accord sur la posologie trop élevée ordonnée par mon docteur.

Il décide d'hospitaliser Jamie pendant deux jours, afin d'effectuer une surveillance rapprochée de tous ses symptômes et d'évaluer ses réactions à la dopamine, aux fins d'un meilleur dosage.

Il propose également à Jamie d'entrer dans un protocole d'essai thérapeutique pour un nouveau médicament qui doit être mis sur le marché d'ici quelques mois.

C'est très volontiers que Jamie accepte, avec un certain enthousiasme, ayant le sentiment de faire avancer d'un pas de puce l'histoire du Parkinson ! Non sans une certaine inquiétude devant l'inconnu, je l'encourage, sachant que pour elle cette expérience représente une raison de se rendre utile.

Les jours passent, les mois s'accélèrent et puis soudain je prends conscience que durant tout ce temps-là, nous nous sommes coupés de toute vie sociale.

Jamie a honte de sa maladie et ne veut se montrer que durant ses périodes « ON » c'est-à-dire, quand tout va bien. Les moments pour accepter une quelconque invitation se réduisent. Puis, nous ne sommes plus invités et nous n'invitons plus. Nous sommes devenus des « pestiférés » ; la maladie du cerveau n'a pas bonne presse et fait peur…

Et si c'était contagieux la maladie de Parkinson !

Je prends conscience combien cette maladie est peu ou mal connue du grand public voire des personnels soignants.

L'image du petit vieux qui sucre ses fraises demeurera encore longtemps, chose que je regrette.

Je suis actuellement en retraite anticipée pour aider davantage et mieux Jamie. J'ai consulté un psychologue qui m'a aidé à replacer les rôles de chacun et les limites à ne pas dépasser pour sauvegarder ma santé mentale et physique nécessaire à ma conjointe.

Malgré la diminution de nos ressources, nous avons appris à réapprivoiser la vie. On découvre petit à petit qu'il est possible de nous évader tous les deux le temps d'un week-end. Nous faisons à nouveau des projets, mais qu'à court ou moyen terme. J'ai remarqué combien la détente améliore l'état de Jamie.

Depuis peu je parviens à ne pas culpabiliser quand je déjeune de temps en temps avec deux anciens collègues, sous les encouragements de ma femme, et envisage même de les rejoindre avec elle au boulodrome près de chez nous.

La vie de conjoint m'aura donné bien des leçons d'humilité, de courage et d'espoir. Elle m'aura révélé des choses, dont j'étais déjà conscient auparavant, mais que le stress de la vie courante m'empêchait d'apprécier.

Aujourd'hui, un coucher de soleil, le rire d'un enfant, bien dormir ne serait-ce qu'une seule nuit, un bon repas, un bon film et rire à nouveau de tout et de rien suffisent à me rendre heureux ! Je goûte le bonheur des moments où Jamie est en forme.

J'ai ainsi bien compris mon rôle d'aidant et de conjoint à la fois. Il est essentiel et indispensable au malade mais difficile aussi. N'est pas aidant qui veut !

Pour cela il faut une grande dose de don de soi, une autre de patience et de connaissances, et une énorme dose d'amour !!!

Ce soir, c'est dur, dur...

Par François Delivré

Nanterre, le 9 avril 2005

Dans la nuit de jeudi à vendredi, tandis que je dors, LN perd courage et appelle SOS médecins sans vouloir me réveiller. À six heures, coup de fil des toubibs, je tombe des nues et annule leur venue. Dans la matinée, j'envoie un fax à la neurologue de ma compagne.

La neurologue me rappelle. Elle est formelle : dans le cas d'une maladie de Parkinson, ne jamais laisser le conjoint partir aux urgences.

LN est très intelligente et elle en tire elle-même les leçons.

Bordeaux, 1er mai 2005

Hier soir, chez nos amis de Bordeaux, spectaculaire « coinçage » d'une vingtaine de minutes. Pour ce qui me concerne, j'en suis moins effrayé qu'il y a un an, lorsque je découvrais, les yeux écarquillés, les premiers ravages de la maladie. Je me suis un peu habitué, même si parfois le seul fait d'en parler me fait monter une boule dans la gorge et venir les larmes aux yeux.

Ce matin, dans les vignes où nous marchions avec mon ami, je lui disais ma volonté de me préparer au maximum pour l'épreuve à venir. Par exemple, me faire une « check-list » de conduites à tenir s'il y a un jour un pépin du type chute à la maison ou blocage dans un lieu public. Anticiper.

NANTERRE, 17 MAI 2005

Parfois, je m'affole inutilement. J'imagine que tout va se détériorer d'un seul coup, que j'aurai besoin immédiatement d'un garde-malade, etc. En fait, même si les blocages d'LN sont réels, ils sont suivis de moments où cela va bien.

[Début 2006, nous effectuons un voyage à l'Île de Pâques en utilisant pour la première fois, les services handicapés des compagnies aériennes.]

MARS 2006, ÎLE DE PÂQUES

Pour profiter de la vie, il suffit simplement de prendre tout son temps, en anticipant qu'un blocage peut arriver n'importe quand. Alors j'ai loué un 4x4 et nous avons grimpé au sommet de l'île, visité la carrière aux Moais, rêvé devant l'île aux oiseaux. LN apprend l'histoire de cette île et me l'enseigne. Quel beau voyage !

AUTOMNE 2006, CURE À LAMALOU-LES-BAINS

La maladie la handicape maintenant de plus en plus. Le matin, il lui faut une heure et demie pour se préparer et marcher correctement, le temps que les premiers médicaments fassent effet.

Hier, blocage spectaculaire dans une salle de restaurant. Elle peinait à s'asseoir sur une chaise et tremblait non pas de maladie, mais de peur. Au fromage, j'ai filé dans la chambre pour chercher une écharpe et, dans l'ascenseur de l'hôtel, me suis mis à pleurer à chaudes larmes. J'ai essuyé mon visage avec mon mouchoir puis suis revenu à table.

Je pense à ce qui nous attend à la maison : les barres d'appui à installer un peu partout, la chaise roulante…

NANTERRE, JANVIER 2007

LN et moi partons aux Quatre Temps de la Défense acheter une mini chaîne Hi Fi. Soudain, dans le magasin, la voilà qui bloque. Je demande une chaise et le vendeur me donne un tabouret haut. C'est gentil mais c'est complètement inutile ! Alors, LN va s'asseoir sur les marches d'un escalier.

J'ai le sentiment que ce que nous vivons et l'attention que nous avons l'un pour l'autre sont mille fois plus importants que l'achat que nous faisons.

Une vendeuse s'inquiète, LN la rassure.

Je passe la caisse. LN est toujours bloquée. Je porte les paquets à la voiture au parking en attendant que ça aille mieux, je reviens : toujours bloquée. Je lui dis : « Ce n'est pas grave, je vais en profiter pour passer mes coups de fil professionnels. »

Tandis que je téléphone, elle se lève tout d'un coup, va au rayon photo, achète deux accessoires. C'est reparti ! De retour à la voiture, nous sommes tellement contents que nous faisons deux fois le tour du périphérique de la Défense avec le nouveau système de détection des radars que j'ai acheté et qui couine à qui mieux mieux. On est heureux.

NANTERRE, 17 JANVIER 2007

Ce matin-là, je descends au bureau, décidé à y prendre ma douche pour laisser le temps à LN de se préparer là-haut. À 9 h 55, elle me lance un appel angoissé : « Mes clients sont à la porte et je suis bloquée ! »

« Zut, me dis-je, et moi qui suis à poil ! »

Je m'habille à toute allure et monte mes trois étages, accueille le couple sur le pas de la porte, les installe en les priant de patienter et vais voir LN qui est bloquée dans sa chambre, en grand stress. Alors j'habille LN, la rends présentable, reviens vers les parents adoptants.

Ils sont adorables et très compréhensifs. De sa chambre, elle leur explique un questionnaire à remplir, puis je reste avec elle vingt minutes pour la déstresser. Tout d'un coup, après avoir mangé une barre de céréales et bu un verre d'eau, elle se lève, ressuscitée. Je retourne travailler.

NANTERRE, FÉVRIER 2007

Accompagner LN lorsqu'elle est bloquée est tout un art. Hier soir, nous étions à un concert et il a fallu la faire sortir par l'accès handicapé. Arrivés au parking de la maison, je l'ai aidée à descendre de la voiture, puis elle s'est appuyée sur une autre voiture tandis que je garais la nôtre. Je suis revenu dare-dare la chercher, l'ai prise par une main pour lui faire faire quelques pas. Parfois, je me mettais devant elle avec mes deux mains et nous marchions très lentement, comme pour une danse. Je causais de tout et de n'importe quoi pour la déstresser.

Elle a eu une fuite urinaire en arrivant à la maison et là, je me suis souvenu de cette phrase : « L'amour, c'est de pouvoir dire à quelqu'un qu'il a mauvaise haleine sans qu'il en soit blessé. »

J'ai fait ce qu'il fallait pour nettoyer, en babillant et tout s'est bien fini.

PAU, FÉVRIER 2007

La semaine dernière, nous avons acheté un fauteuil roulant d'occasion pour les moments où « ça bloque ». Je commence à prendre l'habitude de son usage : le sortir de la voiture, mettre les cale-pieds, déplier, hisser LN dessus, ce qui n'est pas le plus facile car elle n'a aucun potentiel musculaire à ce moment-là.

NANTERRE, AVRIL 2007

Les mouvements d'LN pour se retourner dans son lit m'ont réveillé au plus profond de mon sommeil. Impossible de me rendormir. Je m'assieds sur le lit et demande :

– As-tu besoin de quelque chose ?

– Oui de m'asseoir.

Je lui prends les jambes, les déplie.

– Je t'ai réveillé, me dit-elle.

Inutile de mentir, je ne sais pas bien.

– Oui, dis-je. Mais il faut bien que tu vives.

– Pas en te détruisant, me répond-elle.

NANTERRE, AVRIL 2007

Le désordre de la maison me pèse singulièrement. Pourquoi accumule-t-elle tant de choses ? Je comprends peu à peu que son rayon d'action est en train de se restreindre et qu'elle préfère avoir le maximum de choses autour d'elle.

Mais, en même temps, elle est comme la Wendy de Peter Pan qui fait de multiples choses à la maison sans qu'on se rende compte de rien : la vaisselle, la lessive, l'étendage du linge, une commande de café par Internet, les renseignements à obtenir par ordinateur,... et surtout la cuisine ! Des bons petits plats qu'elle confectionne aux moments où elle n'est pas bloquée. J'adore.

Internet est une vraie bénédiction et pas seulement sur le plan pratique. LN peut rester en lien avec tous nos amis.

Son intelligence est intacte et elle continue à s'intéresser à tout, y compris mes travaux de recherche et mes projets d'écriture.

PYRÉNÉES, AOÛT 2007

Sept heures du matin. Je me tire du lit, tout ensommeillé et avec des premières pensées vagues. Ouille ! Dans son demi-sommeil, LN murmure comme chaque fois que je me lève pendant la nuit : « Quelle heure est-il ? »

Alors, j'ai un mouvement de colère. Ne peut-elle pas attendre que je me sois au moins assis sur le bord du lit ? Et puis, elle a son propre réveil ! Ras-le-bol de m'occuper d'elle ! Je marmonne : « Tu peux pas attendre que je sois debout ? » Et immédiatement, je m'en veux : démarrer la journée en râlant, ce n'est pas génial.

Je rumine cela dans la matinée, avec des pensées moroses. Je me sens seul.

NANTERRE, 27 AOÛT 2007

Hier matin, j'ai trouvé un petit mot écrit sur la table de la cuisine, à l'endroit où nous nous laissons des « messages » l'un à l'autre, enfichés sur une petite pince *ad hoc* : « Ce soir, c'est dur, dur… »

Elle avait bloqué hier soir, et moi je dormais déjà.

Peu après, alors que j'étais descendu pour voir un client à mon bureau, elle a fait une chute dans la cuisine, est tombée en arrière et s'est cognée la tête. Zut de zut, est-ce que les choses empirent ?

[Début 2008, je suis soudainement atteint d'une sciatique qui va me laisser invalide pendant huit mois. Ai-je trop exigé de moi pour que mon corps me dise « stop » ?]

NANTERRE, JANVIER 2008

LN fait face de façon admirable à mon immobilisation, en prenant en charge des tas de choses au jour le jour. Elle assure en particulier l'approvisionnement par livraison Internet, excellente formule, et a trouvé la force d'aller à la pharmacie, chercher mes médicaments.

Mais il a fallu tout de même que je l'accompagne à l'hôpital de S. la semaine dernière pour tester l'injection sous-cutanée de dopamine, qui permet de la débloquer plus rapidement. Le résultat a été spectaculaire ! C'est un grand soulagement et cela nous ouvre des horizons insoupçonnés il y a encore quinze jours.

26 JANVIER, 6 H DU MATIN

« LN jolie,

Il est presque six heures du matin. La souffrance de la sciatique m'a réveillé. Elle est presque aussi vive qu'il y a dix jours. Je suis découragé. J'ai avalé le petit déjeuner à toute vitesse et me suis recouché sur le canapé. Les petites misères ont commencé : les lunettes qui tombent par terre et que je ne peux pas ramasser, le coussin que j'ai oublié de mettre sous mes pieds pour soulager la tension du dos. Quelle galère…

Cette épreuve de sciatique me fait mieux comprendre ce que tu vis au quotidien. C'est une chose d'y assister de façon extérieure, une autre de le vivre chaque jour. Comme moi à présent, tu fais en sorte de ne pas charger l'autre, d'assumer au maximum. Avant de demander quelque chose pour toi, tu pèses le pour et le contre. »

RÉPONSE D'LN

« Ta lettre me touche et en même temps je la replace dans un contexte de souffrance. Quand on est dans l'impuissance et l'immobilité forcée, il est inconcevable de penser que l'on va retrouver ses capacités. Il semble qu'on ait descendu une marche qu'on ne remontera plus jamais. Hors, il n'en est rien, l'agilité revient et avec elle, la mobilité, l'optimisme, la joie de vivre, la confiance en l'avenir.

Face à la maladie et ses contraintes, j'ai découvert que ce n'est pas en combattant de front les blocages que je m'en sortais, c'est en faisant alliance avec eux. Profiter au maximum des périodes où je vais bien pour réaliser les tâches indispensables.

Je me suis souvent posé la question de ce que je ferais si tu ne pouvais plus m'aider. De quelle aide aurais-je besoin ? Je ne sais pas, mais je pense que je peux plus que je ne fais. Quelquefois, je me laisse aller à la facilité de demander de l'aide. On n'est pas héroïque tout le temps. Ne va pas au-delà de tes limites, tu finirais pas m'en vouloir ! »

NANTERRE, MARS 2008

Je dois l'aider parfois à s'habiller. Parfois, je pense qu'il y a quelque temps, je défaisais son soutien-gorge par amour alors que maintenant, je le mets en place par amour.

[Au printemps 2008, l'hôpital de R. accepte de faire faire à LN des tests pour envisager une opération de stimulation neuronale en fin d'année. Pour tenir le coup et comme nous le ferons parfois ensuite, nous demandons du soutien à nos amis.]

MAISON DES PYRÉNÉES, JUILLET 2008

Voilà une journée standard :

7 h 30 : Préparation du petit déjeuner d'LN.

8 h : l'accompagner jusqu'à sa chaise au lever puis l'aider à circuler avec une chaise à roulettes.

10 h : Elle est prise de court pour aller au WC. L'aider à y aller. Nettoyer sa chaise.

12 h : Blocage. Préparer repas.

16 h : Injection sous-cutanée de dopamine suite à un blocage.

19 h : L'aider à aller sur sa chaise pour le dîner.

21 h 30 : Blocage.

NANTERRE, SEPTEMBRE 2008

Elle pense à tout, même à mon anniversaire ! En fait, avec Internet, c'est fou ce que peut faire une personne handicapée. J'ai reçu un beau livre que je convoitais depuis longtemps et elle a préparé tout le repas d'anniversaire, bougies, etc.

NORD DE LA FRANCE, OCTOBRE 2008

Je suis parti deux jours de la maison pour souffler. Seul. Cela me fait du bien de « dégager » pour moi de temps à autres. Je suis rassuré : LN a son petit appareil d'injection de dopamine en cas de blocage et ne souhaite pas pour l'instant faire appel à une aide extérieure. Je n'ai rien à dire : c'est elle qui est la principale concernée. Nous en avons parlé et elle dit que vivre sans aide à domicile la responsabilise.

NANTERRE, 10 NOVEMBRE

Nous venons d'être informés que l'opération aura lieu le 26 novembre. Ce soir, je me sens soudain perdu, comme un enfant abandonné au bord des larmes.

NOVEMBRE 2008, MAIL À UNE AMIE

« L'opération prochaine me stresse, j'ai peur de me retrouver seul si ça tourne mal. Cela me rappelle une opération que j'ai eue étant petit. Je pleurais quand ma mère partait après m'avoir rendu visite à l'hôpital. « Bon, me dis-je, qu'aurait-il fallu que Maman fasse à ce moment-là ? »

Je trouve : qu'elle me donne une peluche.

« Bon, me dis-je, je n'ai qu'à l'expliquer à LN et lui demander une peluche pour moi pendant les jours d'opération. »

Ce que je fais.

Et ce soir, sur le lit, je trouve une DOUZAINE de peluches qu'elle a sorties de vieux cartons secrets !

Dire que j'ai 61 ans ! Ah ces hommes !

[L'opération de neurostimulation a lieu les 25 et 26 novembre.]

Hôpital, mardi 25 novembre, mail à un ami, salle de réanimation, 18 h. « Il semble que tout se soit bien passé. J'aimerais tellement qu'elle retrouve la forme. »

Hôpital, Dimanche, quatre jours après l'opération

Les médecins n'ont pas redonné à LN son traitement habituel mais n'ont pas non plus mis en route la pile. LN n'en peut plus du manque de dopamine. Depuis hier matin, elle est comme enragée et perd patience. Cette nuit, elle m'a appelé à 2 h du matin par téléphone et je suis parti à toute vitesse la retrouver à l'hôpital. Elle faisait peine à voir, fatiguée et énervée. Je suis resté un long moment. Ce matin, elle parle par bribes, de façon incompréhensible.

Hôpital, mail collectif à nos amis (rédigé avec LN dans sa chambre d'hôpital), 4 décembre

« Neuf jours après l'opération, nous pouvons enfin vous donner quelques nouvelles un peu sûres. La préparation a eu lieu le 25 au soir et le lendemain, c'était l'opération la plus importante : huit heures ! LN guidait elle-même les chirurgiens pour l'implantation des électrodes de neurostimulation. Le lendemain, 27, pose de la pile dans l'après-midi.

LN est exténuée. J'ai pu très vite constater que sa personnalité était restée intacte : gaieté, humour, intelligence enfin… telle que vous la connaissez.

Le samedi, on a commencé à activer très faiblement la pile qui alimente la neurostimultion. Cela se fait pas à pas, un peu plus chaque jour et se poursuivra pendant plusieurs semaines.

Il y a des phénomènes secondaires étranges : irritabilité, rythmes de sommeil décalés, impatience dans les jambes et fatigue immense. Je m'en suis inquiété mais… « C'est toujours comme ça, ont dit les médecins, regardez plutôt les progrès. » De fait, LN est déjà beaucoup plus souple dans ses mouvements.

Les toubibs martèlent quelques messages :

1. Pendant quelques semaines, il y aura des phénomènes secondaires.

2. Il faudra de trois à six mois pour que le changement s'opère vraiment.

3. La rentrée au domicile sera sans doute difficile.

Samedi, nous rentrons à la maison et, dès mercredi prochain, première visite de contrôle à l'hôpital. »

NANTERRE, 4 JANVIER 2009

Après un mois infernal où les nuits d'LN ont été terriblement agitées, un nouveau traitement donné lundi dernier… l'endort ! Hier, ça n'allait pas du tout et je me disais qu'on était retourné six mois en arrière : elle a mis trois minutes pour faire dix mètres !

Mais ce matin, au petit déjeuner, elle marchait au contraire de façon souple et tonique. Là, elle redort… Quelles montagnes russes !

NANTERRE, MI-JANVIER

Je pensais que les difficultés étaient derrière nous et nous étions repris à penser à un voyage, ou tout au moins à une vie tranquille, où les gestes du quotidien auraient été faciles. Mais voilà, à nouveau, je dois veiller au quotidien tous les jours. Nous sommes déçus, terriblement déçus.

Aujourd'hui, à 11 h, LN s'apprêtait à se rendre à la pharmacie mais je réalise qu'elle ne parvient même pas à avancer dans le salon. Alors, je l'installe sur sa chaise et là, nous avons un grand moment de découragement. « Si l'opération n'a servi qu'à ça, me dit-elle, en pleurant, ça n'en valait pas la peine. » Je peine à répondre, je pense à la même chose.

Le cœur serré, je descends chercher le courrier et lorsque je remonte, LN toute gaillarde me dit : « On y va. »

Pour la première fois depuis deux mois, elle marche sans me donner le bras. Nous avons pu aller jusqu'à la pharmacie et revenir. Elle était contente. Moi aussi.

NANTERRE, FIN JANVIER

Je trouve qu'LN progresse beaucoup depuis une dizaine de jours. Elle a plus de tonus et d'autonomie. Beaucoup de moments de fatigue encore, mais nous avons bon espoir. Ce sera encore très long.

NANTERRE, DÉBUT JUILLET 2009

Aujourd'hui, nous sommes sortis faire quelques courses et je n'en pouvais plus. Au moment de passer au guichet de la poste, LN m'a demandé si je pouvais y aller à sa place et je lui ai dit que j'étais épuisé, que j'avais mes limites. Elle m'a dit que c'était pareil pour elle. Alors on s'est payé une grosse déprime.

Heureusement, nous pouvons en parler et ça change tout. Nous avons donc regardé ce soir les problèmes à court terme : déplacements, courses, décision finale d'acheter ou non un nouvel appartement dont nous rêvons, etc. Nous trouvons des solutions au fur et à mesure.

Je crois que le plus terrible dans ce genre d'épreuve, c'est d'avoir une relation conjugale bloquée ou pourrie. Cela doit être pire que les misères physiques.

Chapitre III
Mon père

Cambriolage intérieur : l'abri dévasté

Par Paule Regnier Vigouroux

« Plus tard, je me marierai avec papa ! ». C'est ce que disent beaucoup de petites filles, paraît-il. Je ne crois pas l'avoir jamais proclamé, ni désiré consciemment. « Papa » rimait avec « eau sauvage de Dior », avec profusion de gâteaux, de chaleur sur fond musical de Duke Ellington, de Flamenco ou de chants grégoriens. Maman était femme au foyer et nous élevait toutes les trois. Papa travaillait à quarante kilomètres d'Aix-en-Provence, ma ville natale. Le week-end, il s'occupait du jardin, le chien sur ses talons. Quand, allongée encore dans mon lit, j'entendais le raclement calme et régulier du râteau par-delà la fenêtre, je savais qu'on était samedi, que papa était déjà dehors et que, d'ici peu, il irait chercher des croissants pour toutes ses femmes, disait-il. Papa, c'était celui qui courait dans la pluie pour me chercher à l'école, celui avec qui apprendre était amusant. Papa, c'était celui qui allumait le feu dans la cheminée, qui nous massait quand on avait mal au ventre. Un homme charnel, terrien, gourmand, sensuel. Aux grandes phrases, il préférait les bons mots, les blagues. Il parlait assez peu et détestait les conflits, évitait les débats et les repas qui n'en finissent pas. Il nous laissait alors et disparaissait dans son jardin, construire des chemins de pierre ombragés que nous dévalions en hurlant.

Tout commença vraiment le jour de leurs quarante ans de mariage en juin 2001. Il semblait absent, grave. L'événement lui échappait. Dans l'après-midi, au jardin, il voulut raconter une anecdote au milieu des rires et des discussions. Il parlait seul, sans écho. Je vis qu'il tentait de recommencer, qu'il s'arrêtait, qu'il nous regardait : ses filles, sa femme, les oncles et tantes, les cousins, autour de lui et sans lui. Il commençait alors à mourir, jetant amèrement un dernier cri : « vous allez m'écouter, bon sang ! ». Tout le monde se tait, le regarde, embarrassé. Impossible de relancer avec un : « oui, Papa, tu parlais de... ». Amnésie générale. Silence dans le balancement brûlant des cyprès. « Non... je n'ai plus rien à dire, ça ne sert à rien. » Il reste sourd à nos sollicitations, secouant la tête, les lèvres serrées. Il souffre, silencieux, humilié, en colère, fermé. Quelques mois auparavant, il nous avait réunies, le regard baissé, il se sentait mal, il avait peur d'être malade. Nous pensions qu'il était plutôt un peu dépressif. Un rendez-vous fut pris chez un neurologue. Il en revint, tout heureux : « j'ai passé un scanner : tout va bien ! Je n'ai ni Parkinson, ni Alzheimer ». Cette nouvelle nous convint, pas envie de chercher plus loin. La vie reprit, presque comme avant jusqu'à ce qu'en octobre 2001, il développât un zona. J'habitais à Lyon, je descendis le voir, il était épuisé, dormant sans cesse, souffrant beaucoup. Perplexité du médecin, envoi chez un autre neurologue qui eut le bon diagnostic. Le zona, c'était simplement l'arbre qui cachait la forêt Parkinson. Mon père avait 77 ans. Je commençais alors des études d'orthophonie et je venais d'effectuer un stage en Cantou, ces lieux fermés pour malades type Alzheimer. J'avais vu les infirmières préparer leurs cachets et j'avais remarqué alors le fameux médicament : « A » présent également dans la prescription de mon père. Depuis quand « A » traite Parkinson ? Il fallut se rendre à l'évidence : « je crains, en effet, que votre père ne souffre aussi d'un Alzheimer, ce qui complique le traitement. »

La maladie, au départ, s'exprima surtout par des achats compulsifs et désespérés. Il acheta plusieurs fois les mêmes livres qu'il allait cacher dans son atelier au fond du jardin. Cet atelier, c'était sa vie : depuis 35 ans, il y écoutait sa radio, sculptait la pierre, le bois et la terre, faisait sa généalogie, classait de vieilles lettres en fumant sa pipe. Pour nous, ses filles, ce lieu était mystérieux et magique. Petite, je m'exerçais au modelage sur terre avec lui, nous parlions peu. Il était là, disponible, rangeant ses outils de bricolage, m'encourageant et puis nous rentrions à la maison, tranquillement en traversant le jardin. Avec la maladie, cet atelier devint son refuge ; il rangeait, dérangeait sans arrêt les mêmes éléments. Il commença à y transférer des dossiers administratifs importants que ma mère cherchait partout et à entreposer des emballages vides au cas où... J'émis l'idée de jeter des piles de revues qu'il avait en triple exemplaire dans différentes langues. Il s'y opposa violemment et je jugeai cette réaction idiote, exaspérante. À la réflexion, c'était comme si j'avais proposé qu'on l'ampute d'une partie de lui-même. Il se sentait sans cesse volé : Parkinson lui volait sa rapidité, sa justesse de mouvements, et surtout son équilibre et de ce fait son autonomie : interdiction de conduire, obligation de sortir accompagné d'une canne, puis du déambulateur, puis du déambulateur et de l'auxiliaire. Jamais plus seul et surtout pas dehors, lui, grand solitaire, amoureux de son jardin. Quelle importance pour moi alors qu'il y ait trois exemplaires de cette revue qu'il ne lisait plus d'ailleurs ? À travers ces magazines, ces livres sur l'Ardèche, sa région natale, il reconstruisait son histoire en s'entourant de multiples potions magiques commandées secrètement à des organismes obscurs. Ce lieu devint sa mémoire concrète, un lieu d'entassement multiple et visible, rien n'en repartait. Il s'y perdait certes, mais dans une matérialité rassurante, cloisonnée. Il sentait son cerveau devenir une chambre aux ouvertures béantes qui laissait passer le mistral et détruisait tout dans son élan désordonné. Ma mère proposa de l'aider à ranger. Mon père le lui interdit, brutalement, lui qui disait toujours « oui » à tout ou presque, qui ne s'opposait jamais. Il lui était vital de garder une mainmise sur Son Lieu, empire fragile en déliquescence.

Papa changeait de caractère chimiquement semblait-il, selon les heures ; il avait des lubies et se mettait en colère si nous tentions de le raisonner. Il devint impatient, supporta mal que l'on ne participe pas à ses visions hallucinatoires. Au début, bien sûr, j'avançais des « non, il n'y a personne dehors, non il n'y a pas de voiture dans le jardin », papa s'énervait et s'attristait. La meilleure des choses fut d'entrer dans le « délire », le questionner dessus sans voyeurisme ou parler d'autre chose. Ainsi, évoquer la maison ardéchoise de ses parents, son enfance l'apaisa et lui permit d'estomper ces images obsédantes. Vinrent les chutes à répétition, les pompiers que ma mère appelait, l'hôpital, les opérations. En l'espace d'à peine deux ans, il se cassa les deux cols du fémur, le bassin, le grand trochanter. À chaque fois, il revenait plus fatigué, cherchant absolument à remarcher au plus vite pour retrouver une pauvre fausse indépendance. Bien souvent, je rêvais de lui, pris dans un marais boueux, se débattant, les mains levées, et Parkinson, sous forme d'une ombre cruelle et indifférente, forait son crâne et y gobait, joyeux, des olives noires : les précieux noyaux. Le plus difficile pour nous, les aidants, c'était l'obligation de s'adapter toujours un peu plus aux exigences nouvelles dictées par Monsieur Parkinson et Madame Alzheimer : plus de nursing, moins d'échanges verbaux traditionnels, toujours plus de présence anticipatrice et attentive. Une adaptation à l'envers, vers le moins, vers la perte. L'introduction du lit médicalisé se fit difficilement ; il fallut réaménager l'espace. La salle à manger devint sa chambre à coucher. Mon père se sentit perdu : allongé dans ce nouveau lit d'acier, un sentiment d'étrangeté imprégna le mobilier autour de lui. Il nous demanda à qui appartenaient ces meubles, ces tableaux, la maison. Cette confusion nous bouleversa. Plusieurs fois, mon père était tombé en dormant. Il fallut monter les barrières pour la nuit et la sieste. Cette situation le rendit souvent furieux, paranoïaque. Il nous soupçonna de comploter contre lui. « Je suis enfermé ! Pourquoi ?» ma mère expliquait patiemment et mon père reposait inlassablement la question ; il n'avait accès à aucun raisonnement. Ma mère reprenait l'explication puis s'énervait contre lui, contre elle, contre ces maladies dévorantes et monstrueuses. Je devenais alors l'aidante de l'aidant permanent ; le bateau si solide des parents se métamorphosait en Titanic transpercé et l'iceberg s'appelait Parkinson ou Alzheimer tour à tour. Ma mère s'épuisait malgré les précieuses auxiliaires de vie ; ils se disputaient ; elle s'énervait de plus belle et mon père la suppliait alors de se calmer ; tous les deux souffraient. Nous prîmes une décision pour ce mois d'août : envoyer notre mère chez sa sœur, la remplacer auprès de papa, afin qu'elle se repose, reprenne du poids, et qu'elle s'occupe d'elle enfin.

Le 1er août, je débarquai. Mon père savait mais il n'en parlait pas ; il nous laissait en discuter autour de lui sans rien dire. Le lundi matin, ma mère prit le train, la gorge serrée. Mon père dormait encore. Je préparai son petit déjeuner : cocktail de pilules, jus d'orange, café et pains aux raisins. Je savais que la prise des médicaments du matin s'avérait problématique ; mon père, même après la toilette, ne parvenait pas à déglutir, il gardait tout dans sa bouche, recrachant, *in fine*, une bouillie amère. Objectif premier : éviter qu'il se bloque et refuse, à la longue, ses cachets. Qu'aimait-il manger ? Mon père adore les fruits crus. Je les préparai à l'avance, les mis au frigo. L'infirmière leva mon père, le lava, l'habilla et l'installa à la table. Je lui montrai la pêche coupée, je la lui fis humer, je lui proposai un morceau. Je le regardais mâcher, puis il avala, sans toux, piquant une nouvelle tranche. « Papa, je te donne le « S» en même temps, d'accord ? ». Il rouvrit la bouche, silencieux, et j'y déposai les précieux cachets bleus. Les six autres furent avalés de la même façon. Victoire donc mais il fallait enchaîner sur la suite : j'étais seule à bord et j'avais l'impression d'être en journée d'examen, les épreuves se succédant. Revenir à l'essentiel, au concret : qu'est-ce qui est le plus important dans une journée : manger, boire, faire pipi et caca. Caca est de très loin le problème crucial. Éviter absolument le bouchon, sans pour autant déclencher la diarrhée. Doser !

Papa me prévint : « je voudrais bien aller faire une crotte ». Il s'agissait d'être très organisée. Opération délicate et millimétrée.

Pousser le fauteuil perpendiculaire au lit.

Faire lever le papa.

Lui faire tenir les barrières dudit lit.

Échanger le fauteuil avec le fauteuil pot, sans se prendre les pieds dans les roulettes sournoises du premier qui valdingue où il peut.

Proposer à mon père de s'asseoir sur le siège.

Essuyer un refus : « non, je suis mieux debout ».

Ne pas insister.

Chasser la pudeur bien loin, lui-même l'a évacuée pour autoriser tout ce monde, infirmières, auxiliaires, femme et filles, à le voir pousser, à lui essuyer les fesses, à le déshabiller, le rhabiller.

Comprendre que pour lui, expulser l'étron requiert toute son énergie et qu'il ne peut la mettre au service de son équilibre ; c'est donc à moi d'être le principal point d'appui. Les barrières du lit, si lourd, comparé au frêle déambulateur constituent le second point d'appui. Je compris ceci à mes dépens et surtout à ceux de mon père.

Quelques mois auparavant, je n'avais pas pu empêcher une chute en avant durant une séance « crotte ». Ce jour-là, je savais qu'il pouvait tomber sur le côté, je veillais donc pendant qu'il poussait, je croyais veiller. Je vis soudain son corps, tel un tronc vigoureux encore, tomber avec le déambulateur et sa tête s'abattre sur la table, son sang jaillir. Je le rattrapai au mieux, évitant qu'il s'effrite au sol, sautant par-dessus les crottes qui continuaient à sortir et à rouler sur le carrelage. Ce fut un moment épique. J'alternais entre le sang et la merde. Fin du combat. Nous restâmes dans les bras l'un de l'autre un long moment, nous reposant l'un sur l'autre. Je me sentais si coupable de l'avoir laissé tomber alors que j'étais là. Ces multiples efforts l'avaient épuisé, nous avait épuisés et rapprochés. Le résultat était là : mon père, à l'avenir, put se libérer en toute confiance, à tout moment.

Jamais papa ne réclama ma mère. Il ne sembla manifester aucun manque. C'est la nuit qu'il exprimait son angoisse. Il nous appelait vers deux heures du matin. Ma sœur et moi, nous trouvions le lit trempé, la couche arrachée, ses jambes encastrées entre les barreaux d'acier. Tous les soirs, dans ma chambre, je guettais son appel, croyant l'entendre. Je m'endormais enfin pour m'éveiller brusquement : mon père tapait dans ses mains, nous hélait, l'une après l'autre de sa voix douce, infatigable ; nous descendions l'escalier et nous le changions, sourire aux lèvres. Au bout de la troisième nuit, je descendis en furie : « papa, il est deux heures du matin, il faut dormir, je suis fatiguée, tu comprends ça ? » J'arrachais presque les draps mouillés. La main de ma sœur sur mon épaule : « laisse, je m'en occupe… ». Ma rage retomba. Oui, j'avais craqué et je le faisais payer à mon père. Je voulais être parfaite, irréprochable ; je me sentis odieuse et cruelle. Durant ce séjour, nous n'étions pas, mon père et moi, dans un concours du meilleur patient et de la meilleure aidante avec, en cadeau, une place de choix assurée au paradis. Non, nous étions là pour vivre ensemble avec cette maladie, et le jour et la nuit. Tout était juste un peu plus compliqué.

Comment occuper une journée avec une personne que tout fatigue très vite, qui ne lit plus, qui se déplace peu et qui se désintéresse du monde environnant du fait d'une souffrance existentielle envahissante ? Je me rendis compte que je m'agitais beaucoup pour ne pas être simplement là ; je proposais qu'on allume la télé alors que mon père ne la réclamait pas. Je l'assaillais de questions : « tu veux boire ? tu veux manger ? tu as froid ? » Il me répondait invariablement « non ». Je sentis que je l'agaçais. Je restais les bras ballants à ses côtés, je m'ennuyais et j'en avais honte. Comment était-ce avant ? Nous vivions ensemble, chacun vaquant. Il fallait tenter de continuer ainsi. Je me mis à lire près de lui. Le fauteuil ne tarda pas à remuer à mes côtés. Une main se posa sur la nappe, la caressa, chassant les miettes, les réelles et les imaginaires, puis recommença dans un lenteur régulière, appuyée. Je faillis me lever et lui proposer de le faire à sa place.

« Non ! » hurla mon bon sens intérieur « fiche-lui la paix !
– D'accord, d'accord obtempérai-je, j'ai compris ! J'attends et je le laisse tranquille. »

C'était ça, le sens de ma présence à ses côtés : lui faciliter la vie, la lui rendre plus aimable, et si possible lui permettre d'agir sur son quotidien. Or, par peur de l'inconnu, j'avais tendance à brimer chez lui tout ce qui ne rentrait pas dans ma norme étroite ; ainsi, il me fallut du temps pour comprendre et accepter ce qui se jouait entre papa et son appareil dentaire. Après le repas, il s'employait à l'enlever, puis à l'enfourner dans sa bouche comme une énorme tarte rose rigide. À nouveau, il le ressortait, le regardait, ajoutait de la colle, le promenait sur la table avant de le remettre ou pas à sa place. Spectacle que je détestais et qui me dégoûtait, bêtement.

« Tu veux que j'aille le laver, papa ?» main tendue, péremptoire vers l'objet du délit qu'il trempa dans son verre d'eau.

Mon père se figea, il me jeta un coup d'œil en biais, méfiant, et ramena l'appareil contre lui : « non, il ne veut jouer qu'avec moi ».

Cette réaction fit fondre en moi une cuirasse, j'abandonnais l'idée de prendre de force l'engin et de le nettoyer, façon infirmière de *Vol au-dessus d'un nid de coucou*, sûre du bien fondé de ses actes. Je ris et je fis mine d'être faussement vexée : « Bon, tant pis pour moi ! Une prochaine fois papa ? » Il ne me répondit pas, absorbé dans son exploration et détendu sur mes intentions. « Jouer avec » avait-il dit. Ce n'était pas un jeu ; c'était bien plus que cela. C'était une forme de pouvoir sur le matériel, c'était sa possibilité d'en jouir librement. Pourquoi pas ? Encore une fois, qu'est-qui me gênait ? Était-ce l'image d'un père parfait qui se ternissait ? Il était temps de devenir adulte face à un autre adulte. La petite fille était femme à présent, et le père, un homme malheureux. Un vieillard prisonnier d'un fantôme de vie qui tentait de contrôler l'univers rétréci à sa portée.

Ainsi, j'appris à repérer ses rituels et à les anticiper. Mon père aimait se coiffer après son petit déjeuner. Il mesurait le résultat avec circonspection puis inspectait sa barbe. Je pris l'habitude de lui apporter sa brosse, son peigne, ses ciseaux, son rasoir électrique et sa glace dans une panière. Il me demanda de lui tenir le miroir et commença à couper sa barbe ; je l'observais se regarder. Il prit son temps, son regard croisa le sien et il examina cet homme, sans complaisance. Il me sembla qu'il se jaugeait. Je voulais lui dire quelque chose de gentil, je faillis lâcher : « quel bel homme ! ». Il avait été très beau, jeune ; il l'était encore. Sur ses albums de célibataire, il était toujours accompagné de plusieurs femmes. J'aimais ça. J'aimais savoir que des femmes l'avaient désiré. Pourtant, je me tus. Les mots pour faire plaisir sont pires qu'une certaine réalité et je devinais qu'il rejetait cette image vieillissante, il ne s'aimait plus. Je lui tendis son rasoir électrique. « Tu te rappelles, papa ? Là, c'est pour mettre en marche et là pour arrêter. » Il s'en saisit, actionnant les boutons, débranchant la prise, la remettant, recherchant le bon mécanisme. Je le laissais batailler : la vie était là, dans ces mouvements quotidiens minuscules, ces petites luttes avec le matériel desquelles il triomphait silencieusement.

Si ma présence auprès de lui consista à lui rendre la vie plus douce, je dus aussi servir d'interprète entre les cris de son corps et leur manifestation verbale. Mon père ne parvenait plus à dire la douleur, il ne détectait plus la zone en souffrance. Ainsi, plusieurs fois, après les repas, il devint pâle.

« Ça va, papa ? (Non, je vois bien que non, mais il faut que tu me le dises...)

– Non, ça ne va pas.

– Tu as mal quelque part ?

– Je sais pas. »

Papa avait l'air perdu, coupé de lui-même, incapable de mettre en mots son malaise. Je compris enfin qu'il était trop serré ; c'était si simple ; il fallait l'observer et agir. Mais il y eut un épisode similaire qui aurait pu tourner au drame. Un matin, j'installai papa sur la terrasse à l'ombre pendant que je préparais le repas avec ma sœur. Nous attendions de la famille, de passage sur Aix. Nous discutions, jetant un œil sur notre père de temps en temps. Les invités arrivèrent, nous préparâmes ensemble l'apéritif. Dehors, le soleil tourne et lui ne parvient pas à tourner les roues du fauteuil ; cherche-t-il à changer de place d'ailleurs ? Il reste là. Gibier muet, étouffant, seul. Il nous entend. Il ne nous appelle pas. C'est au moment de passer à table que nous le voyons, rougeoyant, affaissé. Épuisé de chaleur. Nous rapatrions précipitamment le fauteuil flanqué de Papa dans la maison. Le rafraîchir, l'allonger, être à ses côtés surtout. Et s'il s'était laissé mourir sous ce soleil qu'il aimait tant, se sentant à l'écart de nos rires, de nos vies, s'éprouvant misérable ? Comment avions-nous pu l'abandonner ainsi ? Quels êtres abjects étions-nous donc ? Nous nous relayâmes pour être auprès de lui tout au long du repas, chacun à notre tour, le ressuscitant un peu plus, lavant tant bien que mal notre culpabilité inutile. C'est ce jour-là que nous réalisâmes qu'il fallait anticiper ses besoins, ses envies tout en lui permettant de les émettre s'il le pouvait. Ainsi, fallait-il tenter au maximum de l'inclure dans nos discussions. Ce dernier point était délicat : les temps de latence entre questions et réponses rendaient toute spontanéité conversationnelle impossible. Les dialogues tournaient rapidement au monologue. Il fallait procéder autrement. En outre, nos échanges avaient toujours été assez brefs. Nous aimions travailler l'un à côté de l'autre, pourquoi vouloir instaurer quelque chose qui n'avait jamais existé ? Pourquoi faire semblant de discuter sur le chômage, la politique de Sarkozy, le dernier Goncourt... est-ce que je n'en avais pas assez d'enfiler les lieux communs sur ces sujets qui nous ennuyaient autant l'un que l'autre... Que voulais-je me prouver ?

Le séjour touchait à sa fin, ma mère allait revenir lundi. C'était dimanche, le jour du Seigneur sur France 2. Mon père aimait beaucoup regarder la messe. Je m'assis à ses côtés et nous l'écoutâmes ensemble. J'observai mon père à la dérobée. Écoutait-il ? S'ennuyait-il au contraire ? Quand, au moment du « notre père » il tendit les mains, ferma les yeux et le récita tout haut, je compris qu'il était là, tout entier. Il priait simplement, sans chercher ses mots, d'une voix claire et grave. Je tentai de le dire avec lui, luttant en vain contre l'émotion ; je sanglotai sur son épaule, maudissant ma sensiblerie. Il me prit la main et me dit en souriant : « Tu as sans doute été touchée par quelque chose de très fort ! » Je hochai la tête, toujours incapable de parler, le serrant plus fort contre moi dans un nouveau déferlement de larmes. Ah ! Elle était belle, l'orthophoniste, la spécialiste du langage ! Je n'étais pas la thérapeute de mon père, j'étais d'abord sa fille, uniquement sa fille et je touchai brusquement du doigt sa finitude. J'avais le sentiment glaçant que la vie allait quitter ce corps, qu'un jour il serait froid, que je ne pourrais plus jamais poser ma main sur son épaule, plus jamais masser ses pieds, plus jamais pleurer dans ses bras. Sensation aiguë de sa corporalité et de l'urgence à la faire résonner dans l'instant et dans l'espace que voudront bien nous laisser les trois Parques jusqu'au coup de ciseau libérateur et définitif.

Ce jour-là, papa, tu te lèveras, tout seul, sans déambulateur et sans effort ; tu sortiras, tout seul, pieds nus dans l'herbe douce, et tu traverseras ton jardin vert, accompagné du rouge-gorge, ton compagnon de week-end et, ensemble, vous partirez.

Les clémentines
Par Dominique James

C'était la fin de l'été,
Jusque-là, tu avais tenu,
Ton cancer, entre autres, te grignotait tout cru,
Mais, toi aussi, tu étais têtu.
Les hémorragies de plus en plus présentes
Devenaient maintenant pressantes
Avec toujours le même scénario :
Éponger, nettoyer, les pompiers, la civière, les sirènes,
La route, les orages, l'hôpital, les urgences
Et l'attente, l'inévitable attente accompagnée
De son exhorte d'angoisses et de noires pensées.
Combien de fois tu nous as fait ce coup-là ?
Combien de fois on nous appelait ?

On accourait : tu étais dans ton lit, couché sur le côté, assommé mais les bras croisés, la bouche mauvaise, encore prêt à en découdre. On avait droit alors à des apartés dans des couloirs verdâtres : « c'est une question d'heure » disaient les médecins, « il ne passera pas la nuit » péroraient-ils.

Qu'en savaient-ils, eux, pauvres humains ? Il souffre ? Non, il est en colère !

Face à cette expectative aussi vaine, on entrait, l'échine courbée, pour guetter la sonnerie du téléphone.

On attendait, encore et toujours,

On attendait la mort mais, elle, elle se laissait courtiser

Et toi, le lendemain, assis dans ton lit,

Tu dégustais une clémentine.

Combien de fois tu nous as fait ce coup-là ?

Je suis là, je ne suis plus là, je reviens, je ne pars pas.

C'est épuisant, tu sais, d'attendre la mort.

Comme sont harassantes ces alternances continuelles : hôpital, maison, espoir, désespérance, avec le quotidien inévitable et par-dessus tout, le temps.

Combien de temps encore ?

La médecine pouvait-elle se réduire à des petits ressorts, à des élastiques et à des litres de sang ?

Les médecins ne comprenaient plus rien ; tu étais toujours vivant.

La connaissance de l'extrême sophistication des mécanismes du corps s'avérait insuffisante. Il devait y avoir, de toute évidence, une autre dimension.

Nous, on était là, simplement, tout aussi impuissants.

C'était à toi de décider.

Alors, le crabe se mit en marche.

À chacune de tes rentrées, ta faiblesse franchissait un nouveau palier.

Tu ne pouvais plus monter l'escalier, tu ne pouvais plus te laver, tu ne pouvais plus te torcher, tu pouvais à peine marcher et tu devenais tout léger.

Tout l'appareillage médical avait envahi le salon au rez-de-chaussée.

On te faisait tes petits plats préférés ; enthousiaste au début, tu te mis rapidement à les bouder, toi, si gourmet.

Le froid gagnait du terrain lui aussi ; il envahissait ton corps malgré la chaleur ambiante.

Puis vint le moment où, avec l'avis du médecin de famille, le seul reconnu à nos yeux, il a fallu te laisser à l'hôpital. Là, la surveillance était constante et le dévouement des soignantes admirable, on ne le dira jamais assez.

On pourrait venir à toute heure seul ou accompagné, pour te voir, te toucher, te parer, t'accompagner.

Tu voulais rentrer chez toi : bien sûr, que tu voulais rentrer ! La maison t'attendait.

Mais comment faire ? La tâche était insurmontable.

Ce petit jeu de cache-cache avec la mort nous consumait tous.

Nous étions tous épuisés ; on se relayait mais on était vidés.

Petite mère était devenue un zombi.

Tu ne souffrais pas, tu nous le faisais comprendre clairement.

Ton aspect physique changeait vite : on avait décidé d'épargner cette épreuve aux plus jeunes d'entre nous.

Ta dignité était extrême : tu étais impressionnant.

Les soignants, aussi respectueux qu'incrédules, se demandaient comment tu étais encore là.

Tu savais te faire comprendre, même si, des fois, la devinette n'était pas facile. Tes pieds gonflés d'œdèmes supportaient mal le drap du lit et tu avais toujours cette envie de clémentines, un autre goût que ton eau gélifiée.

Tu tournais et retournais dans ta bouche les petits quartiers pour en extraire le jus sucré. On attrapait après délicatement le petit tas blanc végétal au coin de tes lèvres.

Alors arriva le moment où la clémentine devint trop dure à sucer et son jus trop acide.

Le cœur plein d'amour, plein de compassion, plein de résignation, nous étions désarmés mais curieusement calmes. Peut-être avais-tu jugé que nous étions assez préparés car, enfin, tu te décidas à partir.

Bon voyage, mon père, bon vent, belle mer !

Moi ta fille aînée, la grande comme tu disais je sais qu'on se retrouvera.

Est-ce que l'on va chanter ?

Par Sylvie Hagiwara

Le 9 décembre 2005, mon père me téléphone et m'apprend brutalement qu'il souffre d'un cancer du foie. Ses jours sont comptés, la médecine allopathique ne peut rien pour lui. Un mois plus tôt il était au Canada, en pleine forme, pour un voyage organisé.

À peine remise de mes émotions je lui annonce : « Papa, la médecine ne peut rien pour toi mais nous, ensemble, nous pouvons beaucoup ». Tout en disant ces mots, je prenais conscience que mon père était mortel.

Sans hésitation, je décidai de l'accompagner durant ce long voyage vers une destination inconnue. Je n'avais aucun programme préétabli, je ne savais pas dans quoi lui et moi allions nous embarquer : c'était une sorte de « voyage exploratoire ».

Dès mon arrivée en Normandie, mon père plaça la barre très haut, m'accueillant en « sauveur » et me disant « je compte sur toi ! ». Condamné par la médecine occidentale, mon père s'adressait à moi comme à une magicienne qui le sauverait. Or il m'était impossible de le guérir physiquement, son corps était déjà globalement détruit. Mon rôle serait donc principalement un accompagnement pour ce moment de solitude, de vérité.

J'allais donc « travailler » sur le détachement et sur l'attachement afin que mon père puisse partir en paix, en donnant à ses proches, à ceux qu'il aime, le dernier regard, le dernier toucher… Lorsque l'on quitte ce monde on renonce à tout : son argent, sa maison, ses vêtements, sa famille, ses amis, son corps physique…

Dans un premier temps, face à la maladie qui me narguait, je répondais par des massages, des chants, des fleurs de Bach, de l'aromathérapie, du magnétisme, de l'écoute… Je prenais très vite conscience que j'étais essentiellement dans le « faire » et le « vouloir ». J'avais besoin d'être dans l'action, tout tenter, tout essayer… Cela me donnait des repères et donc une certaine sécurité. C'était surtout une fuite face à cette mort qui s'imposait jour après jour mais qu'une partie de moi ne voulait ou ne pouvait voir.

Mon père faisait partie de ces hommes possédant un potentiel énergétique et une santé exceptionnels. J'ai très vite compris que ses cellules cancéreuses possédaient elles aussi ce même potentiel et qu'en sus leur pouvoir inhabituel leur conférait des capacités de destruction stupéfiantes. Je sentais que cette singularité qui lui avait servi durant ces 73 années allait à présent le desservir. La machine à tuer était en marche et elle serait rapide et implacable !

Le premier jour de mon arrivée, mon père m'avait accueillie en « magicienne » espérant que j'allais le guérir. Je pense que la notion de magie je l'ai trouvée à travers le chant. Il facilite le lâcher prise en mettant de côté la « tête », génère la joie et permet aux souffrances de s'évaporer le temps d'une mélodie. En effet la première question de mon père, qui reflétait l'un de ses plus grands désirs du moment, fut : « Est-ce que l'on va chanter ? »

Mon père a toujours aimé chanter et j'ai donc décidé d'organiser chaque jour une petite séance de chant que j'avais fixée à 10 heures du matin. C'est d'ailleurs à travers le chant que mon père se sentait le plus vivant. Il rentrait chaque matin dans le salon, pollué par ses fortes angoisses de la nuit et très affaibli physiquement et psychologiquement.

Au fur et à mesure de notre petite séance, le plaisir et la joie se lisaient sur son visage, donnant une impression « d'aller mieux » et effaçant pour un instant les réalités obscures qui l'obsédaient nuit et jour. Nous débutions par des exercices de respiration. Je lui proposais d'inspirer en levant légèrement les bras et d'expirer le plus longuement possible en chantonnant le son SSE. Très vite, j'abandonnai la levée des bras, qui était pour lui épuisante, et le mettait en difficulté pour lui proposer un cortège d'exercices ludiques adaptés au travail de la respiration. Mon père avait de très grandes difficultés à respirer, ses forces l'abandonnaient et il était dans un état d'épuisement très avancé mais il disait : « tant que je respire, je vis ».

Il se sentait de plus en plus oppressé mais plus la mort se rapprochait et plus sa respiration prenait un sens nouveau : une sorte de priorité absolue. Son souffle devenait ainsi très précieux de par cette alternance « d'inspirs » et « d'expirs », qui pouvait le renvoyer à son premier recevoir et à son dernier rendu.

Mon père était un être chantant d'un tempérament très gai. Jusqu'à présent il n'avait jamais eu l'occasion de travailler sa voix ni d'assister à un cours de chant : « tu sais, à mon époque cela n'existait pas » me disait-il dans une certaine nostalgie mais avec beaucoup de bon sens.

J'étais donc heureuse de capter son attention à travers les exercices variés que je lui faisais découvrir. Par exemple je lui disais : « Papa, tu imagines qu'aujourd'hui c'est ton anniversaire, alors tu vas souffler une par une les bougies qui se trouvent sur un gros gâteau au chocolat. » Il soufflait très sérieusement les bougies imaginaires et travaillait ainsi son souffle avec plaisir.

Puis nous continuions notre séance chant par une série de vocalises. J'ai vite compris que ces exercices mettaient mon père dans une concentration maximum et l'amenaient à se découvrir une « nouvelle » voix. Ce furent ses exercices préférés ; sans doute les montées et les descentes de sons, pour le non-initié qu'il était, lui apparaissaient comme une véritable technique de professionnel. Il y avait quelque chose de l'ordre du : « ça, c'est du sérieux ». Je choisissais des vocalises lui permettant de mettre en valeur sa jolie voix et de l'aider à explorer des sons de son être intérieur, méconnus jusqu'à présent. Il était parfois très agréablement surpris par ses propres sonorités et lorsque ses yeux malicieux s'animaient de cet émerveillement, j'étais transportée dans un ravissement qui balayait en un instant toutes mes pensées négatives.

Mon père s'appliquait et aimait me demander : « Suis-je un bon élève ? ». J'étais ravie de lui répondre : « Papa tu es le meilleur et ce que tu fais est admirable ». Alors je sentais sa fierté qui lui redonnait une certaine force. Ce furent des moments de pur bonheur. La belle énergie qu'il dégageait forçait l'admiration.

Pour terminer, nous prenions plaisir à chanter ensemble, toute une série de petits refrains de chansons anciennes très connues telles que : *C'est la java bleue*, *Ah le petit vin blanc*, *Mexico*... Il jubilait lorsqu'il restait « suspendu » sur le « I » aigu de Mexico. Il pouvait ainsi, le temps d'un refrain, rencontrer sa voix de tête et se surprendre des possibles encore très présents. Mais sa chanson préférée était sans conteste *Et bâiller et dormir*.

Mon père était bénévole chez France Alzheimer et, durant les séjours de vacances qu'il animait pour les malades et leurs aidants, il chantait beaucoup. Il avait eu une excellente idée : un « pot pourri » de refrains de chansons anciennes très connues. Il disait : « Tout le monde peut les chanter, car tout le monde les connaît par cœur ». Il était très fier de sa bonne idée que j'ai reprise durant mes séances « chant ».

Mon père avait catégoriquement refusé une aide psychologique ordonnancée par son médecin traitant. Pour lui, il était impensable qu'une « étrangère » vienne s'immiscer dans sa vie privée. Je fus donc ravie de constater qu'il acceptait nos échanges journaliers qui suivaient notre rendez-vous chantant. Mon intention étant de l'aider à identifier ses problèmes pour qu'il puisse les exprimer.

Mon père faisait partie de ces hommes, qui ne se plaignaient jamais. Il gardait au plus profond de lui ses angoisses les plus destructrices, nous donnant à voir sa « bonne » santé et sa bonne humeur. Il me fallait donc trouver des petites ruses qui faciliteraient la mise en parole de ses souffrances légitimes.

Un matin, je sentis mon père particulièrement angoissé et malgré ses « tout va très bien », je sentais au plus profond de moi qu'il se passait quelque chose de très grave. Je pris donc intuitivement le jeu de cartes « Oh » et lui demandais de tirer une carte-mot au «hasard ». Ce fut le mot « Angoisse » qui apparut. Très malicieusement je lui dis : « Papa, tu dis que tu vas bien, et pourtant tu as une angoisse. » Il me regarda, surpris, et me répondit : « Mais comment le sais-tu ? » « Mais Papa, c'est toi qui me le dit par l'intermédiaire de cette carte que tu viens de tirer. » Grâce à cette carte-mot, j'apprenais que sa « petite » angoisse était en fait la peur que son foie éclate, la peur de « pisser » du sang partout et la peur d'être transporté à l'hôpital.

J'avais ainsi autorisé mon père à prononcer des mots sur ses maux, lui permettant à la fois d'y mettre un peu de distance et de discernement. Cet acte possédait un pouvoir libérateur, curatif et guérisseur. Le fait de le rassurer et de me rassurer concluait cet échange d'une intensité extrême et d'une beauté irréelle.

Mon père était un homme de « paraître » et accordait de l'importance à l'image qu'il donnait aux autres, n'hésitant pas à « maltraiter » son corps pour en atteindre la perfection.

La maladie l'habitait à présent depuis quelques semaines, détruisant sa résistance et l'anéantissant. Je savais donc qu'il devait beaucoup souffrir de se voir aussi affaibli physiquement. Qu'allaient penser les autres lorsqu'ils le verraient aussi émacié ? En effet, à la blessure physique s'était ajoutée à présent une blessure psychique infligée par le regard des autres. Régulièrement il se regardait dans un miroir et me disait : « Tu ne trouves pas que j'ai maigri ? »

Durant cette première « phase » d'accompagnement, qui fut la plus longue, j'étais moi-même animée par une très belle énergie de combattante. Je savais l'adversaire redoutable mais je luttais avec beaucoup de courage et de détermination. Une partie de moi voulait encore penser que la mort épargnerait mon père.

Malheureusement la maladie et moi n'étions pas dans la même catégorie de « poids » et ces « combats » forcés et intensifs m'épuisèrent très rapidement. Dépourvue de protection, je devenais petit à petit la proie idéale aux somatisations, aux idées négatives et au jugement. J'entendais une voix lancinante, insupportable, qui me répétait sans cesse tout en ricanant : « tu n'es pas à la hauteur, tu as échoué, tu vas décevoir ton père… »

Je ressentais que ce cancer, qui n'était pourtant pas le mien, me détruisait physiquement, psychologiquement et émotionnellement. J'étais aspirée par ses énergies destructrices et me sentais en pièces détachées. Il me fallait absolument trouver très vite un moyen de l'empêcher de m'atteindre, de faire cesser la déperdition constante de mon énergie et mettre de l'ordre dans ce chaos interne que ce cancer imposait à mon esprit.

Instinctivement, c'est le « ici et maintenant » qui s'imposait à moi. Être là tout simplement et accueillir ce qui vient sans aucune référence. Se mettre dans cet état d'accueil maximum et vivre le moment présent sans se poser de questions. J'entrais dans une dynamique d'abandon et sentais que seules ces circonstances exceptionnelles me permettraient d'atteindre une qualité d'être que je ne pourrais jamais rencontrer dans un contexte « normal ».

Ma difficulté fut de trouver perpétuellement l'équilibre entre la volonté et le lâcher prise. Ce paradoxe entre l'effort et l'abandon fut l'un de mes plus grands défis : comment trouver le juste milieu pour saisir la juste mesure des oppositions ? Au fil des jours je me sentais glisser dans une phase de sérénité, de légèreté, ce qui me permit de mettre de la distance entre mon père, son cancer, sa mort inéluctable et moi.

Je prenais conscience qu'à travers la résistance et la lutte de la première phase d'accompagnement, j'avais donné aux forces du « mal » beaucoup trop de réalité, de pouvoir et de puissance. J'apprenais donc, petit à petit, à accepter l'impensable et à accueillir au mieux cette nouvelle énergie de mort qui s'imposait autoritairement. Je fus, dans un premier temps, particulièrement secouée et meurtrie mais, très vite, je fus gagné par une sensation de légèreté.

J'aimais me laisser surprendre par son étonnante psychologie de circonstance. La veille de sa mort, je lui proposais un comprimé pour chasser ses angoisses et ses douleurs… il me regarda profondément et me dit d'un ton étonnamment grave :

« Qu'est-ce que tu me racontes ? Ce ne sont pas mes angoisses que tu veux soigner mais les tiennes ! » Et comme il avait raison… La perception que j'avais de sa propre souffrance me torturait le corps et l'esprit.

Pour me rassurer, je me disais que mourir c'était, sans doute, vivre ailleurs comme dans un rêve dont on ne se réveillerait jamais. Ce n'était probablement pas la mort de l'Être, mais tout simplement l'abandon d'un corps physique, étape indispensable vers la continuité de la vie sous une autre forme.

Tous les soirs, j'invitais mon père à se souvenir de ses rêves afin qu'il puisse me les raconter le lendemain au petit déjeuner. Les rêves nous ont permis d'enrichir nos échanges. Nos discussions du matin, concernant les rêves de la nuit, étaient très souvent, en fait, un simple prétexte servant d'entame. Je me centrais surtout sur la forme, c'est-à-dire sur le comment et non sur le quoi (le contenu), allant même parfois jusqu'à négliger le rêve lui-même.

Un matin mon père me dit : « J'ai rêvé de trois personnages qui descendaient une grande dune de sable et les uns après les autres, ils mouraient… » Mon père me précisa que l'un des trois personnages du rêve était « Mère Térésa ». Je n'avais nullement les capacités d'interpréter les rêves de mon père mais par contre je pouvais ressentir intuitivement les bienfaits que cette « Mère Térésa » pouvait me faire et donc par effet de miroir, pourrait faire à mon père. C'était un peu comme si « Mère Térésa » apparaissait comme un guide qui allait accueillir mon père avec amour et douceur dans l'au-delà.

Cette « présence » qui venait d'émerger de son inconscient, par l'intermédiaire d'un rêve, me rassurait et je me sentais à présent vraiment moins seule dans ces moments ultimes. J'étais comme soutenue par cette belle énergie de « mère », qui, telle la voix, adoucit les réalités obscures.

J'attendais le « bon » moment pour lui confirmer ce qu'il savait déjà : « Oui, Papa, tu vas bientôt mourir mais ne t'inquiète pas, je serai auprès de toi. »

Ce moment est arrivé... Mon cœur venait de comprendre ce que voulait dire « séparation ». Ce fut un moment d'une grande noblesse et d'une très forte intensité. Peu de mots échangés mais une acuité et une profondeur troublantes. J'éprouvais une certaine fascination à être là, auprès de lui dans cet instant si privilégié et si intime... puis il me dit tout en souriant : « Ne sois pas inquiète pour moi, à présent je suis prêt pour partir... »

C'est la justesse et la simplicité des mots et des actes qui font que ce moment fut merveilleux. La mort est une expérience unique et irréversible. Mon père se trouvait seul à faire ce voyage même si je lui tenais la main pour l'accompagner au seuil d'un endroit inconnu et redouté, là où nous irons tous. Je ne pouvais que le rassurer et le préparer à se détacher de tout ce qui ne fut pas nécessaire pour partir serein et en paix.

Puis vinrent des moments « numineux », sacrés, des moments où l'on se sent reliés, quelque chose de l'ordre de l'ineffable, de l'état de grâce, du « tout est déjà écrit ». Je crois qu'il existe en nous quelque chose qui nous dépasse et qu'un cerveau humain ne pourra jamais saisir complètement. Il y a des questions auxquelles nous ne pourrons jamais répondre ; il est important d'accepter cette impuissance qui enrichit notre humilité.

Deux jours avant sa mort, ma fille est allée le voir et lui a dit : « Grand-père, est-ce que tu seras là pour m'accueillir lorsque je mourrai ? » Sa réaction fut spontanée et merveilleuse car malgré le peu de force qui lui restait il s'est redressé dans son lit et fièrement a répondu : « Et comment… Bien sûr que je serai là, et même je serai le premier à t'attendre. » À cet instant précis, j'ai compris que mon père pouvait partir car il venait de trouver un sens à sa mort.

C'est le mardi 24 janvier 2006, qu'en pleine conscience, mon père quittait son enveloppe physique pour rejoindre ceux qui l'avaient aimé. Dans cette descente vers les ténèbres, il était lumineux, apaisé et souriant. Les bruits de son corps s'étaient tus. Le sang ne courait plus le long de ses veines, les liquides de son organisme avaient cessé d'y bouillonner.

C'est le merveilleux et le sentiment de justesse qui m'ont accompagnée durant ces cinq semaines d'intensité. Cela m'a permis de rencontrer la simplicité et la sincérité qui ont entouré les dernières heures de la vie de mon père. J'ai été amenée à penser qu'un événement très douloureux, même la mort, peut suivre son chemin sereinement s'il n'est pas parasité par l'imaginaire, la peur ou l'égoïsme.

Avignon, le 16 septembre 2009

Regards bleus

Par Hélène Garayt

C'est décidé : je vais tâcher, Papa, de raconter ce qu'a été ma vie à tes côtés, non pas depuis mon enfance, mais du moment où tu as été malade, touché par cette terrible maladie, cet « Alzheimer », qui nous a bouleversées, Maman et moi.

Tu ne t'attendais pas à ce que ta fille devienne « écrivain » ?

Toi qui a tout lu, ou peu s'en faut, de la littérature française et étrangère… C'est drôle, mais c'est depuis ta maladie (devrais-je dire « grâce à » ?) que nous avons passé ensemble quelques moments privilégiés, rien que toi et moi, dans ta maison de retraite.

C'est là que j'ai eu « rien que pour moi », MON Papa…

Le loto

Tu n'as jamais trop aimé le loto, auquel s'adonnent les trois quarts de la population en période de Noël. Rester penché au-dessus des cartons, vérifier les numéros annoncés… non vraiment, ce n'était pas « ton truc ».

Mais aujourd'hui, bien que Noël soit encore loin, l'animatrice en a organisé un. Et nous voilà tous les deux, côte à côte, l'un contre l'autre, attablés… et la roue tourne…

Le croiras-tu Papa ? Je ne me suis jamais autant sentie proche de toi.

Complice...

Tu me regardes, l'index levé, et tu sembles me dire : « attention, il faut être vigilants »...

De temps en temps, tu me rappelles, avec ton nouveau langage, si particulier : « moi, jamais, ah non !... »

Ce qui signifie, je l'ai compris, que tu n'as jamais eu de chance au jeu, que tu as rarement gagné.

Moi je te réponds qu'aujourd'hui, enfin, tu seras « le roi » du loto !

Ta moue dubitative en dit long, mais tu me montres ta confiance en te penchant vers moi et en me donnant un gros bisou sur la joue. Je suis au bord des larmes, car, auparavant, tu ne manifestais que très rarement tes sentiments. Mais la patience est toujours récompensée.

Si bien que... tu gagnes... une boîte de chocolats !...

On t'applaudit, tu es heureux, tu dis : « Merci, merci... » à ton public.

Et jamais, jamais, je n'avais passé un aussi agréable après-midi en ta compagnie, avec toi, si près de toi...

Et j'ai toujours en mémoire tes yeux, tes beaux yeux bleus, brillants de joie.

VICTOR, HONORÉ, HENRY, ET QUELQUES AUTRES...

La lecture ! Un livre bien à soi, une petite musique classique en fond, moment très doux, très calme...

C'était cela que tu aimais ! C'était là ton passe-temps favori, ton meilleur moyen d'évasion ! Voulais-tu fuir les bruits du monde alentour, ou l'aspirateur de Maman ?...

Tu te réfugiais dans mon ancienne chambre, devenue « ton » bureau.

« Où est Papa ?

– Oh, il lit »...

Je me disais alors que, tout de même, tu aurais pu venir avec nous, nous rejoindre.

À présent, je ne peux que me souvenir de nos discussions, de nos échanges sur tel ou tel roman, tel ou tel auteur.

Mais j'essaie quand même, parfois, d'aborder le sujet.

« Tu te rappelles, Papa... Balzac, Victor Hugo, Zola...

– Qui ? Ah, non !...

– Mais oui, tous ces grands écrivains classiques ; tu as tout lu d'eux !

– Moi ? Mais non... »

Tu restes pensif.

Sont-ils d'anciens amis à toi, d'anciens voisins ? Vraiment cela a l'air de t'ennuyer, de les avoir oubliés ? Tu n'as jamais oublié tes amis... Michèle et Jacques, Louis... et tant d'autres !...

« Tu sais bien : Cosette, Jean Valjean ; Javert les poursuivait... Et les Thénardier...

– Non, non... »

Alors, je te raconte tout : le seau d'eau trop lourd, l'auberge des Thénardier ; Gavroche sur les barricades.

Je te chante même la chanson : « Si j'suis tombé par terre, c'est la faute à Voltaire »...

Tu m'écoutes ; tu apprécies beaucoup ; tu souris.

J'ai l'impression que tu es mon petit garçon, que c'est moi la maman qui te raconte des histoires. Tu me tiens la main et tu la serres fort à certains passages.

Et je comprends tout le plaisir que tu as dû éprouver lorsque c'était toi le papa, et moi l'enfant qui écoutait les histoires, les mêmes histoires...

Jour d' « orage »

Coléreux, certes oui, tu l'as toujours été... Sans vouloir trop l'admettre.

En cela, je te comparais volontiers à notre Raimu national : « Coléreux, moi ?... Et vous dites que je suis coléreux »

Tes colères, je les ai essuyées sans trop de mal, puisqu'une fois calmé, tu reprenais tes esprits. Mais je t'en voulais un peu. Maintenant, je les ressens bien différemment.

Toutes les fois que tu me demandes : « Tu viens me chercher ? » ou bien « Je vais bientôt partir d'ici ? », je dois te répondre : « Non, Papa, pas aujourd'hui ».

Tu ne peux pas te contenir, toutes les barrières de la violence tombent. Tu donnes libre cours à ton énergie, à ta force, que tu as incroyablement décuplée. Et tu m'insultes, tu me frappes, même parfois.

Ce ne sont plus là les « fessées », de mon enfance, très rares, il est vrai. Non, ce sont tes poings qui partent en tous sens, qui essaient de faire mal. Si alors, tu te rendais compte de ce que tu fais !...

Mais je ne t'en veux pas, de cette colère-là ; non, car ce n'est plus toi, et ce n'est plus moi, non plus, la petite fille désobéissante, qui te trouvait si méchant, si injuste avec elle.

Je ne cherche pas d'arguments pour me disculper comme lorsque j'étais enfant. Car la femme que je suis, face à toi, ne peut pas en trouver.

Je sais aussi qu'au-delà des mots, au-delà des gestes, tu exprimes ton angoisse.

N'as-tu pas toujours besoin d'être rassuré ?

« Non Papa, la guerre est finie. Oui, Papa, tes copains reviendront. Mais bien sûr, tu peux dormir tranquille... »

Si bien que je m'échappe, je m'enfuis ; et je t'entends toujours hurler ta colère. Mais je sens toujours sur moi ton regard, tes yeux devenus bleu marine sous l'effet de la fureur.

Ceux-là, ils sont restés les mêmes, comme lorsque tu me grondais, « à l'époque »…

Joyeux Noël

La féérie de Noël, c'était mon enfance, le sapin, les treize desserts. Car nous avons toujours voulu maintenir les traditions provençales. Tous les Noël passés étaient des succès, des souvenirs, du bonheur plein la maison.

Comment allait-il se dérouler ce Noël avec toi, dans ta maison de retraite ? Nous ne savions pas, maman et moi, si tu te rendrais compte… Alors, ce 25 décembre, nous l'avons passé tous les trois, comme d'habitude.

Comme d'habitude ? Pas tout à fait !

Je t'ai aidé à manger, je t'ai versé à boire.

Tu as compris que ce n'était pas un jour comme les autres.

Je crois que tes regards vers moi n'ont jamais été aussi tendres. J'ai ressenti encore plus qu'avant la magie du moment.

Le repas était soigné.

Au dessert, tu as pris avec tes doigts un fruit confit posé sur un gâteau ; tu m'as regardée en riant, avec un clin d'œil, en disant :

« Et hop ! Voilà ! »

Et tu l'as vite avalé…

Ce petit geste, cette malice nous ont rendus complices de nouveau. C'était comme un secret entre nous.

Je t'ai trouvé touchant. Tu as dû me trouver attentive et aimante. Tes yeux rayonnaient de bonheur ; et c'était cela qui importait le plus : que tu sois heureux.

Tout comme moi aujourd'hui, tu devais être heureux lorsque j'exultais, enfant, en découvrant mes cadeaux.

Cet épisode me rappelle combien tu aimais recevoir les amis, la famille.

Même ici, tu sais faire preuve d'amabilité, de galanterie.

Un jour, ma tante est venue te voir, avec une de ses amies. On a servi du jus de fruits.

Tu essayais d'exprimer ton plaisir d'avoir du monde autour de toi. À un certain moment, tu as voulu dire quelque chose, mais personne ne t'a compris. Alors, tu t'es tourné vers moi, comme si j'étais ton dernier secours. J'étais tout près de toi, selon mon habitude, maintenant.

Tu as chuchoté à mon oreille, tu as fait quelques gestes.

Ce fut pour moi comme une évidence ! Tu voulais offrir à boire à la nouvelle venue, l'amie de ma tante.

Je l'ai donc servie. Et j'ai vu que tu étais content. Tu souriais à « ton invitée » avec un petit hochement de tête

Pourquoi ai-je été, encore une fois, la seule à te comprendre ?

Pourquoi ai-je ressenti ce que tu ressentais à cet instant ?

Aurais-je plus de connivence que toi ? Nos affinités se dévoileraient-elles, maintenant que tu n'es plus vraiment comme avant ?

Certainement, oui. D'ailleurs, à ce propos, tu m'as dit, l'autre jour : « J'ai toujours eu le béguin pour toi ! »

Cette déclaration, je l'ai reçue avec le sourire, et j'ai compris que toute ta vie de père, tu m'as adorée.

Tu vois Papa, j'avais beaucoup à dire sur toi… et j'en aurai encore beaucoup. J'aimerais bien encore pouvoir discuter avec toi, de la vie, de l'Histoire, toi qui as traversé bien des épreuves, de la littérature, de la politique…

J'aurais bien voulu regarder encore *La petite maison dans la prairie*… Tu adorais cette série. Et je comprends pourquoi : Charles Ingalls (tu as le même prénom) et sa fille Laura n'étaient-ils pas complices ? L'un et l'autre ne se comprenaient-ils pas, ne s'aimaient-ils pas « très fort » ?

Maintenant encore, en entendant la musique du générique, tu lèves la tête, tu dresses tes sourcils. Veut-on te faire aller à la salle à manger ? Il suffit de prononcer le titre !…

Nous le regardons quelquefois ensemble, moins régulièrement, mais avec plus d'émotions qu'auparavant.

Et n'est-ce pas la meilleure façon de nous dire tout ce que, peut-être, nous n'avons pas toujours su exprimer tous les deux, l'un pour l'autre ?...

Enfin, merci Papa, pour l'homme que tu étais, pour avoir fait de moi la femme que je suis devenue, pour avoir vécu comme tu as vécu.

Je ne sais pas si nous nous retrouverons un jour, Papa...

Mais aujourd'hui que tu n'es plus parmi nous, je sens ta présence en moi, avec moi.

Et je suis sûre que, jusqu'à la fin de ma vie, tu seras à mes côtés.

Car tes yeux bleus, si bleus, me rassurent, et me guident sur mon chemin.

Cambo-les-Bains

Par Géraldine Collet

900 km nous séparent. En voiture, je pense à Barbara, *Il pleut sur Nantes* me revient, donne-moi ta main. Oserai-je seulement te la prendre après tant de silence. Il faut que tu tiennes papa. « Je vais essayer », tu me l'as promis avant que l'infirmière ne raccroche.

Derrière les enfants s'endorment et la nuit entoure l'autoroute, les camions fatigués et les années de nos vies croisées. J'avale un mauvais café, puis deux, j'arrive, le péage de Bordeaux, les pins, leur odeur dans le noir. L'aube comme le début d'une nouvelle journée ou la fin d'une vie, orange et violette. Bayonne, la montagne, Cambo-les-Bains. Je cherche les croix rouges, je tourne, personne dans les rues, un rond-point, pavillon Grancher, voilà c'est là, une porte vitrée, un distributeur, un ascenseur, premier étage, bonjour, je cherche la chambre de Monsieur Montignon, merci. La porte est verte. N° 122 et pourquoi je ne la franchis pas tout de suite ? Non, je l'entrouvre. C'est un pied qui sort de la couverture verte, un torse nu et ton visage sous la lumière vive. Je m'approche. Papa... C'est moi. Je ne dis que ça et me penche sur ton épaule. Ta main se trace un chemin jusqu'à mes cheveux. Tu me serres. Je pleure. Enfin. Une aide-soignante vient prendre ta température. Elle te sourit. Je sais qu'elle sait, que tu lui as parlé de moi, de toi, de ce dont tu avais envie. Ses chaussures crissent gentiment, elle s'en va sans dire un mot, je la remercie un peu bêtement. Elle nous regarde attendrie et ferme la porte. Tu me demandes si les enfants sont là. Oui mon papa. Elles s'appellent Louise et Rachelle, elles dorment encore. Ne les dérange surtout pas. Et la France hier, a-t-elle gagné contre l'Argentine ? Je ne sais pas. Installe-toi. Je soulève avec peine le grand fauteuil rangé sagement au fond de la chambre. Le jour est là à présent. J'entends un chariot rouler dans le couloir. On toque brièvement. Une autre dame dépose ton petit déjeuner sur la table. Mange, tu dois avoir faim. Je croque avec peine dans le morceau de pain, ça ne me dit rien. Et toi ? – Non, c'est fini pour moi, rien ne passe plus. – Veux-tu que je t'aide ? – Oui, j'ai soif. J'essaie de te redresser mais je crains de te faire mal, c'est difficile, tu tousses, tiens. Tu recraches instantanément, soudain j'ai peur et tu souris à ton tour. Je vais chercher un gant de toilette dans la salle de bain, le place sur tes lèvres, m'assied pendant que tes yeux se ferment doucement dans un « merci, ça fait du bien ». Je descends, je prends l'air. J'ai froid dans ce parc aux arbres centenaires. Cambo-les-Bains, ce sera donc ici que notre histoire va se terminer pour de vrai, pour de bon, pour toujours.

Les personnels de nuit s'engouffrent dans leur voiture tandis que d'autres sont arrivés peu avant. Il fera beau aujourd'hui. Des hirondelles rasent le bâtiment et je cherche ta chambre. Les enfants se réveillent et se demandent où l'on est. Je réponds comme je peux, oui maman, nous venons avec toi. Louise est inquiète tandis que Rachelle a repéré les barres chocolatées. Nous montons avec. Votre grand-père est très malade, il faudra faire doucement, il est très fatigué et comme je m'en veux d'avoir tenu des propos aussi basiques et futiles. Dès la porte ouverte, tu tends les bras fébrilement, tu trembles et tu pleures comme un enfant. Louise te caresse la joue en ouvrant des yeux comme des calots. Rachelle est effrayée alors tu la regardes et tu inventes quelques grimaces et le miracle se passe, elle rit et te présente un bout de chocolat.

Je m'apprête à le prendre lorsque tu le fais à ma place et le porte à ta bouche. Après je ne sais plus ce qui s'est dit. Roland est arrivé à son tour et je suis restée seule avec toi. Il fallait que l'on parle, que l'on se raconte sans jamais demander pourquoi parce que ça n'aurait servi à rien et qu'on n'avait plus le temps de toute façon. Vous êtes sa fille ? a demandé le médecin avant de me serrer la main.

Comment allez-vous Monsieur Montignon ce matin ? Bien, bien. Il a écouté tes poumons et je l'ai suivi. Votre père est en phase terminale d'un cancer. Nous allons voir si nous tentons une chimiothérapie. Je n'écoute ni les métastases qui se développent jusqu'au foie, ni les mots de soutien. Je ne suis pas dans la peur de te perdre. C'est autre chose qui se joue ici. Je crains de passer à côté de toi une nouvelle fois. Dans le couloir, des hommes en pyjama marchent lentement en traînant une bouteille d'oxygène. On se salue presqu'en silence et je m'enfuis. Tu t'es endormi et ta respiration est pénible, saccadée. Ton ventre ressemble à celui d'un poisson hors de l'eau qui n'en peut plus et j'ai mal d'assister à l'accouchement d'une mort certaine. Pourquoi ne m'avoir appelée qu'à la fin ? Pourquoi m'as-tu abandonnée ? Pourquoi n'ai-je pas été aimée ? Tes yeux s'ouvrent comme s'ils avaient devant eux un passé honteux. Et je ravale les questions qui m'ont toujours hantée. Papa, as-tu besoin de quelque chose ? Non, ça va. Le silence emplit la pièce pour nous rappeler le vide que l'on veut combler. Alors je m'active dans cet espace réduit. Je range tes affaires, vais chercher une carafe d'eau, remets la couverture, ouvre un peu la fenêtre puis la referme, vais aux toilettes, cherche de la monnaie, bois un café, remonte dans la chambre, te parfume, t'humecte les lèvres. Et puis cette phrase : « Je t'aime ma fille » et l'effort que tu fais pour que la voix soit claire. Tes yeux me suivent et je t'embrasse. Je t'aime papa. Le reste n'a plus d'importance. Le coup de téléphone dans la nuit, ton corps étendu, le bois du cercueil, les faire-part à envoyer et les visages étrangers.

Cambo-les-Bains, c'est donc là que l'on s'est retrouvé.

Trois jours avant

Par Sonia Emeriau

Les nouvelles nous parviennent souvent sans que l'on s'y attende et ce sont, la plupart du temps, les plus mauvaises que l'on n'arrive pas à croire, forcément.

On ne peut y croire et pourtant le choc est énorme.

Au cinéma, chacun sait que ce sont des comédiens, et aussi malade soit-il, l'acteur ne meurt pas vraiment et on pleure pourtant ; cela semble si réel. Mais dans la vie, l'écran large se déploie tout autour de nous et se heurte à cet incroyable déni : cela ne peut pas nous arriver. Commence alors un long film où l'acteur principal lui-même ne peut y croire mais fait bonne figure. La vie réelle n'existe pas de cette façon, il n'y a que le cinéma pour nous jouer un tel scénario.

C'était au mois de juin 2007, un week-end. Il faisait beau, probablement, je ne sais plus.

Étais-je chez mes parents ou ma mère m'avait-elle téléphoné ? Mais quelle importance puisque mon père avait un cancer du poumon droit.

Comment croire ce que l'on ne voit pas ? Tout est invisible, tant du corps que de l'esprit. Mais très vite, la maladie va dévorer ce corps de l'intérieur pour mieux se laisser voir de l'extérieur.

Un pari sur la vie commence alors. Le médecin semble assez optimiste et prononce un niveau deux, ce qui peut laisser entrevoir une guérison. Ou serait-ce une façon détournée de donner l'envie au malade de se soigner s'il pense pouvoir guérir ?

En tout cas, cet homme, mon père, après quarante années de tabagisme a enfin réussi à arrêter de fumer du jour au lendemain. Le miracle s'était enfin produit mais trop tard quand d'autres fument encore en sortant de chimiothérapie. N'ont-ils rien compris ou sont-ils les seuls à être conscients de la réalité ? Il n'y aura pas assez de bobine pour terminer le film d'une autre façon qui plairait davantage aux spectateurs que nous sommes, impuissants devant cette mort imminente.

La médecine a progressé mais pas assez pour ceux qui vont trop loin dans leur excès, d'ailleurs, ils le sauront bien assez vite en voyant les médecins et les chirurgiens fumer. Ne pourraient-ils pas au moins montrer l'exemple et faire un effort même si eux, ils savent...

Vous aurez certainement déjà vu des poumons sains et ceux plein de goudron. Mais le savoir ne sert à rien si on n'agit pas en conséquence.

Cela n'arrive pas qu'aux autres.

L'été 2007 fut très particulier et très chaud car mon appartement atteignait les trente degré tandis qu'au bureau la climatisation arrivait tout juste à nous maintenir actifs.

De retour au travail le lundi suivant, après cette nouvelle que personne n'attendait, mon visage, sur lequel pourtant je n'avais rien vu transparaître, avait la marque de quelqu'un qui se remet difficilement d'un week-end très « chargé ». C'est le silence qui s'installe, on n'en parle pas à ses collègues mais ils nous regardent.

La semaine passe et cet homme de soixante-deux ans, en retraite depuis seulement un an, comprend qu'il a travaillé toute sa vie dans le but d'en profiter « après ». Il voit tout s'écrouler. Il s'accroche pourtant à ce château de cartes et a vraiment l'air de croire que tout est possible. Nous allons tous attendre et scruter, sans le vouloir, les premiers signes de faiblesses physiques.

La maladie ayant déjà atteint les reins, le traitement va devoir être plus léger pour les préserver. Quelle ironie ! Les poumons seront moins bien soignés à cause des reins. Que pourra-t-il bien faire de ses reins si les poumons ne sont plus. L'un ne va pas sans l'autre alors à quoi bon soigner si ce n'est que partiellement ! Le traitement ne va-t-il pas aggraver la maladie et abréger de bonnes conditions de vie si l'on considère que vivre avec cette maladie qui envahit déjà votre corps est supportable pour le malade.

L'été passe, et avec lui, les mauvaises nouvelles qui se font un plaisir d'arriver le week-end où l'on est censé se reposer. Alors on retourne au travail avec son malaise et quelques personnes bien attentionnées pensent que votre week-end a encore été bien « arrosé ».

Il est donc impossible de vivre sa vie sans que personne ne voie sur votre visage les traces de la maladie des autres qu'ils ne savent pourtant pas identifier.

Arrive le moment où vous en avez assez d'entendre autant de stupidités ; vous n'êtes pas encore sourde et, presque sans ménagement, vous leur infligez que ce visage fatigué est le reflet du cancer de votre père. Les autres n'ont plus rien à dire, sont « désolés » et se confondent en excuses. Ils auraient pensé à tout pour vos week-ends mais jamais à « ça ».

Le chirurgien se veut toujours optimiste ou serait-ce mes parents qui ont mal interprété son discours bien rodé, car habituel. C'est son métier, il ouvre parfois des gens pour enlever ce qu'il y a de plus mauvais. Pourtant mon père ne sera jamais opéré. À quoi bon enlever un poumon si les reins saignent. Pourquoi infliger une telle opération si on savait comment allait se dérouler la fin ?

Mourir n'est sûrement pas évident mais voir mourir un peu plus, jour après jour quelqu'un, qu'il soit très proche de nous ou pas, c'est une chose impensable, insupportable, car vous, vous savez.

Les séances de chimiothérapie ont commencé mais je n'y assisterai pas. Je ne suis pas prête. Je ne veux pas. On ne me demande pas d'y assister. Je n'en parle pas.

La fatigue commence à s'installer dans le corps de mon père qui lutte avec le traitement. Il va falloir revenir bientôt pour recommencer. Alors certains jours, un abattement profond se lit sur son visage : il sait.

Le cancer prend son temps pour se déclarer. Il préfère bien s'installer avant de se présenter. Ce n'est pas une ou deux cigarettes qui l'inviteront mais des années de consommation et lorsque l'on a vingt ans ou moins et que l'on vous parle des risques, dans quarante années, environ… Quarante ans, ce n'est rien dans une vie et pourtant c'est la moitié mais lorsque vous réalisez ce constat, vos excès vous ont déjà rattrapé. Je le vois encore se frapper la tête avec une de ses mains en disant dans des pleurs sans larmes : « quarante années pour se suicider. »

Le tabac tue. Mais il tue si lentement que l'on n'y pense pas.

Les mois avancent et la maladie aussi. Noël sera un peu spécial cette année.

Cela fait bientôt six mois et ce corps qui résistait jusqu'ici va commencer à décliner.

Le puzzle s'effrite.

Encore six mois. C'est la survie qui commence et la vie qui s'étiole.

Se lever pour manger et se laver un peu deviennent les seules occasions de bouger. Il y a aussi l'ambulance et les voyages vers l'hôpital qui s'avèrent délicats sur ce corps amaigri qui ressent plus intensément les petits chocs. La douleur est partout. On se tait. On se comprend dans un regard entre ma mère et moi. Il n'y a rien à dire de plus que ce que nous voyons. Il faut être fort pour les autres. Ne rien dire permet de ne pas accentuer la douleur de tous ceux qui la ressentent. Un seul mot les ferait craquer.

Rester digne et accompagner le malade qui ne pleure pas, ne geint pas.

Parler le fatigue et il n'en a pas envie ou seulement avec ma mère. L'envie le quitte, tout le quitte. Son corps fond, ses joues se creusent malgré les compléments alimentaires qui me font penser à tous ces substituts de repas que beaucoup d'entre nous ingurgitent pour maigrir ; lui n'en a pas besoin.

Couché dans son lit, son corps commence déjà à disparaître en partie et le silence qui l'entoure est pesant.

Tenir encore, il le faut pour lui, pour nous, pour la famille, pour se préserver aussi. Lorsqu'il parle, c'est pour nous dire qu'il est persuadé que cette fois le cancer est parti, qu'il va s'en sortir. Il accompagne tous ses mots de son regard, dans l'attente de notre approbation que nous ne lui donnons pas.

Ma mère lui sourit.

Le silence.

Où trouve-t-on la force de garder les yeux secs et le visage impassible quand nos yeux se croisent ?

Comment mon père, qui d'ordinaire se plaignait au moindre rhume, devient-il si calme et ne se plaint jamais ?

Les séjours de courtes durées à l'hôpital deviennent réguliers. C'est comme une recharge de batteries qui ne tiennent jamais longtemps. Pendant les visites, on discute. On discute de tout et de rien. On prend un café au distributeur pour avoir quelque chose entre les mains. Le portable n'est jamais éteint la nuit et n'est jamais très loin.

De retour au travail, il reste dans la poche du pantalon en mode vibreur. Malgré tout, on le regarde de temps en temps, au cas où on aurait pu y être insensible. On s'inquiète qu'il n'y ait pas de message alors on en laisse un sur un autre téléphone qui ne décroche pas.

« Pas de nouvelle : bonne nouvelle. »

« Pas de nouvelle : il y a sûrement quelque chose de grave. »

J'ai beau être sensible, je sais faire face quand il le faut et je n'aime pas les hôpitaux.

Le dimanche, je viens en voiture ; je connais le chemin par cœur. Je ramène ensuite ma mère à la maison pour qu'elle ne prenne pas les transports en commun. Je n'aime pas la savoir seule.

Mon père va encore revenir dans sa maison, dans son lit et retrouver son mutisme, il attend mais ne me le dira jamais. Il ne parlera qu'à ma mère des dispositions à prendre, de ses souhaits.

Puis un jour, un nouvel appareil s'est installé dans la maison. Un appareil respiratoire est posé dans le couloir près de la porte de la chambre et puis cet obus d'oxygène en cas de panne électrique. Il n'aime pas les masques qui « l'étouffent » et préfère les lunettes dont l'efficacité est pourtant moindre. La machine le rassure et dessèche sa gorge. Il l'utilise de plus en plus et le bruit empêche ma mère de dormir, dont le sommeil est en partie absent depuis de si nombreuses années. Mais mon père dort, il dort comme il a toujours dormi quelles que soient les circonstances.

Il dort et se réveille un peu, peut-être pour s'assurer qu'il est toujours « vivant », mais comment définir cet état de vie. Il ne dispose plus de son corps. Où sont tournées ses pensées que son visage ne reflète plus ? Il est presque parti.

Fin juillet, l'ambulance l'emmène pour la dernière fois à l'hôpital. Mais cette fois son corps est tellement amaigri que l'on n'espère plus qu'il puisse rentrer. Parfois, dans la chaleur de ses derniers jours, les trois derniers, il perd la tête, ne sait plus où il est.

Il faudrait plus d'oxygène pour le soulager et surtout de la morphine distribuée selon des critères qui ne sont pas aux normes de la douleur qui est la sienne.

Le cancer a rempli le reste de son corps : poumons, reins, colonne vertébrale, moelle épinière. Mais le corps médical pense la dose de calmants suffisante.

J'étais là trois jours avant, dans la chaleur et l'attente. Je suis descendue encore chercher un café au distributeur, quelques minutes. Puis, il a fallu remonter et attendre en contemplant un esprit qui semblait, malgré tout, avoir du mal à se détacher d'un corps presque effacé.

C'était un vendredi. Trois jours après. Treize heures quinze.

Le téléphone a sonné et je suis allé chercher ma mère.

C'est terminé.

Je ne rentrerai pas dans la chambre.

Cela fait deux ans et demi. Je m'en remets à peine. Nous n'en parlons plus dans l'entourage. Tout a été dit. Chacun gardera sa vision, ses souvenirs.

Il ne faut pas avoir de regrets. Ce qui est fait n'est plus à faire. Regretter ne fait pas avancer et le futur est encore là pour ceux qui restent. Exister après n'est pas égoïste : c'est vivre.

Chapitre IV
Ma mère

Sans les mots

Par Nicole Rocton

C'est l'été. La terrasse ombragée par la treille est chaude comme un sable de plage, et nous nous y vautrons à l'heure de la sieste. Les abeilles bourdonnent, pleines de raisin. Les touristes descendent la côte et détournent leurs regards vers les grappes qui pendent au-dessus de nos têtes. Sur le flanc du coteau, un amandier domine la ville. Il est le premier à blanchir, quand le printemps arrive. Puis il s'étale, en juillet, de toutes ses branches, juste en face des fenêtres de notre maison.

Chaque jour, tous les trois, frère et sœurs, traversons les rues d'un pas décidé. Nous partons passer l'après-midi à Bessé, quartier bordé de jardins où habitent nos grands-parents. Les vacances sont là, plus de classe, plus d'horaires, plus de leçons à réciter. Notre grand-père nous apprend à faire du vélo :

« Ne regarde pas ta roue ! » dit-il. « Droit devant ! Si tu regardes au loin, tu ne tomberas pas. »

Mais moi je fixe le sol, et le vélo prend l'allure du Titanic. Au secours, je tangue avec lui ! Soudain je comprends : fixer quelque chose droit devant soi, loin, oublier le vélo, partir, filer, libre. L'équilibre est là. Sans le sol, sans le mur, sans la peur, sans les bras, sans les pieds. Regarder loin, par-dessus bord, par-dessus vide. La brise chaude met ses doigts dans nos oreilles. Le paysage glisse comme une voile sur l'océan.

Sans les mains.

***

Sans-Les-Mots.

La nuit, un rêve vient : la maison aux cloisons invisibles, les trombes qui déferlent, de haut en bas. Un mur d'eau descend à bruit fracassant et silencieux. Pas une goutte ne pénètre à l'intérieur. Seulement, inaccessible, le mouvement incessant, l'écume, l'immense bruit que nul n'entend, la largeur de la pièce emplie de ce spectacle impalpable, infini. Niagara Falls, inondation. Pas un son au-dedans, pas une goutte qui filtre. Chute interminablement renouvelée, écumeuse. Rideau épais, inextricable, sombre, qui tapisse à l'extérieur la vitre protectrice. Spectacle écrasant, cataractes fantômes. Quelque chose s'est effondré et continue à s'effondrer, inexorablement.

Les années ont filé comme un vélo qui disparaît au loin. Un paysage émerge : des joies, des gouffres, des questions, des silences, des distances.

***

Sur l'étroit chemin qui mène de ta chambre au cœur de ce village de Normandie où nous marchons ensemble, tu épelles les mots sur les panneaux, les abribus, les plaques des voitures. Les chiffres, les lettres, parfois se mélangent. Ton bras contre mon bras et ta main dans ma main, nous marchons à pas courts, et ton regard va de la fleur minuscule et rose qui passe sous la clôture, aux moutons qui s'approchent et soudain s'enfuient à perte de vue. Disparus, les « bidules ». Tu montres des « Tu-tu-

tu ». Tu guettes un complément de commentaire de ma part, ou une réponse à une question que tu n'as pas posée. Ou bien alors peut-être l'as-tu posée dans une langue que je n'ai pas comprise : ta langue, unique, hermétique, intermittente.

Tu attends que je parle. Ton ralentissement insiste et m'informe que je ne m'en tirerai pas sans réponse. Alors, en écho à ton « Tu-tu-tu », je risque : « Oui, sans doute… ». Mais voilà ton regard qui me fixe, et ces paroles inattendues : « Ah bon ? Mais comment ça se fait ? ». Tu sembles attendre une explication qui ne saurait être reportée. Perplexité. Comment « Tu-tu-tu » peut-il se faire, en effet ? Et que répondre ? Maintenant, c'est moi qui bredouille quelque chose d'hésitant.

Mais tu es déjà loin, dans une autre pensée. Ton regard s'attarde maintenant sur un papier de bonbon minuscule de couleur vive, coincé entre un morceau de grillage et le sol herbeux, sous la clôture que nous longeons. Tu le montres du doigt. Sans paroles, cette fois. Ce papier miniature captive ton œil. Ton attention est détournée. Sauvée par le gong, j'abandonne la recherche d'une réponse.

Nous poursuivons la marche. Poser le pied hors du trottoir est une aventure risquée. Pourtant, nous devons traverser la route où les voitures ignorent ton rythme ralenti. La hauteur de la marche est un obstacle que l'on contourne avec des ruses de sioux. Nous voilà sur la chaussée. Rien ne te fait accélérer le pas, ni le bras qui te tire avec ménagement et obstination – mélange contradictoire –, ni le bruit des camions qui enfle à nos oreilles et te laisse parfaitement indifférente.

Ouf. Mission périlleuse accomplie. Engouffrons-nous dans notre petite rue préférée, aux vieilles maisons fleuries. Dégustons le plaisir de poser les pieds côte à côte, à ton rythme, tranquillement. Ça tire un peu le dos, mais commentons le décor, prenons le temps. Guettons la parole reconnaissable, espérons-la. Puis renonçons. Tant pis. Soyons ensemble, de la tête aux pieds, pleinement. Cette promenade est un « présent », comme le double sens de ce mot l'indique : à la fois un moment unique, immédiat, et un cadeau.

***

Pourtant.

Avant, comme il fut difficile parfois d'affronter ton regard, tes paroles acérées que faisaient s'écrouler l'assurance, l'argument. Malheur à nous si nous ignorions le sens d'un mot, une date d'histoire, le nom d'un écrivain, ou si nous balbutiions notre leçon de maths, notre récitation. Tous les soirs tu préparais ta classe pour le lendemain, corrigeais tes cahiers, pendant qu'une casserole chantonnait sur la cuisinière. Autour de la table, chacun de nous trois peinait sur ses devoirs. Certains dimanches soirs, même, devant le tableau vert couvert de chiffres, de figures géométriques, de sigles barbares, ABC, COG, xy – 56, cos, sin,... nous maudissions silencieusement les mathématiques, rêvions du lit où nous irions bientôt retrouver *Le Général Dourakine*, *Pêcheurs d'Islande*, *La case de l'oncle Tom*...

Le pas de notre père se faisait entendre dans l'escalier. Livres rangés, cartables bouclés, nous mettions le couvert, tu servais le repas. Nous nous retrouvions tous les cinq. Je guettais le reflet dansant de la lampe dans ma soupe, m'appliquais à faire des œuvres d'art dans ma purée, glissais discrètement un morceau de viande à Minouche, la chatte tigrée complice qui se frottait à mes jambes sous la table. À la radio, *Le comte de Monte-Cristo* nous tenait en haleine.

***

De ton Pays d'Avant, celui qui a pendant un temps effacé l'autre – celui des cinquante années qui ont suivi notre naissance –, tu nous as raconté, pendant la période où il était présent à ta mémoire, ce que nous n'avions pas connu, ce qui s'était inscrit pour s'effacer ensuite, dans le Pays de Maintenant, le Pays « Sans-les-Mots ».

Ton Pays d'Avant : Rouen, la ville Musée, où le samedi les professeurs vous emmènent visiter des merveilles. Le port où les bateaux déchargent les cargaisons de bananes, la rue du Gros Horloge, la Seine prise par les glaces, l'hiver, pendant la guerre. Les barques qui attendent en contrebas que chacun descende et s'installe. Les sirènes des alertes, la course vers les cachettes souterraines, la maison de Sotteville où tu habites avec nos grands-parents, et ce dicton humiliant, haï : « Sotteville, sottes gens ». Les cours de violon où les parents discutent ensemble dans la salle où souffrent leurs enfants, et ce violon haï aussi parce que tu n'aimes pas les cours collectifs, et que tu n'as « pas d'oreille ». Ton rêve d'avoir un frère, mais tu n'en auras pas. Ton rêve d'être sage-femme, mais ton père ne veut pas. Ton premier poste d'institutrice au Tréport, le soldat allemand qui entre dans ta classe, bute sur l'estrade et manque de tomber, tes élèves qui commencent à rire sous cape, et toi qui, dans son dos, désespérément, leur fais « les gros yeux », de peur des représailles. Tes trajets en vélo dans la Normandie occupée.

Et puis l'exil à Thouars, puis la fin de la guerre, la rencontre avec le fils de la dame veuve chez qui tu loges. Elle deviendra notre grand-mère, mais tu ne le sais pas encore. Ce fils, lui, revient de captivité. Vous vous retrouvez, régulièrement, « en cachette », pour des promenades le long de la Chaussée, au bord du Thouet, à Pommiers. Comme il est beau, ce site, et sa cascade qui chante…

Votre mariage a lieu en plein hiver. Et vous partez pour la Touraine.

***

Dans le Pays de Maintenant, le grand rideau de pluie de l'effacement.

Dans le Pays de Main-Tenant, tenant ta main, nous essayons de décoder les signes du Pays Sans-Les-Mots.

Tu écrivais encore, à la fin de l'année 1999. Sur ton agenda bleu, on peut lire :

« *Carpe diem* = Mets à profit le jour présent ».

Relire ces mots qui datent du temps où tu avais encore l'écriture régulière, fine et sûre… Et puis quels mots ! « Mets à profit le jour présent… »

Les vois-tu aujourd'hui s'inscrire encore à la fenêtre de ta chambre, quand le matin s'y agrandit ? Que t'offrira le jour présent ?

Cette phrase est une des dernières que tu aies notée, mis à part celles que tu as dû rédiger pour quelques lettres envoyées au début de l'année 2000 en réponse aux vœux d'amis ou de membres de la famille, puis des notations devenues de plus en plus rares sur ton agenda bleu, ou ton calendrier.

Au début de ton séjour en Alsace, tu écrivais encore des phrases élaborées :

« Ce soir, Mademoiselle Christ m'a fait visiter sa chambre, au premier étage de l'autre bâtiment (très agréablement meublée et arrangée). »

Puis quelques informations brèves notées de temps en temps :

« Aline a téléphoné de Toulouse. Ils en repartent samedi. »

« Yvonne de Tulle m'a téléphoné. Ça va. »

« Aujourd'hui, pendule remise à l'heure. »

« Je me suis promenée un peu l'après-midi. »

« Visite du docteur vers 14 h 30. Bien. »

« Bain impromptu vers 10 h et demie. »

Puis :

« Je couche là. »

Puis des pages blanches.

Au Pays de Maintenant, cela paraît extraordinaire : « *Carpe diem*. Mets à profit le jour présent. » Une phrase pour orienter les yeux vers une pépite. « Vivez, si m'en croyez, n'attendez à demain. Cueillez dès aujourd'hui les roses de la vie » dit aussi Ronsard.

Engageons-nous à la recherche des roses, traquons, au pays dévasté, les cadeaux imprévus : le moment où tu dégustes une fraise en te léchant les doigts, où tu avales une tartelette aux pommes préparée par Linet', ma sœur… Et puis le geste tendre que tu engages au détour d'un couloir : une caresse sur notre bras et des paroles à savourer comme un bonbon, que tu prononces, aux instants immobiles :

« Tu es bien mignonne ! »

Moments précieux auprès desquels le temps s'arrête. Moments au creux desquels les mots se cachent, puis sortent, enfin, ceux que peut-être – sans doute– nous n'avons jamais osé dire « avant » :

« Je t'aime, Maman. »

***

Main dans la main, nous arpentons les longs couloirs. Ton bras libre cherche par intervalles à prendre appui sur la barre brune, contre le mur, qui aide à ne pas trébucher. Les noms inscrits sur les portes des chambres attirent quelquefois ton regard, tu t'exerces à les déchiffrer. Puis c'est le tien que tu découvres, nom inconnu, tu en affrontes la lecture comme tu t'engages dans celle des autres noms. Ton regard et tes efforts glissent vers la porte suivante, le nom suivant.

Ma pensée quitte le couloir et je revois nos promenades sur les chemins d'Alsace, au creux des collines vertes, sous les arbres que tu trouvais si hauts.

Ce n'est pas au Pays d'Avant, dans l'urgence et les soucis, que nous aurions pu marcher ainsi l'une au pas de l'autre, conscientes du moment où nous nous retrouvons pour goûter l'instant qui passe.

***

Avant, peut-être ne savions-nous pas, ne pouvions-nous pas prendre ce temps nouveau, ce regard nouveau sur les lieux, sur les autres, sur les événements, sur les paroles ou leur absence, sur nous-mêmes.

Un soir, au temps où tu vis encore en Alsace, à quelques mètres de mon appartement, dans la rue d'à côté : alors que nous nous sommes promenées ensemble l'après-midi, et que je te pense endormie tranquillement dans ta chambre à la maison de retraite toute proche, la sonnerie du téléphone retentit dans le salon. C'est toi. Il est 22 h 20 :

– Allo, Colo ?

– Oui, c'est moi.

– Ah !... Je voulais te demander... Ton père n'est pas encore rentré. Je ne comprends pas...

– ... Il est mort depuis plus de vingt ans...

– Oh ! Non ? Vraiment ? Ah, ça alors... Oh...

– Oui. Tu ne t'en souvenais plus ?

– Enfin, non. Je l'attendais, je commençais à m'inquiéter. Ça alors...

– Oui. Ne t'inquiète pas. Je suis tout près de là où tu es, essaie de dormir, couche-toi maintenant, il est tard.

– Ah bon ? Tu habites où ?

– Dans la même ville que toi, la rue d'à côté. On s'est vues cet après-midi, on a été se promener ensemble dans les rues que tu aimes, et moi aussi.

– Ah, ça alors ! Et moi, je suis où ? On est quel jour ?

Ce soir-là, on n'est pas encore au Pays Sans-les-Mots, mais il approche. Tu peux encore essayer de poser des phrases qui font entendre ce qui vient se mêler dans ta tête, même si tu ne peux pas toujours y mettre de l'ordre.

***

Il y eut aussi le temps où tu aimais encore employer des expressions spéciales : « J'ai bientôt octante ans ! », le temps où tu te remémorais des chansons : dès que le panneau « Lautenbach » apparaissait au détour d'un chemin, tu entonnais :

« C'est à Lautenbach, qu'on danse, qu'on danse. Voyez passer les rubans noirs. La la la la la la la… »

Personne d'entre nous n'avait jamais entendu cette chanson, mais elle devait remonter de ton enfance lointaine. Regardant la haute cime des arbres et les collines, tu entonnais aussi :

« Là-haut, sur la montagne, l'était un vieux chalet…. »

Si nous partions pour une promenade un dimanche de soleil, tu récitais :

« Le ciel est bleu, la mer est verte. Laisse un peu la fenêtre ouverte… »

Et le petit ruisseau qui serpente dans les pentes vertes de Murbach te rappelait les torrents de la Corrèze où tu aimais tant aller en vacances quand tu étais enfant.

Mais si le temps était gris, tu disais :

« C'est un temps de Rouen ! Pot de chambre de la Normandie ! »

Puis ces mots se sont tus, ces images et ces textes ont disparu de ta mémoire.

***

Dans le Pays de Maintenant, parfois pourtant ressurgissent encore des mots qui s'assemblent. Lors d'une promenade, alors que nous cheminons, attentives aux maisons, aux fleurs, aux panneaux qui attirent encore ton œil, tu demandes soudain :

« Et ton père ? »

Je te regarde, écarquillée. En ce moment précis, tu sais donc que je suis ta fille. Tu peux former une phrase. Tu as conscience que celui dont tu parles était mon père, notre père – il te reste deux filles – et en même temps ton mari, celui dont tu m'as dit un jour, il y a quelques années – c'était si beau – :

« Je l'aime encore. »

Le rideau de pluie s'écarte soudain, la vitre est claire, tout peut s'y réinscrire. Plus de cataractes déferlantes, plus de montagnes d'eaux qui effacent, de tempête qui effraie, de ténèbres qui désespèrent. Je te fixe et te dis, comme je t'avais dit le soir du coup de fil :

« Il est mort depuis plus de vingt ans. »

Mais ton regard et ta pensée ont déjà dérivé vers un ailleurs qui les reprend, et tu lis le message inscrit sur un panneau publicitaire, avec application. Tout autre élément du présent semble être oublié hormis ces lettres que tu déchiffres. T'interrompre est inutile.

***

Dans ce pays des cartes brouillées, il nous est arrivé, justement, à nous, tes filles, de décider de te présenter nos cartes d'identité pour te prouver que contrairement à ce que tu nous affirmais à ce moment-là, nous étions bien tes filles. Mais nos deux cartes entre les mains, tu t'indignais encore : non, ce que nous disions était insensé.

Car nous suivons la piste d'une gigantesque énigme. Parfois sur cette piste, un indice attire nos yeux. Nous le saisissons avec les pincettes de la curiosité, le rangeons dans le tiroir de notre tête et refermons provisoirement le couvercle de la boîte aux mystères. Sherlock Holmes répond rarement à nos appels, et les indices ne révèlent jamais exactement la prochaine étape.

Ainsi, encore, il y a peu de temps, nous sortons toutes les deux pour une promenade. Tu tentes de temps en temps des essais de communication, des rébus dont je ne découvre pas la solution.

Soudain nous croisons un couple accompagné d'une enfant d'une dizaine d'années, et tu t'écries : « Oh la mignonne petite fille ! » : toute une phrase bien ordonnée, précise, tout à fait à propos. Est-ce le fait que tu ne vois plus souvent d'enfant qui ranime en toi un savoir enfoui, inutilisé ?

Pourquoi peux-tu encore lire alors que tu n'écris plus ? Pourquoi parfois t'arrive-t-il de contempler tes mains aux doigts noueux comme s'ils étaient des objets étranges et étrangers, et que tu t'étonnais de les trouver là, au bout de tes bras ? Tu me les montres, puis me regardes et sembles m'interroger silencieusement. Je risque une explication : « Oui, il arrive que nos doigts soient déformés par l'âge, les rhumatismes, c'est ça qui t'étonne ? » Ton regard s'éloigne, tu ne réponds pas.

Ta propre image, dans un miroir ou sur des photos, te laisse indifférente. Si tu manifestes clairement que tes mains t'étonnent, tu passes sous silence la rencontre avec ton visage, et ton regard glisse sur son reflet sans s'arrêter.

Sur les murs de ta chambre sont exposées des photos commentées en couleur par Linet', ma sœur. Comme sur une route à itinéraire complexe, ils sont des panneaux destinés à te conduire de l'image des visages au souvenir de ceux qui forment ta famille. Mais soudain tu nous appelles « Madame », et les photos autant que les originaux se retrouvent dépourvus de leur identité.

Et puis ceux-là sont les vivants. Où sont gravées les images de ton fils, – notre frère – mort à dix-huit ans, celle de ton mari, mort peu après son départ en retraite, celle de ton père, celle de ta mère ? Leur absence a-t-elle creusé un gouffre, à chaque fois plus profond ?

***

Les cataractes aveugles lèchent les parois de verre, à grand bruit silencieux. Elles frappent à grandes lames contre un mur invisible. Le droit d'entrée est en attente. Mais la paroi infranchissable ne permet pas l'inondation.

Ou bien ces grandes eaux noires ont-elles tué les souvenirs ? Déferlent-elles à grands tonneaux, dans ta mémoire ?

Dans quel chemin t'es-tu perdue ? As-tu passé la vitre en pays inconnu ?

***

C'est Noël. Nous sommes venus avec la bûche pour la déguster avec toi. Nous tous : tes enfants et petits-enfants. Même si nous ne sommes pas nombreux, nous sommes heureux de nous retrouver là, auprès de toi, nous qui sommes éloignés chacun par les distances géographiques. Lorsque nous arrivons, tu somnoles dans un fauteuil. Ton réveil semble difficile, et nous tentons de t'expliquer que nous venons pour partager un moment avec toi. Tu grognes, et d'un geste nous montres que tu veux être tranquille, que tu ne nous connais pas, que nous ne t'intéressons pas.

Ne pas s'arrêter là. Sourire. Puiser dans les réserves de l'humour. Revenir – doucement – à la charge. C'est comme le Petit Prince avec le renard. S'approcher un tout petit peu plus près, progressivement. Jusqu'à ce que tu sois complètement éveillée, et peut-être prête, enfin, à nous reconnaître, nous accepter, sourire, parler.

T'apprivoiser. S'asseoir, attendre, risquer un sujet qui t'attire, attendre encore, guetter un regard, une parole, un geste d'accueil.

Sortons la bûche, attaquons le découpage. Linet', courageuse, se lance à l'assaut et coupe le trophée en huit parts. Puis admire la tablée.

Et pleure.

Ça coule lentement, silencieusement, inexorablement. Petite pluie épidermique, qui adhère à nos yeux à tous. Tu es plongée dans tes pensées impénétrables. Ailleurs. Tout près, très loin.

Séparée de nous par des cloisons infranchissables, à des millimètres de tes filles, de ton gendre, de tes petits-enfants. Chacun ravale les alluvions liquides et salés inavouables, et tente une petite phrase allègre et sympathique, fort à propos ou complètement hors contexte. Parler. Rompre le silence envahissant qui laisse entendre les cascades lacrymales.

Et soudain te revoilà présente, tu admires les parts de gâteau, la petite scie verte en plastique qui les décore, le sapin, les champignons en meringue. Tu attaques la dégustation. Un gros poids bascule par-dessus nos épaules pour s'étaler sur le carrelage et filer vers la porte de sortie. Ouf. Détente. Nous risquons des sourires, commentons la décoration de la salle, attaquons avec appétit la tranche de bûche fraîche. Les maxillaires s'agitent, nous surveillons que tu n'oublies pas de te régaler, et nous sommes bien, ensemble. Puis nous allons dans ta chambre pour le moment des cadeaux. Nous t'aidons à enlever les emballages, guettons ton regard, tes paroles. Tout cela te rappelle-t-il d'autres Noëls ? La maison de ton enfance, en Normandie ? Celle de la nôtre, en Touraine ? Rien ne le laisse penser. Mais peut-être, dans un chemin de ta mémoire, un lointain écho…

Tu tournes maintenant méthodiquement les pages d'un nouveau livre découvert par Linet' lors d'une de ses minutieuses explorations dans les dédales d'une librairie : des images colorées, des thèmes qui accrochent ton attention et ta curiosité, des phrases courtes écrites en grosses lettres. De quoi capturer ta soif de connaissances qui n'est pas éteinte.

Et nous nous remémorons les « Va chercher le dictionnaire » qui ponctuaient les soirs de devoirs et de leçons, quand nous étions enfants, les « Regarde dans la flore » qui nécessitaient que nous nous précipitions sans attendre pour trouver absolument l'identité énigmatique d'une plante découverte en cueillant des champignons, le dimanche après-midi, dans les chemins de la forêt. Et nous grommelions intérieurement : « La prochaine, fois, pas la peine de ramasser… »

Tu lis à haute voix. Peu importe ton entourage à ce moment, tu es tout entière concentrée sur ce que tu découvres. Parfois fusent, inattendues, des remarques étonnées :

« Dis donc ! Il a un drôle de nom, ce papillon ! »

« Et ce bidule... Ah, tiens, c'est un lapin. »

Émerveillés de t'entendre retrouver des mots, nous nous regardons et nous extasions de ce spectacle éphémère : pour quelques minutes, de nouveau toi, pleinement toi.

***

Je me souviens. J'avais douze ans, peut-être treize. Tu régnais sur notre monde en maîtresse. Un jour, j'avais égaré mon sac de sport. Je haïssais le sport... Et quel sac de sport ! En tissu blanc, taillé aux dimensions que la « Mère Doudou » – notre professeur – avait minutieusement imposées sur papier officiel. Le prénom et le nom de l'élève devaient y figurer en bonne place et en larges lettres, brodées au fil rouge, au point de tige. Tout cela avait été scrupuleusement exécuté par toi. Et j'avais perdu ce maudit sac, ainsi que son contenu. Comment ? Quand ? Mystère. Il ne me manquait pas. Par contre, je savais bien que si je ne rapportais pas au plus tôt l'objet du crime, la patience du professeur s'épuiserait, et je n'y gagnerais que quelques jours de répit. Mais j'avais beau chercher, impossible de le retrouver. Bien plus que les foudres de notre professeur, je craignais les tiennes. Non pas que la situation de Cosette fût le calque de la nôtre, ou que j'aie quoi que ce soit à voir avec une enfant martyre, et toi avec la Thénardier. Non. Mais quand quelque chose n'était pas conforme à ce que tu attendais, ton regard autant que tes paroles me glaçaient, me paralysaient. Je me sentais alors aussi méritante qu'une déjection canine. Réellement, profondément. Aussi mes nuits étaient-elles à cette époque entrecoupées de cauchemars. J'avais un étau dans le ventre en permanence. Je repoussais chaque jour au lendemain le moment d'avouer mon forfait. La pensée de cette situation insoluble me suivait partout, sur le quai que je longeais en traînant avant de rapporter les courses, sur le trajet du collège quand je partais le matin, quand je revenais à midi, quand je repartais l'après-midi. C'était à la fois ridicule et gigantesque.

Je ne pourrais pas dire aujourd'hui comment s'est résolue l'affaire. Je sais seulement que dans un cas comme celui-là j'étais incapable d'aller vers toi sans trembler en silence et craindre les mots qui me découperaient.

***

Et te voilà maintenant, toi qui nous toisais, t'indignant que nous ignorions la date du sacre de Charlemagne ou la formule du théorème de Thalès, nous réduisant ainsi à de microscopiques illettrés, te voici cherchant du regard un repère qui te serait une aide, un appui pour te relever du fauteuil trop profond. Et des torrents inextinguibles s'engouffrent dans les couloirs de nos pensées, dans les méandres de notre cœur. Quelque chose se tord, inexorablement, dans notre ventre, et hurle au désert de notre incapacité à te redonner la conscience d'être toi, la Toi que nous avons connue, qui régissais notre maison, qui savais, qui disais, et nous obéissions.

Et tu es notre fille, et nous ne voulons pas. Nous cherchons notre mère et ne la trouvons pas.

Et les chutes incessantes se fracassent du haut des falaises de granite de l'impossibilité de détourner le cours de la vie comme elle va. Nos ongles déchirent la peau de la paroi de verre de la vitre assassine.

***

Pourtant, ces cordes d'eau nous séparent et nous lient. Ta vulnérabilité érode les aspérités de nos ruades internes. Nous sommes à tout instant en équilibre au bord d'un gouffre, comme le lapin des dessins animés, dont les pattes continuent à tricoter dans le vide jusqu'à ce qu'il s'aperçoive soudain que le sol n'est plus là. Ses oreilles hérissées se dressent, son hurlement retentissant et infini se perd dans le vide où inexorablement, soudain, inévitablement, il tombe.

Mais il ne se fracasse pas. Tout au fond, incrustés dans la terre sombre du précipice, un doigt arqué, puis l'autre, puis trois, puis cinq, tout doucement, s'exercent à fonctionner, avancent, reculent, dansent un hésitant menuet. Puis le lapin entier progressivement réapparaît, couvert de sparadraps, regarde autour de lui, inquiet, bosselé, déchiré, raccommodé, plâtré, bancal, appuyé sur une béquille fêlée. Il avance timidement d'abord, tente une patte puis l'autre, serre les épaules, se retourne, se cache, reprend sa route, lance en l'air sa béquille et détale, puis freine à mort, revient, reprend la route, se redresse, sifflote. Fanfaron, il surmonte l'effondrement.

Nous ne voulons pas voir le gouffre du temps de Maintenant, sans fond. Sans cela, nous tombons, dans le chagrin sans fin, dans la stérilité de la révolte, dans le hurlement qui s'étire comme un chewing-gum interminable. Il nous faut porter le regard au loin, et comme sur le vélo de l'enfance, apprendre l'équilibre :

« Ne regarde pas ta roue. »

Ne regardons pas le puits, les chutes. Avançons, les yeux fixés sur l'horizon. Sans la roue, sans la peur, sans les mots.

Main-tenant.

Tenant ta main, nous bâtissons un pont par-dessus le gouffre, comme dans les parcours sportifs, un pont de cordes, branlant, solide, dansant. Nous avançons les pieds l'un après l'autre, sans rien savoir du pas suivant. Pas en Superman, apte à tout vaincre, à relever allégrement la tête au cœur des plus épaisses interrogations. Non. En humains. En nues mains. À mains nues. À vue.

***

Ayant vécu longtemps au pied d'un château fort, nous aurions pu veiller, inspectant l'horizon… Ainsi parlait Péguy, de ce château royal :

« Et moi, j'en connais un dans les châteaux de Loire
Qui s'élève plus haut que le château de Blois
Plus haut que la terrasse où les derniers Valois
Regardaient le soleil se coucher dans sa gloire. »

Ce château de Chinon, qui domine la Vienne, a pendant quelques siècles maintenu une partie de ses murs, et formait ainsi la plus grande ruine féodale d'Europe. C'est au pied de cet édifice impressionnant que nous avons vécu notre enfance, et que tu as passé cinquante ans de ta vie, dont tu ne parles plus.

Il est en train d'être restauré. Apparaissent petit à petit, au fil des gigantesques travaux, des toits, des murs, un fort que l'on ne voyait plus et qui va de nouveau s'étendre, et se dresser, et dominer la ville. La puissance et la beauté architecturales de l'édifice historique sont donc en voie de réapparaître. Mais se dessine au fur et à mesure de cette renaissance un aspect insolite : un contraste évidemment saisissant entre les pierres grises ancestrales et les éclatantes pierres blanches qui composent les parties nouvelles, entre des salles centenaires depuis si longtemps ouvertes à l'air libre et des pièces maintenant fermées, arborant de luisantes couvertures d'ardoises tourangelles. Ce paysage qui nous a été si familier pendant toute notre enfance, puis notre adolescence, notre jeunesse, a tellement changé que c'est à peine si nos yeux, l'englobant largement, de l'autre côté du pont, le reconnaissent.

Alors, peut-être pouvons-nous ainsi essayer de concevoir un millième de ce que constitue pour toi la difficulté tellement hors de portée de notre imagination qui consiste à mettre un nom, un mot, une pensée, une cohérence, sur ce que tu ne sais plus reconnaître, concevoir, nommer : le fil du temps, les lieux, les personnes, le sens d'un geste, les raisons de te lever, de t'asseoir, de te coucher, de manger, de partir, d'arriver, de parler, de se taire, de faire confiance ou non, de croire, de refuser, de choisir.

Au temps des chevaliers, la haute forteresse, percée de meurtrières, au-dedans de ses murs, par ses fentes assassines, permettait à la flèche de viser l'assaillant. Mais nous, abrités par sa silhouette protectrice, notre temps découpé par les coups sourds de Marie Javel, la lourde cloche en fonte de la Tour de l'Horloge, blottis au pied du fleuve ou regardant au loin, nous, l'ennemi du dedans, nous ne l'avons pas vu. Personne, sur le qui-vive, ne guettait au château. Nous sommes donc désarmés : miroirs brouillés, passeports faussés, passe-ponts tricotés sur le tas, passe-montagnes, parachutes, chutes d'eau, chut !... Silence.

Voilà le temps d'être à l'écoute d'autres langages, de porter son regard sur les terres dépouillées. Château ancien, château nouveau, le décor a changé, tu ne reconnais plus ce qui t'entoure. Les repères sont masqués, tu erres à la recherche de tu ne sais plus quoi, de tu ne sais plus qui, étrangère à toi-même, comme une pièce sans toit, comme une pièce sans toi. Vulnérable, tu entreprends la traversée des apparences. Et nous aussi, qui te suivons sans guide, t'accompagnons, pour la visite, dans des lieux en travaux, les lieux anciens de ta mémoire. Où sont les murs où s'appuyer ? Avec quelles pierres bâtirons-nous ? Vois-tu la tour, vois-tu le fleuve ? Avec quels mots les diras-tu ?

Il est une possession qu'on ne peut t'enlever : la dignité. Car tu ne peux la perdre, elle ne t'appartient pas. Elle est dans le regard de qui te voit, dans la pensée de qui comprend que ton visage est un double du sien, et pourtant différent. Si elle n'est pas en l'autre, il ne l'accorde pas, il ne l'enlève pas. Il ne sait pas ce qu'est un homme.

Il est une évidence dont tu ne peux douter, qu'on ne démontre pas : autant que de manger, de boire, de dormir ou de te réveiller, tu as besoin d'aimer, et de lire dans nos yeux que nous savons aimer. Car tel est le secret du Pays insensé, mystérieux, désolant, insondable, douloureux, révolté, inconnu, incontournable, de Main-tenant : ses chemins seront praticables si nous y cultivons dignité, respect, amour inconditionnel. Des produits dont *Le Petit Prince* dirait qu'on ne les achète dans aucun magasin.

Nous marcherons sur ces chemins si nous nous autorisons aussi nous-mêmes à montrer la vulnérabilité, et la faiblesse, et le découragement, et l'espérance, qui sont en nous.

« Baisse un peu l'abat-jour, il fait si doux ce soir… »
Ces vers que tu aimais, vivons-les aujourd'hui.

Nicole Rocton a reçu pour ce texte le 2e prix du concours « Histoires de proches ».

Elle était déjà morte

Par Yvette Mons-Peyrat

Dimanche. Toute la matinée je me suis affairée dans la cuisine m'efforçant de ne pas penser. Mais voilà qu'après le repas pris en famille, il faut songer à partir. Toujours le même cérémonial. Je prends un soin tout particulier à ma toilette : tenue soignée, maquillage parfait...

Je sais pourtant qu'elle ne remarquera rien. Mais j'ai toujours aimé l'entendre me dire : « tu es bien belle, ma fille ». Alors pour qui tous ces embarras ? Pour elle ? Qui sait : elle va peut-être me voir aujourd'hui ? Pour moi ? Sûrement. Voilà une parade pour amortir le choc hebdomadaire : me sentir bien « au dehors ». Évidemment, je prends le risque, léger au demeurant, d'amorcer les commentaires plutôt aigres de ces bonnes grands-mères, sagement assises devant l'entrée de la maison de retraite, échangeant des remarques peu amènes sur mon passage. « Elle est fière, celle-là » pour l'une, « elle a dû manquer de tissu pour sa jupe » pour une autre. Elles sont désarmantes de méchanceté mais comment leur en vouloir ? Je leur décroche mon plus beau sourire et me dirige vers sa chambre.

Je lui apporte souvent des fleurs. Pas les bouquets élaborés de chez le fleuriste, elle n'a pas été habituée à ces dépenses qu'elle jugeait inutiles. Non, simplement les fleurs du jardin en saison – elle les aimait tellement – ou des branches de houx en hiver.

Je frappe à la porte. Bien sûr, elle ne répond pas. J'entre. Elle est là, comme dimanche dernier, comme tous les dimanches depuis 6 mois, dans son fauteuil telle une pauvre chose brisée. Ses mains sont posées sur sa poitrine ou crispées sur les accoudoirs. Elle ne bouge pas, la tête invariablement tournée vers la fenêtre et curieusement penchée sur le côté. Je l'appelle doucement : pas un geste. Alors, je m'approche d'elle et essaie de capter son regard. C'est effroyable : elle n'a pas de regard. Ses yeux ont perdu tout éclat et sont désespérément vides de toute expression. Je lui parle quand même en disposant le bouquet dans un vase. Je range un peu la chambre qui n'en a pas besoin, tire sur le dessus de lit, déplace un ou deux bibelots que ma sœur ou moi avons ramenés de sa maison ; des bibelots sans importance mais chargés de souvenirs pour elle. Cela fait longtemps qu'elle n'y prête plus attention mais nous ne songerions pas à les enlever. Nous avons besoin de la voir entourée d'objets familiers.

Mais je me rends compte, tout-à-coup, que je fais beaucoup de bruit en allant et venant nerveusement entre les quelques meubles. Sans doute est-ce inconsciemment pour palier ce silence si pesant. Je deviens une autre dès que je suis avec elle maintenant ; une autre avec une seule idée en tête : partir, fuir, respirer, vivre. Et là, l'infernal sentiment de culpabilité m'envahit. Non. Je dois rester avec cette femme qui ressemble à ma mère mais qui n'est plus rien.

Alors, je m'oblige à m'asseoir près d'elle. Je n'ose même plus la toucher. Je me fais horreur. Je saisis pourtant des petits ciseaux et entreprends de lui couper les ongles qui poussent, me semble-il, anormalement vite. La tiédeur de sa main me surprend. Je pose alors mes yeux sur elle. À quoi bon ? Même cette main – vivante – ne ressemble pas à la main de ma mère. Que reste-il de ses mains brunes et marquées de paysanne ? Elles sont devenues diaphanes, bleuâtres, flétries, aux doigts si fins que nous avons dû ôter son alliance. Quant à ses cheveux, ils ne changent pas et gardent la même couleur châtain : pas le moindre fil blanc.

Est-ce cette chevelure toujours intacte qui me fait réagir ? Voilà que je prends plaisir à la « faire belle » tout à coup. Je la coiffe, frotte doucement son front et ses poignets à l'eau de Cologne. Mais pourquoi tous ces gestes inutiles ? Est-ce ma façon à moi de lui montrer ma tendresse ? Est-ce que j'imagine pouvoir la « réveiller » en lui insufflant mon amour ?

Tout cela me paraît soudain tellement dérisoire que je ne supporte plus d'être enfermée avec elle dans cette chambre qui me semble si vide malgré sa présence-absence. Alors, je pose un bonnet ou un chapeau sur sa tête selon la saison, un châle sur ses épaules. Je recouvre ses jambes d'un plaid et je pousse son fauteuil roulant vers le parc.

Un sentiment mitigé s'empare alors de moi : je suis avec elle, donc tout va bien, j'accomplis mon devoir filial mais au moins, je ne la vois pas. Comment peut-on imaginer cela ? Laquelle est monstrueuse : elle ou moi ? J'ai honte et pourtant, invariablement, les mêmes pensées m'agitent tous les dimanches. C'est aussi dans ces moments-là que, la gorge nouée, je me dis que j'aurais dû passer plus de temps avec elle avant sa déchéance pour lui parler, échanger. En fait, je m'aperçois avec stupeur que je ne sais rien de son enfance laborieuse, de sa jeunesse. À la campagne, on ne se raconte pas mais si j'avais posé des questions ? Quelle pudeur imbécile m'a empêchée de faire le premier pas quand il était encore temps ? Quel gâchis ! Et ces remords lancinants qui m'assaillent : je n'ai rien fait pour contrer la maladie. Je pense que celle-ci se déclenche ou s'aggrave plus vite en cas de grande solitude, d'impression d'abandon. Je ne crois pas qu'elle souffre aussi bien physiquement que moralement : elle a dépassé ce stade depuis longtemps. Mais on vit sa vie égoïstement et les nouvelles règles érigées par la société actuelle ne sont pas faites pour encadrer les parents comme au siècle dernier.

Puis vient l'heure du goûter. Je la conduis au réfectoire et là, l'horreur est à son comble. J'attache la grande serviette spéciale « vieux bébé » autour de son cou et entreprends de lui faire avaler sa compote comme à un tout petit enfant. Mais ici, pas de cris joyeux, de gestes vifs et désordonnés provoquant des éclaboussures qui enchantent les mères. Des grognements sourds, des borborygmes infâmes, des rôts puissants, des plaintes les remplacent. Alors, il faut s'armer de patience et tenter par tous les moyens de lui faire ouvrir la bouche pour introduire la cuillère, se bagarrer pour qu'elle referme la bouche et avale. Ce « travail » m'occupe tellement que je n'ai pas un regard pour les pauvres êtres assis autour et c'est mieux comme çà. J'évite le plus possible ce spectacle d'épouvante.

J'ai terminé pour aujourd'hui , oserais-je dire ma corvée ? C'en est une pourtant et de taille. Malgré ma honte et mon désespoir, il faut bien que je sois honnête avec moi-même. Oui. Dans ces moments-là, j'ai souhaité que la mort de ma mère la délivre et me délivre en même temps.

Alors, en ces fins d'après-midi de dimanche, je fonce littéralement vers ma voiture après l'avoir embrassée. Je la quitte. J'ai vraiment l'impression de l'abandonner mais j'essaie de me disculper en me disant que j'ai une famille, le travail le lendemain. Sur la route du retour vers les miens, pendant un grand moment, je suis perdue, accablée. Le jugement effroyable que je porte sur moi-même me submerge, m'horrifie. La colère aussi : celle de subir une situation qui me dépasse, que je ne sais, chaque fois, comment aborder puisque ni moi, ni personne ne peut la maitriser. Je ne sais plus d'où je viens. Si, pourtant, je le sais : je viens de l'enfer. Je pleure de chagrin, de tristesse de l'avoir perdue, de culpabilité aussi. Je pleure sur elle et sur moi.

Je ne vois plus la grande maison blanche au milieu des arbres où je l'ai laissée seule, partie pour toujours je ne sais où en attendant la délivrance. Alors, une frénésie de vivre me saisit. J'arrête la voiture, passe un bâton de rouge sur mes lèvres, dépose un disque de rock dans le lecteur de CD. Cela m'aide à me forger une attitude pour donner le change. Pour les gens non concernés, il vaut mieux avoir l'air de revenir d'une banale promenade afin de ne pas gâcher leur week-end d'une part et d'autre part, pour ne pas avoir à subir leur compassion : ce n'est pas de cela dont j'ai besoin mais, bien sûr, on ne peut pas leur en vouloir : ils ne savent pas... Heureusement.

Le 9 novembre 2004, son pauvre corps a rejoint son esprit dans un ailleurs. Que dire de ma peine ce jour-là ? Ai-je eu un chagrin vraiment sincère ? Comment expliquer cette étrange sensation de paix tout à coup ? Oui, c'est cela : j'ai vécu cet aboutissement avec une certaine sérénité. Pour moi, elle était déjà morte.

Des années de lutte

Par Françoise Mareix

Toute la famille faisait les foins dans la grande prairie près de la maison. Je devais avoir quatre ou cinq ans tout au plus. Notre père nous avait fabriqué des petites fourches à nos tailles pour pouvoir faire des petits tas de foin, pendant que les « grands » en faisaient des meules énormes. Il devait être l'heure de la traite : c'était ma mère qui s'en occupait chaque soir, Anne à sa gauche, Micheline à sa droite, et moi, derrière elle, avec ma petite fourche, nous rentrions à la maison. Je jouais avec ma fourche à faire sauter des petits cailloux qui se trouvaient sur mon chemin. Mais il a fallu qu'un caillou bloque la fourche… qui a fait une sorte de ricochet et s'est retrouvée dans le mollet de ma mère. Elle s'est retournée vers moi et m'a grondée parce que je lui avais, bien sûr, fait mal.

Et c'est là, à ce moment précis, que j'ai vu qu'elle ne marchait pas comme tout le monde : elle traînait la jambe. Les événements étaient forcément liés pour moi : c'est ma fourche, plantée dans le mollet de ma mère qui l'empêchait de marcher comme nous. Cette notion est restée dans ma tête pendant très longtemps, si longtemps que je ne le saurais dire.

Le temps a passé sans que, ni mes sœurs, ni moi, eûmes d'explications sur cette façon de se déplacer. Nous faisions partie d'une famille de « taiseux ». Rien n'était dit. Tout était tabou. Une seule chose comptait : travailler, travailler, travailler. Nos parents et grands-parents parlaient breton pour que nous ne comprenions pas ce qui se disait... Jusqu'au jour où ils ont tous compris que nous avions fini par apprendre le breton par immersion. Mais, même là, nous n'en savions pas plus. L'autorité parentale était si puissante qu'il était réellement impensable que nous posions quelque question que ce soit.

J'ai donc grandi en voyant ma mère marcher avec difficultés, mais sans savoir ce dont il s'agissait. Pourtant, un soir de ma jeune adolescence, j'ai osé demander à ma mère, alors que nous étions seules dans la cuisine, ce qui lui arrivait. Elle m'a répondu :

« Oh, les médecins disent que j'ai une sclérose en plaques, mais moi je sais que ce n'est pas ça. S'ils doivent m'opérer du cerveau, qu'ils m'opèrent et on n'en parle plus. »

Les larmes lui venaient aux yeux. Elle devait déjà souffrir beaucoup de son état. Mais quelles étaient ses souffrances ? Étaient-elles physiques ou morales, ou pire encore : les deux ? Elle ne se plaignait pas. Elle a continué à travailler jusqu'à l'épuisement, à s'occuper de ses beaux-parents comme si de rien n'était, à élever et éduquer ses cinq enfants dans toutes ces belles valeurs qui nous sont restées.

Elle a toujours refusé le diagnostic de sclérose en plaques. Elle suppliait le médecin de famille pour qu'il trouve « quelqu'un » pour l'opérer. Je ne savais pas qui croire. Le médecin se trompait-il ? Et si ma mère avait raison... une simple intervention suffirait peut-être ? J'avais le sentiment indicible que je m'éloignais de ma mère parce qu'elle n'était pas comme les autres mamans que je voyais, parce que rien ne nous était expliqué alors que j'aurais tellement voulu savoir. Et aussi parce que, à chaque fois qu'elle avait besoin de quelqu'un pour l'aider à marcher à l'extérieur de la maison, j'étais désignée volontaire. Étant un peu plus grande que mes sœurs, mon bras arrivait à la bonne hauteur pour qu'elle s'y appuie.

Souvenir atroce : exceptionnellement, Maman avait pris rendez-vous chez le coiffeur. J'étais avec elle. En sortant du salon de coiffure, retournant vers la voiture par le trottoir, nous avons croisé deux dames. Elles se sont déplacées sur la chaussée pour nous laisser passer ; leur commentaire m'a été planté dans le cœur :

« Tu te rends compte, elle a encore bu ! »

Je ne sais si Maman les a entendues, en tout cas, elle n'a eu aucune réaction. Elle a juste continué à marcher, et j'avais presque l'impression qu'elle se redressait de fierté.

Je vis toujours avec ces paroles que j'ai entendues : elles tournent en boucle dans ma tête. J'en veux à tous ceux qui ont fait du mal à Maman, à tous ceux qui n'ont pas cherché à comprendre ce qui se passait, à tous ceux qui ont « cassé du sucre » sur le dos de mes parents. En grandissant, je me rendais compte que j'en voulais aussi à Maman : parce qu'elle ne marchait pas comme les autres, parce que je ne savais pas ce qu'elle avait, parce que j'avais des réflexions méchantes sur elle de la part de mes « copines » d'école primaire. Je lui en voulais et en même temps, je m'en voulais terriblement de lui en vouloir. Contradictoire ! C'était tout le problème de ce qui était caché, non dit, tabou... comme si nous étions, mes sœurs et moi, considérées comme incapables de comprendre.

Bien évidemment, à cette époque, pas de traitement, pas de kiné, pas de soutien psychologique. Surtout dans le milieu campagnard. Alors Maman a dû se battre avec ses propres moyens : sa seule volonté. Jusqu'au jour où elle a été hospitalisée dans un hôpital psychiatrique. Elle était déjà en fauteuil roulant, et, là encore, je ne comprenais pas ce qu'elle faisait avec des gens psychologiquement vraiment malades. J'étais en pleine adolescence et je savais, j'étais persuadée que Maman n'avait rien à faire dans cet endroit sinistre. J'avais mal pour elle. Elle y est restée pendant plusieurs mois. Nous allions la voir le dimanche après-midi et c'était une réelle souffrance morale pour moi. Chaque dimanche soir, au coucher, je m'effondrais en larmes en pensant à Maman au milieu de ces gens, que l'on appelait en ces temps-là des « fous ».

À ce moment-là, Papa s'occupait beaucoup de Maman, en plus, il jonglait entre ses parents, vieux et malades, ses cinq filles et leurs études, ses travaux à la ferme, les repas à préparer… Je me souviens d'un jour, où sans doute très fatigué de cette course pour tout gérer, il avait demandé une aide pour la maison. La réponse a été édifiante :

« Nous ne pouvons rien faire pour vous. Après tout vous avez cinq filles, elles peuvent vous aider… »

Oui, bien sûr. Sauf que nous le faisions déjà ! Dès que nous le pouvions, nous aidions Papa à la traite, ou aux travaux des champs, et le remplacions auprès de Maman. Et Papa n'était pas du genre à demander de l'aide pour rien. S'il l'avait fait à ce moment-là, c'est qu'il en avait vraiment besoin ! Là encore, ma colère est montée. Pourquoi n'avions-nous pas le droit à une aide ? Cela me semblait incompréhensible. Pendant que mes copines allaient à la plage ou passaient des vacances et des week-ends reposants, nous devions travailler pour aider Papa. Là encore, je le vivais comme une injustice. Beaucoup de colère se tassait en moi. Pourquoi avions-nous cette vie ? Que faire pour arrêter cela ?

La maladie de Maman la rongeait de plus en plus. Il nous devenait difficile de la coucher pour sa sieste de l'après-midi, ou le soir. Nous n'avions rien pour nous aider et il fallait la porter comme nous le pouvions. *A posteriori*, je me demande comment nous avons fait cela sans qu'elle ne tombe. Nous devions être deux pour la coucher. Papa, lui, faisait ça tout seul quand nous étions à l'école.

Et puis, les premiers signes d'escarres sont arrivés. Je refusais qu'elle ait des escarres : elle était trop jeune !... Ma colère bouillait. Mais une colère contre quoi, contre qui ?

Je ne pouvais pas l'exprimer, ni même d'ailleurs la connaître et la reconnaître tellement j'avais mal.

C'était le monde à l'envers : nous étions toutes jeunes, et nous devions nous occuper de notre Maman... En fait, je dis « nous devions », mais ce n'était pas un devoir, mais une évidence... avec la colère ! Immense, la colère, s'amplifiant pratiquement chaque jour. J'ai beaucoup pesté, râlé pour m'occuper de Maman ; mais en fait, je souffrais moi-même trop, pour accepter de m'occuper d'elle avec gentillesse.

C'est seulement en approchant de mes vingt ans que j'ai enfin pu apprendre tout ce qui me manquait pour connaître la sclérose en plaques. Ce fut un choc réel, un cataclysme. Jusque-là, je crois, que secrètement, j'espérais encore que Maman allait, sinon guérir, du moins, aller un peu mieux. Que ses escarres, par exemple, se guériraient. Mais, avec ce que j'avais appris, c'était limpide, elle allait devenir de plus en plus dépendante. Son mal n'avait pas fini de la détruire.

Je n'étais plus à la maison et je devais travailler le week-end pour payer mes études. Je voyais donc Maman beaucoup moins souvent. Mais, c'était peut-être pire : je voyais l'évolution ! Quand je ne la voyais pas pendant deux ou trois semaines, mon imagination était galopante. Et puis, quand je rentrais, mes sœurs me demandaient systématiquement de faire le maximum pour Maman. Moi, je venais pour voir ma famille, et je devais être « la soignante »... Cela me mettait en rage, mais maintenant, je comprends bien sûr leur souhait. Ces années furent très difficiles au niveau relationnel avec mes sœurs. Et je le regrette.

Quant à Papa, il nous a joué un si mauvais tour que nous n'aurions jamais pu l'imaginer. Il est tombé malade et nous a quittés en quelques semaines. Ce fut terrible. Le trou noir. La descente aux enfers. Il était notre pilier, notre protecteur, notre référence en tous points. Que de douleurs, que de pleurs, que de souffrances ! Ma colère était à son summum, elle allait entrer en éruption. J'étais révoltée. Et en plus, il me fallait faire du mal à mes trois petites sœurs en leur annonçant le décès de Papa. Je m'en souviendrai à jamais : elles m'ont toutes les trois tellement serrée, malgré nos divergences, que j'ai cru étouffer. Mais, que pouvais-je faire ? Rien ! Je me sentais inutile face à leurs cris appelant « Papa ». Et Maman... j'ai l'illusion d'avoir vu un couteau se planter dans son cœur. Elle est restée très digne. Les nombreuses marques de sympathie, de soutien et d'affection que nous avons eues l'ont probablement un peu aidée.

Très vite, il a fallu s'organiser. Comment allions-nous nous occuper de Maman ? Comment s'organiser ? Que faire de la ferme, des animaux, ce qui était purement secondaire, mais tout de même important ? Je n'ai pas pu gérer tout cela, j'ai eu une espèce de fuite en avant. Je ne supportais même pas de penser à ce qui pouvait se passer chez Maman. Tout a été décidé et fait sans que je puisse réagir. Le tout a été réglé par Anne et son mari. Cela leur a pris beaucoup de temps, de patience et d'énergie.

Pendant quelque temps, Mana, une autre de mes sœurs, s'est occupée de Maman à la maison, elle n'avait pas encore de travail. Mais ça n'était pas une solution envisageable que l'une d'entre nous reste avec notre mère. Il nous fallait donc nous débrouiller pour que Maman ait quelqu'un qui la gère à la maison. Il nous fallait quelqu'un de disponible vingt-quatre heures sur vingt-quatre, qui accepte de dormir sur place...

Enfin, les conditions nous paraissaient rudes, mais nous avons eu des candidates. Des essais ont été faits. Nous avons laissé choisir Maman parmi les postulantes. Les premières qui ont pris le poste n'ont pas duré dans le temps : trop dur, trop lourd...

Et Magda est arrivée. Elle arrivait chez Maman le dimanche soir jusqu'au vendredi soir. Elle avait tous ses week-ends de libres, ainsi que les jours fériés et les congés payés. Pendant toutes ces absences, nous nous étions organisées pour aller chez Maman un week-end sur cinq chacune. Pour les jours fériés et les vacances, nous « partagions » aussi. En théorie, cela ne fait pas beaucoup. Dans la pratique, c'était différent. Nous avions chacune nos vies, certaines un mari et des enfants, d'autres travaillaient certains week-ends. Nous nous réunissions quelques fois par an pour définir les « gardes » que chacune allait faire auprès de Maman. Nous n'avons jamais eu de réels problèmes pour prévoir ces week-ends et ces jours fériés. Une seule chose nous semblait tellement évidente que nous n'en avons jamais parlé : Maman ne partirait pas à l'hôpital ou dans toute autre structure médicalisée. Elle resterait à la maison, quoi qu'il nous en coûte !

Je pense que, au départ, je ne me suis pas rendue compte de tout ce que j'allais vivre et ressentir pendant toutes ces années durant lesquelles nous nous sommes occupées de notre mère.

Chaque matin, deux aides-soignantes venaient lui faire sa toilette et la lever. Le dimanche, il n'y avait qu'une aide-soignante : personnel réduit. Chacune de nous l'aidions donc à la toilette et au lever. Maman était dans un état presque végétatif : elle ne bougeait presque plus du tout, parlait de moins en moins et ses souffrances se lisaient sur son visage.

Le fait de devoir toucher Maman à mains nues, pour sa toilette, m'a bouleversé. Je ne sais pas vraiment expliquer ce que j'ai ressenti. Probablement un mélange de dégoût (dû à ses nombreux escarres et à sa position recroquevillée) et une envie de la caresser pour lui faire part de mes sentiments et pour essayer, peut-être, de la soulager. Son corps m'écœurait : la vue de ce corps nu, obligé d'être dépouillé de toute intimité, me posait problème. Comment relier la femme qui m'a donné la vie à ce qui me donnait autant de haut-le-cœur ? J'étais pourtant soignante de métier, j'avais donc l'habitude de toucher les patients pour les soins. Mais, avec Maman, le peau à peau était devenu impossible. Il a fallu que je mette des gants. Et c'était encore pire, je m'en voulais de ne pas pouvoir la soigner sans ces gants. Bien sûr que j'aimais ma mère, comment pourrait-il en être autrement ? Mais, je ne pouvais pas le lui montrer ni ne lui dire. Sans doute, la faute à cette éducation où il n'était jamais question de sentiments quels qu'ils soient.

Quand je suis partie travailler à 450 kilomètres de la maison, la première réaction de mes sœurs a été de savoir si j'allais revenir assurer mes week-ends. Bien sûr que j'allais continuer. Il ne m'était jamais venu à l'idée que je puisse faire autrement : j'aurais eu le sentiment d'abandonner purement et simplement Maman. J'ai donc continué malgré mon poste à responsabilités et malgré la distance.

Quand il y avait une fête de famille (mariage ou baptême), il était convenu que, tant qu'à me déplacer pour la fête, j'assumerai la garde de Maman ces week-ends-là. Cela me faisait des voyages en moins, mais, je dois avouer que c'était lourd à la longue. Être à l'écoute de Maman, la surveiller, lui donner à manger, à boire, rentrer quand elle était fatiguée alors que la fête n'était pas finie, tout cela m'empêchait de profiter complètement de ces journées.

Les kilomètres qui me séparaient de ma mère et qui me menaient à elle le vendredi étaient longs. Je me demandais avec angoisse dans quel état j'allais la retrouver. Je ne communiquais pas par téléphone avec mes sœurs et je ne savais donc pas si Maman serait plus ou moins en forme. Ces kilomètres m'ont permis de faire un choix très clair. Papa était mort d'un cancer, Maman n'en finissait pas de se dégrader avec sa sclérose en plaques depuis des années. Si je devais avoir l'une de ces deux maladies, je choisissais donc un cancer. Je ne me sentais pas le courage, ni la force de subir ce que Maman subissait.

Tout cela a duré des années, sans que, jamais, nous ne doutions du bien-fondé de ce que nous faisions pour Maman. Bien sûr, il y a eu des « coups de gueule » entre sœurs, mais sur le fond, nous sommes toujours restées solidaires et nous avons toujours trouvé des solutions. Ces années nous ont parfois éloignées les une des autres, parfois rapprochées.

Un week-end de janvier 1996, j'ai trouvé Maman particulièrement en forme. Avant d'aller faire les courses le samedi matin, je lui ai demandé ce qu'elle voulait manger. Elle m'a répondu :

« Des frites avec une escalope pannée. »

Qu'à cela ne tienne ! De toute façon, si elle avait un problème pour manger cela, je pourrais toujours tout mixer... Même si le plaisir de la dégustation n'aurait pas été le même pour elle.

J'ai donc préparé ce repas... elle a tout mangé ! Lentement, mais sûrement et sans fausse route. J'étais super contente. Peut-être y avait-il une « rémission » !... Je n'y croyais pas, bien évidemment, mais quel plaisir de la voir manger comme cela. Et puis, nous avons parlé. Je ne sais plus de quoi, mais je me souviens de l'avoir vue sourire, ce qui était rare pour moi. Bref, elle était très en forme. Et cela me rassurait. Je suis partie le dimanche soir avec un très léger sentiment de moindre souffrance. Ses sourires m'avaient un peu boostée.

Elle a ensuite passé trois semaines dans un hôpital local, Magda ne pouvant plus s'occuper d'elle, nous avons dû l'hospitaliser. Pendant ces trois semaines, Anne m'a appelée trois fois pour me dire que Maman n'allait pas bien, qu'elle était très fatiguée. Je ne voulais pas le croire. Elle avait eu l'air très en forme lors du dernier week-end que j'avais passé avec elle ! J'assurais Anne qu'elle allait de nouveau récupérer. De toutes manières, j'avais une trop grande nouvelle à lui annoncer, il fallait qu'elle récupère. Je lui faisais confiance, tellement confiance que je ne me suis pas déplacée pour la voir.

Et voilà qu'un lundi, à sept heures du matin, alors que j'allais travailler, le téléphone sonna. À l'autre bout du fil : Anne. Maman venait de mourir. J'ai hurlé. J'ai écouté ce que me disait Anne, mais je ne m'en souviens plus. Je pleurais. Je ne voulais pas y penser, et pourtant, nous y étions. Elle était arrivée au bout de ses forces, de sa volonté. Je me suis sentie comme abandonnée. J'avais pourtant 35 ans ! Je n'arrêtais pas de répéter à ma sœur qu'elle était en forme trois semaines plus tôt... parce que je ne voulais pas y croire. Elle avait traversé tant de souffrances, elle m'avait donné l'image d'une Maman invincible. Au bout de longues minutes au téléphone, et après avoir raccroché, j'ai littéralement tourné en rond. Je me mordais les doigts pour ne pas hurler encore. L'idée de prendre un petit déjeuner ne me venait pas en tête. Celle de prendre une douche non plus. Pas plus que de prévenir mon concubin de l'époque. Il dormait et n'avait pas entendu le téléphone, ni mes cris de douleurs.

Maman est décédée le lendemain où Angélique, ma dernière petite sœur, est venue avec son bébé de quelques jours la voir à l'hôpital. Elle avait vu ses petits-enfants pendant le week-end, et cela lui avait donné beaucoup de bonheur. J'imagine qu'elle nous a quittés le lendemain avec le souvenir de ses chers petits-enfants.

Je ne sais pas combien de temps il m'a fallu pour réagir. J'avais peur, terriblement peur ; la maison était froide. Je savais que personne ne pourrait atténuer ma peur. Peur de quoi d'ailleurs ??? Je n'en sais strictement rien ! J'ai fini par réveiller mon concubin et lui annoncer ce qui me faisait horreur, comme pour Papa. Nous avons pris la route dans la matinée pour rejoindre mes sœurs et toute la famille.

En voyant Maman reposée, sans aucun signe de souffrance sur le visage, j'aurais dû être soulagée. Pas du tout. Un puissant sentiment d'impuissance m'a envahie. Je n'avais pas fait tout ce que j'aurais pu et/ou dû faire pour elle. Maman était partie et j'avais tellement de choses à lui dire. Je devais lui annoncer, cinq jours après sa mort, que j'attendais un bébé. À chaque fois qu'une nouvelle de ce genre lui était dite, c'était comme si elle avait une transfusion de bonheur. Elle attendait la naissance avec beaucoup de patience et de sérénité. Elle étais plus en forme, cela était indéniable.

Comme j'aurais aimé, Maman, t'annoncer la naissance de ta petite-fille.

Toutes ces années (une bonne trentaine) furent très pénibles. Mais jamais, oh jamais, je n'ai regretté. Si c'était à refaire, je le referais… en mieux ! Jamais je n'aurais pu accepter de laisser quelqu'un d'autre faire ce que nous avons pu faire pour Maman… en dépit de ma colère, de mon impuissance, de mon sentiment d'inutilité, de mon incapacité à lui donner un « mieux-être ».

Après avoir vécu cela, et, trente mois après son décès, j'ai eu un diagnostic qui a bouleversé ma vie et celle de mes proches : j'étais atteinte d'une sclérose en plaques. Ma réaction a été très violente, la nuit, par exemple, je me débattais dans mon sommeil. C'est comme cela que je cassais lampe de chevet et réveil, que je me réveillais avec des hématomes sur les mains et les bras. Mes sœurs aussi ont été très affectées par cette annonce.

Maintenant, je me bats : en souvenir de Maman et pour rester indépendante, pour ne pas faire souffrir encore plus ma fille et mon mari, sans oublier tous mes proches. Soigner quelqu'un que l'on aime demande beaucoup d'investissements. Il est très compliqué pour un membre de la famille de le faire avec délicatesse, sans douleurs et sans déchirements.

Avec mon mari, nous parlons régulièrement de cette période. Il ne l'a pas connue et ne sait donc pas ce que tout cela a impliqué. Il aimerait s'occuper de moi si je devenais dépendante. Je respecte son idée, mais mon avis est tout autre : je souhaite qu'il laisse des professionnels me faire les soins. Ils sont formés pour cela et effectuent leur métier dans le plus grand détachement. Je préfère que mon mari soit entièrement disponible pour me soutenir moralement et me donner tout son amour au lieu de dépenser son énergie à me soigner.

Quant à ma fille, je lui ai promis de ne jamais être en fauteuil roulant ! Alors, à moi de me battre ! Et je ne baisserai pas les bras face à cette ennemie qui me ronge.

Ma chère Maman

Par Cathy Prévost

Si je t'écris cette lettre, que tu ne liras jamais, c'est parce que désormais, Maman, ma vie ne sera plus jamais la même.

Il faut que je te dise Maman, j'ai eu une révélation aujourd'hui… mais chut, ne le dis à personne… je préfère leur dire moi-même.

Loin de ma culpabilité qui me torture l'esprit depuis déjà bien longtemps, j'ai pris la décision de narrer mon chagrin, telle une petite fille de la trentaine qui crie sa peine au monde entier pour implorer la pitié de chacun.

« Ma vérité », Maman, c'est que j'ai décidé de transmettre l'espoir… qui jusqu'ici me fait (sur)vivre. Laisse-moi donc te murmurer ce qui s'embrase au fond de mon cœur.

Bientôt trente ans que tu m'as mise au monde, c'est vrai que je t'en ai fait voir de toutes les couleurs. J'ai bien changé, Maman, je ne me reconnais pas.

J'avais une passion, tu m'as permis d'atteindre des sommets. J'avais des ambitions, tu m'as suivie dans toutes mes aventures. Ce que je suis aujourd'hui c'est à toi que je le dois. Je me suis construite à travers tes qualités et tes défauts, j'ai pris le bon et le moins bon parce qu'au final on ne choisit pas, je suis devenue moi... à travers toi.

Tes sacrifices d'hier sont encore gravés dans ma tête, car je ne perds pas la mémoire, Maman, tout du moins pas encore...

Par la suite, à mon tour, je t'ai épaulée dans les décisions les plus dures de ta vie, tu l'aimais malgré tes blessures, mais jamais, oh non jamais, tu n'as su condamner ces trente années passées à ses côtés. Je lui en veux, Maman, c'est plus fort que moi et pourtant je l'aime toujours aussi.

Je t'ai vu t'effondrer mais j'ai refusé de le voir vraiment, j'ai pris du recul pour me préserver, parce que je n'ai pas compris, parce que pour moi tu refusais mon aide. La dépression, j'y ai cru à cette théorie, j'ai tenté de te tirer vers le haut, mais tu t'es échappée peu à peu, Maman, en laissant Séverine et moi, là, désarmées, impuissantes.

Tu m'appelais en larmes, et moi j'étouffais, j'ai refoulé cette souffrance que tu me transmettais malgré toi. Alors j'ai pris mes distances comme pour sauver ma peau.

Rappelle-toi, Maman, nous te disions souvent « mais maman tu perds complètement la tête », tu nous disais « oui je perds la boule », et puis cette façon agressive de le dire, comme pour nous rendre responsables de ta peine.

Et moi je hurlais, j'avais mal d'être déclarée coupable avant même d'être jugée, mal que l'on me reproche de prendre ma vie en main, terrorisée de ne pas trouver « la » solution pour t'aider.

Tu m'appelais dix fois par jour pour le même motif, je n'ai donc finalement pas d'excuses et pourtant... je t'assure, Maman, je n'ai pas vu surgir ces radotages, puis ces renfermements, ces manies de collectionner des choses, de dépenser sans compter, comme si « posséder » apaisait ta douleur... Mais au final cela t'endettait un peu plus.

Cette apathie, on l'a interprétée comme de la tristesse. Toi qui pleurais si souvent à chaudes larmes, toi qui étais loquace avec tout l'entourage, la différence ? C'était ton indifférence.

Tu ne pleurais plus parce que selon tes dires « tu avais trop pleuré avant », tu ne parlais plus parce que selon tes dires « tu n'avais rien à dire ».

J'ai fermé les yeux sur ces changements parce que j'étais dans l'ignorance ou alors c'est que j'étais trop lâche pour voir la vérité ?

Les « autres » nous ont interpellées, mais « la dépression », c'était le fameux terme échappatoire à toutes leurs questions... Parce que j'en étais convaincue tout simplement.

Voilà deux ans que nous vivons avec ce terrible diagnostic de la Démence Fronto-Temporale, et pas une minute ne se passe sans que nos pensées ne se raccrochent à toi, c'est une obsession qui nous détruit chaque jour un peu plus. Évidemment, Maman, je ne vais pas narrer tout notre quotidien, car tu pourrais me dire à ton tour, si tu en avais encore la faculté, que je radote et que tout ça tu le sais déjà.

Des consultations chez les neurologues, ergothérapeutes et j'en passe, scanners, scintigraphie, IRM, ponction lombaire et j'en passe... Tu le sais, Maman, on s'est battu pour défier la science, pour démentir leurs théories, pour prouver qu'il y avait un facteur sous-jacent de dépression. J'ai aussi cru à un possible miracle en t'amenant chez ce rebouteux. Et je me vois faire des prières alors que je ne crois pas en Dieu.

De neurologues en rebouteux, sans jamais admettre vraiment cette vérité, nous avons dû nous résigner dans l'unique but de te protéger. De démarches en démarches, Séverine et moi nous manquons cruellement de temps pour combler cette perte d'autonomie de plus en plus prononcée. Nos vies en payent le prix, mais qu'importe, ma Maman, nous t'aimons et nous te devons bien ça.

Chaque jour qui passe est un jour de trop, j'ai l'impression de te priver de tout au fil du temps, et j'ai peur que tu m'en veuilles. Tu sais que c'est pour ton bien si tu ne conduis plus, si tu es sous protection judiciaire et sous curatelle, si tu ne gères plus ton argent, si on fait tes propres courses, si des personnes viennent te nourrir, si désormais je te fais prendre la douche et si le gaz est supprimé… Pardonne-nous maman de décider de tout à ta place, mais nous non plus, nous n'avons pas le choix.

Depuis six mois, l'évolution est effroyable, tu ne parles quasiment plus et tes crises sont redoutables. On s'organise, on se relaye, mais l'épuisement nous guette. Les auxiliaires de vie tiennent bon mais se désespèrent de ne plus savoir comment s'y prendre. Tes crises de boulimie m'inquiètent, tes hurlements rendent les voisins agressifs, et ta négation me rend la vie morose, mais nous tiendrons le coup, je te le promets. Alors on se réfère à ce gentil neurologue, qui est à notre écoute, toujours disponible mais qui n'a malheureusement aucune autre solution que de nous indiquer des traitements plus lourds, afin de calmer ces changements de comportement. Nous lui faisons confiance, Maman. Décision difficile que d'augmenter les doses quotidiennes de ton « traitement » car au fond, nous savons que c'est au détriment de tes autres facultés, mais a-t-on vraiment le choix ?

Alors je m'attache à me souvenir de celle qui n'existe plus vraiment, je me raccroche à nos souvenirs, tout du moins les plus heureux. La maladie progresse certes, tout cela nous effraie, mais l'on s'adapte au jour le jour car nous savons que tu ne vois rien venir. Nous essayons d'anticiper, et l'on s'informe au mieux pour éviter tout danger. Oui Maman, ton royaume est devenu dangereux, et même les choses simples de la vie quotidienne deviennent des menaces.

L'étau se resserre au fur et à mesure, parfois je craque, souvent même. Je suis à bout et l'implosion est proche. Sans ma grande sœur, le combat serait trop difficile et j'aurais sûrement rendu les armes.

Je viens d'aller consulter un psychiatre, pourquoi ? Parce j'ai besoin que l'on m'aide à franchir cette épreuve, je n'ai pas honte maman, confier ce que je ressens à un inconnu m'incite à exprimer toute cette peine que j'ai en moi. J'ai besoin que l'on me guide pour savoir où je vais, qu'on me donne des réponses à ce que je suis et ce que je veux devenir... Après. Car à ce jour, je me refuse tout projet, je refuse d'aller de l'avant, je ne peux penser un seul instant avoir un enfant que je ne pourrais assumer... Et pourtant j'aurai tant aimé que tu connaisses un jour tes petits-enfants.

Je suis si près de toi que j'ai froid près des autres. J'ai découvert que la maladie a cet effroyable pouvoir de rompre avec l'entourage. Les gens, la famille, prennent la fuite parce qu'ils ont peur de la vérité et se sentent impuissants. Je dois te dire, Maman, je ne supporte pas leur indifférence, je peux comprendre mais je ne pardonnerai jamais. Alors je me rapproche de gens que je ne connais pas. Grâce aux associations qui s'y rattachent, grâce à la magie des forums sur Internet, je partage avec de parfaits inconnus mes états d'âmes, et j'obtiens les réponses à mes questions, des conseils judicieux, et finalement je me sens moins seule.

Je me découvre une force de caractère aujourd'hui. J'ai appris la patience et l'écoute, j'ai appris à relativiser les petits malheurs qui me faisaient tant souffrit auparavant. Je m'occupe de toi comme tu l'as fait pour moi. J'ai parfois l'impression d'être ta maman, mais dès que cette pensée me traverse l'esprit, je m'effondre.

Malgré tout ça, je n'arrive pas à faire face et pourtant l'arrivée de ton auxiliaire de vie nous a donné une bouffée d'air. Sans elle et les autres aussi, je doute fort que tu serais encore à l'heure actuelle dans ton royaume. Mais les priorités s'effectuent au détriment des autres et, de ce fait, nous n'arrivons pas à remplir brillamment toutes les tâches qui nous sont désormais confiées par la force des choses.

La plupart des personnes me demande si tu souffres, je ne sais quoi leur répondre, car moi-même je l'ignore. Si on te pose la question, tu dis « non » parce qu'aujourd'hui c'est quasiment le seul mot que tu es encore capable d'exprimer. Tu dis « non » à longueur de journée, pourquoi ? Tu ne sais pas, mais moi j'ai l'impression que tu es malheureuse et cela m'est insupportable.

Je ne te cache pas que cela devient très difficile et que nous redoutons déjà de devoir prendre cette terrible décision qui nous fait si peur. Les gens ne comprennent pas pourquoi tu n'es pas déjà placée et nous laissent entendre que nous sommes inconscientes. Mais ces gens bien pensants, que savent-ils vraiment de notre quotidien ? La décision est déjà douloureuse à prendre, et les démarches tellement lourdes, longues, et onéreuses… Et puis il n'existe pas réellement de structures adaptées, bref je laisse parler les gens, pour moi c'est du vent.

Je voulais aussi te dire, Maman, comme je regrette de t'avoir fait tant souffrir pendant ma crise d'adolescence, je regrette mon manque de patience parfois, je regrette chaque jour où je ne peux me rendre disponible pour être près de toi, je regrette de n'avoir rien vu venir, je regrette tellement de choses… La culpabilité ? Paraît-il que c'est un sentiment légitime et qui passera avec le temps. Mais le temps ne semble pas gommer mes fautes.

Pour moi jamais je ne pourrai ôter de mon esprit que j'aurais dû te rendre heureuse avant cette fatalité. Le sort s'acharne parce qu'au fond, tu auras souffert toute ta vie. Je t'entends encore me dire parfois « je ne crois pas au Christ » et moi de te répondre « moi non plus » malgré tout je demande à Dieu, s'il existe, de réviser son jugement.

Les jours passent mais ça ne compte pas, j'ai tant de mal à vivre.

Notre vie a pris un autre chemin, l'échéance me fait peur, j'ai l'impression d'avoir tout tenté et de devoir me résigner, et pourtant j'y crois encore. Pourquoi ? Parce que si je ne me raccroche pas à l'espoir alors je perdrai la force que je puise aujourd'hui pour te rendre plus belle la vie.

Je parle d'espoir et tu sais pourquoi. Tu parles peu mais tu me dis souvent que tu aimes ce jeune chanteur que les gens ont coutume d'appeler « le Petit Prince », il n'y a que sa musique capable d'adoucir ton esprit.

Apparenté à un ange, on le dit « né » pour transmettre un message. Aujourd'hui, ses chansons apaisent mes douleurs à moi aussi, je t'identifie à lui, parce que toi aussi tu donnes de l'espérance et tu fais avancer la recherche. J'ai perdu la foi, Maman, mais je garde espoir, et même si pour toi il est trop tard, je sais que tu auras posé ta pierre à l'édifice pour vaincre cette terrible maladie.

Tu vois Maman, « au-delà de mes faiblesses, j'ai la force d'y croire encore » et je savoure chaque instant près de toi.

Séverine et moi, nous avons une relation particulière avec toi, et ça c'est plus fort que tout. Je puise ma force dans vos regards et je garde au fond de mon cœur les images qui font du bien.

Je reprends ces paroles de ce chanteur que tu affectionnes tant, je m'y retrouve souvent : « si ta vie n'est qu'une cause perdue, mon âme est libre d'y avoir au moins cru ».

Tu ne liras jamais cette lettre, Maman, et pourtant à l'heure où je l'écris… tu te trouves juste à côté de moi.

Je t'aime.
Ta p'tite fille.

Un dîner au restaurant
Par Sylvette Bonnamour

Bon… c'est décidé… ce soir… j'emmène mes parents au restaurant… aujourd'hui, je me sens prête pour… l'épopée.

Je vous précise le tableau : mon père 91 ans, toute sa tête, un peu dur de la feuille, son cœur s'est permis un léger infarctus – ma mère 84 ans, maladie d'Alzheimer, vient de franchir l'étape critique de l'hygiène, préparation des repas, méli-mélo de la mémoire du présent… mais comme on dit « ça s'maintient »… ils vivent tous les deux dans leur maison. Bon, je reviens à ma décision.

– Maman, on sort ce soir, tu serais magnifique avec cette jupe ! Elle dit : ah bon mais je suis très bien comme ça (je vous précise qu'elle est vêtue d'un chemisier impression panthère et de son pantalon de pyjama). Après quelques hésitations, elle enfile la jupe. Je dis : et maintenant on enlève le pyjama… Ah, non elle dit : et puis ça suffit comme ça ! Bon… je soupire… coup d'œil sur mon père : le trou à ta chaussette ! On voit la moitié de tes orteils… chez toi d'accord mais pas au restaurant ! Ben… il dit : ce sont les seules qui sont propres. Je dis : alors tu mets des chaussures fermées.

Et pendant que je me change, j'espère, je supplie la… providence qu'ils s'habillent correctement, sinon ils auront l'air de clodos… je ne peux pas accepter ça ! Je retourne vers eux en retenant mon souffle. Ouf ! Ils ont tenu compte de mes remarques. « Vous êtes magnifiques ! » Merci la… providence… tout va bien et maintenant en route pour l'étape suivante…

Restaurant assez branché. Intérieur raffiné. Atmosphère feutrée. Tapisserie gris foncé et groseille. Petits candélabres en verre coloré, tables rondes gris foncé, grands verres au pied rouge.

Ma mère apprécie tout de suite. Elle dit : oh les jolies couleurs, c'est chouette ici ! Bon tout va bien, je respire. Mon père, haussant le ton comme tous les sourds « elle a vu des fourmis ? »… Mais non Papa, au contraire ça lui plaît ici. Les quelques clients se retournent vers notre groupe… ça y est, je recommence à paniquer… je me dis : du calme, du calme pour entamer la deuxième étape, le choix du menu.

Chacun a son menu entre les mains – silence concentré – le serveur dépose de jolies verrines au milieu de notre table « mise en bouche avec ces petites mousses de tomates confites au basilic. » J'apprécie l'originalité – je goûte « délicieux ». Je jette un coup d'œil sur ma mère – elle a déjà fini sa verrine ! Bon, c'est vrai, les verrines, c'est du… concentré. Mon père enfonce le clou – il dit : il n'y a rien là-dedans ! J'aurais préféré des cacahuètes !… Vite, vite, j'enchaîne sur le choix du menu, mon père ronchonne devant sa carte – ah ! J'oubliais, il a horreur de choisir… sauf le vin. – Papa, qu'est-ce qu'on boit ? Il dit : mais tu sais bien, tout dépend de ce qu'on va manger… oui, il a raison… retour à la case départ. Coup d'œil sur ma mère, très concentrée aussi devant sa carte qu'elle tient à l'envers. Je rétablis la situation ; elle m'embrasse et me remercie – elle dit : j'y comprenais rien, maintenant, c'est bien écrit ! Je propose le plat du jour. Je m'épate de cette bonne intuition qui leur convient aussi !

Les entrées arrivent, le vin aussi. Mon père fait le goûteur, un rosé d'Anjou et apprécie. Bon, je me détends un peu. Les plats de résistance suivent, copieux ! servis dans une grande assiette allongée : filet de dorade avec sa timbale de riz, sa petite terrine d'aubergines et ses filaments de poireaux, le tout arrosé de sauce au curry. Ma mère se jette dessus, se goinfre ; pourtant, elle a bien mangé à midi… Ma panique revient, comment elle va digérer… je me dis : arrête ! elle se régale. Je me dis : savoure l'instant présent ! J'essaie d'animer la conversation et pose une question à mon père. « Hum »… ça, c'est son tic pour me signifier qu'il n'a pas compris ce que j'ai dit. Patiente, je reformule ma question un peu plus fort. Mon père a entendu et ma question lui plaît ; le voilà qui explique en long en large, et en travers, rajoute des anecdotes… il en sait des choses, mon père ! Et il en fait profiter tous les clients du restaurant par la même occasion ! C'est vrai que ma mère n'a plus de conversation depuis un moment. Ma mère, au fait, où en est-elle ? Elle a l'air résignée devant son assiette à demi pleine ; elle profite de mon regard, elle dit : j'en peux plus ! Il y en a trop ! Je la rassure, oui, elle peut ne pas finir son assiette ; elle est soulagée ; elle boit son verre de rosé qu'elle a copieusement coupé d'eau, mais le verre est immense, là aussi, il y en a trop, alors je la vois, verser tranquillement son verre dans son assiette. Je reste sans voix… d'autant plus que le serveur vient de passer derrière moi, me demandant si tout va bien. Je fais mon plus grand sourire, oui, oui et vous pouvez apporter les desserts. Il s'éloigne, impassible. Je me détends, je respire. Pourtant la panique me reprend : qu'est-ce qu'il risque encore d'arriver. Je me calme comme je peux.

Dans le silence du restaurant, un ange passe. On attend les desserts, on attend. Je sais que mon père n'aime pas attendre entre les plats, je m'apprête à relancer la conversation et qu'est-ce que je vois ?… Mon père se gratte consciencieusement l'oreille avec sa branche de lunettes... Cette fois, le fou rire me prend... les bonnes manières, la bienséance, je ne vais pas m'encombrer avec ; ce qui compte, c'est de passer une bonne soirée. Bon, on attend toujours les desserts.

Ma mère se tourne vers moi, elle dit : il y a du courant d'air, et la voilà qui éternue une fois, deux fois, trois fois... Mon père s'inquiète car quand elle commence, elle ne s'arrête plus ! Ma mère reprend son souffle, se plaint et... c'est reparti, les éternuements la secouent entièrement, elle devient toute rouge. Je me dis : elle va peut-être vomir ou s'étouffer. J'aurais dû lui mettre un foulard. J'avais oublié qu'elle ne supporte pas les courants d'air... et puis... zut !... qu'elle s'étouffe, qu'elle fasse un malaise... qu'elle meure et on n'en parle plus ! Qu'est-ce que je viens de dire !... J'ai honte de moi. Je me lève, je mets ma veste sur ses épaules, je lui tends un verre d'eau et un mouchoir... les éternuements s'espacent, puis s'arrêtent. Ma mère ferme les yeux, ébranlée de ce qui vient de lui arriver. On croirait qu'elle va pleurer... et moi aussi... foutue maladie, ma mère avant... si sûre d'elle, si élégante, si respectueuse des bienséances... je cherche un mouchoir... pour moi...

Ouf, sauvée, les desserts arrivent : petites montagnes de profiteroles accompagnées de chocolat et chantilly. Je me console en dégustant, ma mère aussi. Un petit chou résiste à sa cuillère... pourquoi se compliquer ! Elle le prend avec ses doigts et l'engouffre. Mon père constate qu'il reste un bon quart de rosé, il dit... on ne va pas laisser ça ! Je me force pour partager avec lui, car c'est mon père qui conduit (la voiture, c'est son dernier espace de liberté)... des fois qu'il y aurait des flics pour notre retour, et ce serait le bouquet final ! D'ailleurs, nous voilà tous trois plutôt gais. Après les cafés, mon père se charge de la note, il a l'air content. Il ajoute : et à la maison, on prendra un digestif... tu verras, il y a le choix et on n'a plus l'occasion de les sortir. J'approuve mon père, j'aide ma mère à mettre sa veste, son épaule droite la fait souffrir. Elle dit : je me sens ballonnée. Je dis : je t'écoute maman, et dans ma tête j'ajoute : s'il te plaît, attends encore un peu et tu vomiras à la maison. Voilà que je fuis le restaurant comme une voleuse ! Arrête, je me dis, profite encore de l'instant présent, tout se passe bien. Avant de sortir, ma mère me fait remarquer une petite lampe couverte de carreaux multicolores. Elle dit : c'est chouette ici. J'entends mon père qui discute avec le serveur, son visage est détendu, ils rient tous les deux et moi, émue, je ressors mon mouchoir.

Sur le chemin du retour, je me sens un peu euphorique et pas seulement à cause du rosé… j'ai réussi à tenir le cap de la soirée ; c'est toujours ça de gagné pour affronter la prochaine étape de la maladie.

L'HISTOIRE D'UNE AMAZONE

PAR CATHERINE KRPIC'

Les couloirs d'hôpitaux, je connais bien. Il faut dire que j'en ai arpenté des kilomètres. À petits pas pressés, les oreilles bourdonnantes de bruits familiers ; le chuintement discret des chaussures blanches, grondements des roues de chariots, conversations feutrées avec, de loin en loin, le bip d'une sonnette ou d'un appareil de surveillance.

Poser une main rassurante sur une épaule qui tremble, je sais le faire. Dans les hôpitaux, il y a un savant mélange de fatigue et d'humanité, de maladie et d'espoir. Ceux qui partent, guéris ou tout au moins soulagés. Et les moins nombreux qui s'en vont pour toujours.

Il y a aussi le personnel soignant. Collègues et/ou amies quelquefois. L'on discute de tout et de rien pendant la pause, avec cette fausse nonchalance, la routine rassurante et les petites anecdotes que l'on porte tous dans notre besace d'expérience professionnelle.

Mais aujourd'hui, tout est différent. Je ne suis plus Catherine, la jeune aide-soignante qui écoute attentivement les transmissions ou rit d'un bon mot. D'ailleurs, pas de blouse blanche pour moi aujourd'hui.

Nous sommes tous là, mon père, ma petite sœur Sandra et moi. Des visiteurs anonymes, perdus dans ces dédales de couloirs. La chambre enfin. Et dans le lit à demi défait : Maman.

Tout a commencé un vendredi après-midi du mois de mars. La porte-fenêtre de la cuisine laisse entrer un air frais qui a des promesses de printemps.

Pourquoi Maman m'a t-elle demandé de venir ? Elle sait pourtant que j'ai travaillé la nuit dernière et que du coup mes yeux sont encore voilés de sommeil... Alors c'est une tasse de thé bien fort pour moi et du café noir pour Sandra. Maman a mauvaise mine elle aussi. Et quelque chose d'important à nous dire.

Les paroles qui s'échappent de sa bouche se perdent dans un brouillard cotonneux d'où un seul mot se détache. Avec la violence d'un coup de poing dans la poitrine. Sandra baisse la tête et je vois ses épaules secouées de sanglots douloureux. Quant à moi, je scrute désespérément le fond de ma tasse à la recherche d'un petit génie, un signe ou je ne sais quoi qui me crierait « Non, ce n'est pas vrai !! ».

Maman a un cancer du sein.

Et nous, ses filles, qui avions, bébés, tété ce sein nourricier, n'en croyons pas nos oreilles. Nous encaissons le choc.

L'hôpital, Maman n'y est restée que deux jours. Le temps pour elle de recevoir un pack ainsi que sa première cure.

Chimiothérapie. Chimio pour les intimes, même si personne ne voudrait devenir intime avec quelque chose d'aussi redoutable.

Au début, une cinquième présence s'est glissée dans la chambre. Elle s'appelle silence. Dès que nous nous taisons, il revient lourd, gêné. Écrasant à certains moments.

Papa parle de tout et de rien. De son travail qui lui est si cher, des moutons qui broutent paisiblement derrière la maison. Sandra pose des questions. Moi je me tais. Mon regard court le long des tubulures qui s'accrochent à la poitrine de ma mère comme un insecte étrange. Au-dessus, des poches transparentes. Poison qui guérit. Mes yeux croisent ceux de Maman.

Toutes les deux, nous faisons le même métier.

Pour nous le mot cancer n'est pas abstrait, il a une signification concrète et terrifiante. Il est suivi de maigreur, perte de cheveux, souffrances, dépression. Espoir de guérison. Mort. Pas toujours, mais encore trop souvent.

Oh bien sûr, jusqu'à aujourd'hui, nous ne le voyions que sur les autres, les patients. Faire preuve d'empathie, nous apprend-on pendant notre formation. Mais aucun professeur ne m'a jamais appris à faire preuve d'empathie avec ma propre mère. Ce petit bout de femme, quinquagénaire dynamique et gaie qui est aujourd'hui allongée dans ce lit. Son pyjama flotte sur son corps amaigri mais il émane d'elle une véritable boule d'énergie. Suis-je seule à le percevoir ?

Debout dans le couloir, devant la porte de la chambre, pendant qu'une infirmière change les poches de perfusion, ma petite sœur fond en larmes. Même notre père a les yeux humides. Les miens restent secs. On me le reproche d'ailleurs. Et il y a une pointe de jalousie car ce qui touche à la santé ne m'est pas étranger. Ce jour-là, j'attends d'arriver chez moi pour pleurer à mon tour, à l'abri des regards.

Une petite quinzaine de jours avant la chambre d'hôpital, nous partons marcher, Maman et moi. C'est qu'elle aime la marche à pied, ma mère. Seulement cette fois, elle ne m'entraîne pas sur dix kilomètres dans la forêt et j'en viens à regretter le souffle court et les crampes dans les mollets, les chemins boueux de la campagne ainsi que la promesse trop lointaine d'un banc, où poser ses jambes fatiguées. Nous sommes à la terrasse d'un café, premières chaises dehors sous un soleil encore pâle. En fin d'année dernière, Maman avait l'intuition d'une catastrophe imminente. Moi qui avance en aveugle sur le chemin étrange de la vie, j'ai toujours été un brin sceptique face aux intuitions maternelles mais hélas, celle-ci se révèle exacte.

Lorsque Maman glisse sa petite main osseuse dans la mienne, charnue, elle me dit : « Je suis prête maintenant. Même à mourir. »

J'accuse le coup. Dans notre profession, la mort est familière. Certes, l'on se passerait volontiers de sa compagnie mais nous apprenons rapidement à composer avec elle.

Comment croire que ceux que l'on aime puissent disparaître définitivement ?

Comment imaginer une petite famille sans histoires qui s'effrite soudain et menace à tout moment de se disloquer ?

Étrange mélange aussi ; sa tête entièrement chauve, sa maigreur ainsi que d'amples vêtements de coton coloré lui confèrent une certaine ressemblance avec un rescapé de camp de concentration et un moine tibétain. La comparaison la fait rire.

Maman parle beaucoup, met des mots sur ce qu'elle ressent, brisant ainsi le silence gêné qui l'entoure, les mots que tous n'osent que murmurer. N'étant pas à une mauvaise nouvelle près, l'ombre du divorce plane également sur sa vie dévastée. Les désaccords n'ont certes rien à voir avec la maladie qui la ronge, mais la chute imminente de la famille l'ébranle profondément. « Je vais avoir cinquante ans et ne vais pas oublier cette année de ma vie ! »

Inoubliable, en effet.

Mon silence n'est pas gêné, mais attentif. Cette femme maigre, chauve et malade ressemble peu à ce qu'elle a été mais elle n'en reste pas moins ma mère.

« Je t'aime Maman. » De tout ce que j'aurais pu lui dire, ce sont ces quelques mots qui ont mis tant d'années avant de franchir mes lèvres qui la touchent le plus. Pourquoi ne pas la leur dire, à ceux que l'on aime, cette petite phrase toute simple ? On le dit volontiers à l'élu de son cœur mais la famille... c'est une autre histoire. Comme si les liens du sang nous dispensaient de ce simple constat pourtant si riche d'émotions... Pourquoi enfin ne se rend-on compte de la profondeur de nos sentiments envers un être cher que lorsque sa vie se trouve menacée ?

Je t'aime Maman.

La perruque repose sur la tête du mannequin, dans la chambre, mais bizarrement, elle n'est jamais sur la tête de Maman. Parfois, lorsque nous nous rendons dans la famille, elle entortille un ruban autour de son crâne lisse et rose. À moins qu'elle n'y pose une casquette de toile ou de velours. Mais il y a aussi toutes les fois où elle se promène tête nue, littéralement.

Bien sûr, personne ne lui en fera la remarque. Mais l'on peut parler sans même un seul mot. Regards étonnés qui passent rapidement sur la petite silhouette trop mince avant de s'attarder sur sa tête où les cheveux ont déclaré forfait. Et pour qui sait observer, il y a le renflement du pack sous la clavicule qui se découvre avec un col de chemise trop ouvert.

Quand je suis là, je surveille et un regard inquisiteur rencontrera le mien, franchement hostile. La bataille est rapidement gagnée et les yeux trop curieux sont alors irrésistiblement attirés vers les chaussures, les pavés, une fleur ou un brin d'herbe. À terre, donc.

À présent, j'ai réussi à dompter ma peur. Car, oui, je l'avoue, j'avais peur. Lorsque je poussais la porte de la maison familiale, il y avait là quelque chose d'effrayant. De noirs secrets qui semblaient ramper de pièces en pièces et une mauvaise nouvelle pouvait me saisir à la gorge si je n'y prenais garde.

Sandra, elle, a trouvé un appartement et s'y est installée au printemps. Elle songeait depuis quelques temps déjà à voler de ses propres ailes et la tension presque palpable qui règne à la maison a considérablement accéléré son départ. Elle en parle peu, d'ailleurs, mais ne sommes-nous pas tous différents ?

Notre père – qui n'est pas aux cieux mais souvent à s'occuper de ses bêtes au fond du jardin – est tourmenté. La maladie est complexe, laisse perplexe et désemparé son esprit plutôt pragmatique. Peut-être se sent-il impuissant face à ce qu'il considère comme un grave problème qu'il ne peut lui-même résoudre. Alors que Sandra rassemble ses affaires sous son regard courroucé, je leur rappelle sèchement que Maman est malade et les disputes quotidiennes qui résonnent dans toute la maison entament sérieusement les forces dont elle a besoin pour combattre la maladie.

L'été passe... Les chimiothérapies se terminent. Si elles ont considérablement réduit la tumeur infiltrante, elles seront suivies d'une mammectomie pour accéder à la guérison.

Notre mère a bien changé. Elle qui était souvent si gaie, à la limite même de l'insouciance, se fait plus grave. Philosophe aussi, parfois. Et son regard est si triste ! Pour ses rendez-vous médicaux chez l'oncologue ou le chirurgien, elle est toujours accompagnée. Papa. Sandra. Ou Stéphanie, une collègue de travail et amie. Le téléphone sonne souvent et le reste de la famille vient régulièrement aux nouvelles. Si Maman pleure parfois, elle ne verse pas des torrents de larmes, juste une qui roule sur sa joue trop creuse. Lorsqu'elle me demande de l'accompagner en Alsace pour son rendez-vous avec le chirurgien, j'accepte. Je sais bien que Papa sera jaloux car cette fois-ci, elle ne veut pas de sa présence mais je ne quête pas le fait d'accompagner Maman comme une faveur. Je dis oui, c'est tout.

Avant de s'aventurer dans l'immense complexe hospitalier, nous faisons un détour par la cathédrale.

L'imposant édifice qui darde vers le ciel ses flèches de pierre sculptées, a pour moi l'austérité et la froideur d'un autre temps mais aussi la lumière d'un lieu de culte, un espoir. Nous brûlons chacune un cierge, avec un vœu secret sur la langue et dans le cœur accompagnant la flamme brillante. « Je sais ce que tu as souhaité », lui dis-je. Et d'ajouter que la vie est bien étrange. Maman avait-elle seulement pensé qu'un jour elle allumerait un cierge pour faire vœux d'avoir ce que nous tous considérons comme acquis ?

« Ma fille-philosophe »... un tremblement dans la voix.

Le chirurgien est calme, bienveillant. Il dégage une aura de compétence et répond patiemment à toutes nos questions. Bienveillante aussi l'infirmière en chef qui explique le déroulement de l'intervention ainsi que toutes les suites opératoires. Nous sortons de l'hôpital avec une impression étrange cependant. L'opération est prévue début septembre et tout semble alors plus concret. Maman se met à trembler. Un instant elle vient dans mes bras et je souris à travers les larmes qui attendent depuis si longtemps de couler. C'est elle, toute petite et menue qui m'a mise au monde alors lorsqu'elle me remercie de l'accompagner, je lui dis : « Tu m'as donné la vie, Maman, il est bien normal qu'aujourd'hui je sois auprès de toi alors que la tienne est menacée. » La conversation reprend dans la voiture qui nous ramène jusqu'au petit village lorrain, au replis de colline où se niche la maison familiale. Il n'y a pas de silences gênés. Si l'une de nous se tait, c'est pour écouter l'autre, ou réfléchir, tout simplement.

Vers la fin de l'été, Maman se rend souvent chez Sandra. La porte y est toujours ouverte, et l'atmosphère conviviale. Je viens aussi parfois et nous discutons de tout et de rien, Maman au milieu de ses deux filles, le verre de soda qu'elle ne finit jamais à la main. Quelquefois, nous nous serrons toutes les trois dans les bras, trio étrange et tellement différent.

Si proches en ces instants aussi.

Une belle après-midi de fin d'été, nous allons faire une petite promenade dans le petit village frontalier où la famille a vécu durant quatorze ans. Côté Luxembourg, le paysage a bien changé ces cinq dernières années avec la construction d'appartements et d'un petit centre commercial, là où il n'y avait avant qu'un parc à chevaux. Au printemps encore, elle superposait les couches de vêtements et nous avions tous pris l'habitude de la taquiner à ce propos. Bien que le soleil soit haut dans le ciel pâle de chaleur, je sais qu'elle a glissé au fond de son sac à dos un pull au cas où une petite brise se lèverait. Nous sommes là, toutes les deux, elle me parle du dernier week-end passé dans la famille, ses parents et sa sœur, à une centaine de kilomètres d'ici. Je l'écoute mais mon attention est attirée par l'eau. Car au milieu de la cour d'immeubles se trouve un bassin peu profond, tout en longueur, enjambé en ses extrémités par deux passerelles métalliques. L'appel se fait irrésistible et me voici les pieds dans l'eau, sandales à la main, scandale sur le visage de ma mère.

– Mais qu'est-ce que tu fais ? Sors de là tout de suite !

– Il fait chaud et j'avais envie de mettre mes pieds dans l'eau.

– Il y a des gens ici !

Oui, qui entrent et sortent des boutiques luxueuses. Ou qui vivent dans ces résidences où les loyers atteignent des sommets vertigineux. Mais tous ces gens qui ne font que passer ne connaissent pas notre histoire. Alors quelle importance qu'ils nous jettent un regard étonné ou même désapprobateur ? En me rechaussant, je lui réponds :

– On revient demain ?

– Heu… non…

– La semaine prochaine, alors ?

– Je ne sais pas…

– Le mois prochain ce sera l'automne, il ne fera plus si chaud. J'avais envie de le faire là, tout de suite. La prochaine fois, l'une de nous ne sera peut-être plus là et je me fiche de ce que peuvent penser des gens qui ne nous connaissent même pas !

Si j'avais été enfant, j'aurais gagné au mieux un sermon, au pire, une paire de claques. Adultes, ces paroles font mouche.

L'été approche lentement de sa fin. Un jeudi soir, Papa m'appelle pour dîner, un barbecue sur la terrasse. Alors que le repas est depuis longtemps terminé, la vaisselle propre et rangée, nous restons sur la terrasse, Maman et moi, toutes les deux, seules, car Sandra travaillait le lendemain et n'avait pu se libérer. Les soirs d'été à la campagne ont quelque chose de magique. Nuit sombre au ciel de velours piqueté d'étoiles. Et quelle richesse aussi ! L'odeur piquante de l'herbe fraîchement coupée. Bruissement du vent dans les branches auquel se mêle le chant d'amour des grenouilles peuplant les bords de l'étang tout proche et de loin en loin, le hululement d'une chouette.

Deux femmes qui parlent. Chacune sait qu'il n'y aura plus de soirées comme celles-ci à la maison. Comment sera Maman dans six mois ? Je n'ose penser au pire, qu'elle disparaisse, elle aussi, lointain et douloureux souvenir, peut-être dans nos cœur, une étoile de plus suspendue dans le ciel d'encre. La maison sortira de notre vie, accueillant une autre famille, une fois la notre morcelée... Pourtant, chacune de nous profite de l'instant présent. Une mère et sa fille qui bavardent un soir d'été sur une jolie terrasse.

Cet instant est un cadeau et chacune en a conscience.

Elle espérait une mammectomie partielle avec une reconstruction immédiate mais il a fallu tout enlever. Nous venons la voir, Papa, Sandra et moi, chacun notre tour ou tous ensembles. L'équipe médicale au grand complet, y compris le chirurgien qui a pratiqué l'intervention, est surprise de la vitesse à laquelle Maman reprend des forces. Son téléphone sonne sans arrêt car famille et amis viennent aux nouvelles. Lorsqu'elle revient à la maison après cinq jours d'hospitalisation seulement, je l'ai sentie changée.

Elle profite des derniers beaux jours pour d'interminables petits déjeuners sur la terrasse. Ses mots se font plus graves, ses yeux plus tristes aussi.

Avec la prothèse amovible, sa poitrine mutilée ne se devine guère mais les épreuves traversées ont fait d'elle une autre femme, celle qui sait qu'il lui reste encore bien des épreuves à traverser.

Lorsque l'oncologue lui annonce qu'elle doit à nouveau subir une nouvelle série de cures de chimiothérapie en même temps que la radiothérapie, Maman manque de s'effondrer. Durant tout ce temps, nous, ses proches qui l'aimons, nous suspendons notre souffle. L'angoisse revient. Cette peur sourde, tapie au fond du cœur, de perdre celle qui nous a tant donné et que l'on aime si fort… C'est elle qui me tire brutalement de mon sommeil au cœur des nuits froides d'automne, les yeux écarquillés dans l'obscurité, le cœur battant. Et si ?…

Les semaines passent. Malgré la nouvelle chimiothérapie et les rayons, les cheveux de Maman repoussent, poivre et sel, fins et légèrement ondulés, ce qui est inédit pour elle.

À la fin de l'automne, tout est enfin terminé. La cicatrice est aussi belle qu'elle peut être. Quant à la maigreur, les médecins assurent qu'elle finira par disparaître.

À présent, un autre combat attend Maman. Celui du divorce et de l'éclatement de ce qui avait été sa famille. Mais ça, c'est une autre histoire.

Maman est toujours elle-même. Elle est autre aussi. Son combat contre la maladie a fait d'elle une femme différente ainsi qu'une autre mère. Après tout, elle nous le dit bien parfois : « Je suis une amazone. »

Ma funambule

Par Lysiane Fort-Rondeau

Ma funambule glisse
Sur le fil de sa mémoire
Sur son histoire
En périlleux équilibre
Le vent d'ici souffle fort
Il évente les têtes
Comme des girouettes
Les embruns rouillent les pensées
Les brumes remplacent les rêves
Océan ne roule plus tes galets
Sous ses pieds
Qui tournaient autrement
Quand les « Camps marins »
Dansaient au Casino des Dunes
Dans son univers à l'envers
Elle disperse tous ses ailleurs
Les émotions encore l'écorchent
Dans ses chants de roses fanées
Pour une amitié délaissée
Les matins sont trompeurs parfois
Quand traînent des restes de nuit
Je lui donne l'heure
Puisque ma funambule oublie.

Moi, Chloé, sept ans et demi

Par Sophie Froissard

Un petit cauchemar

« Maman, maman ! »

Mes cris m'ont réveillée. Il fait nuit. Je suis assise au beau milieu de mon lit et je sanglote. Les draps sont tout en tire-bouchon et m'emprisonnent. Les larmes ruissellent sur mes joues et le haut de mon pyjama est trempé de sueur. Je viens de rêver que ma maman était morte.

« Maman, maman ! »

Elle devrait déjà être là, à mes côtés. D'habitude, elle se précipite dès que je l'appelle, quelle que soit l'heure. Elle me prend dans ses bras, me berce en m'assurant que ce n'est rien, « juste un petit cauchemar ». Elle me fait boire un peu d'eau, puis me borde. Je m'agrippe à sa main : « Ne pars pas, maman ! ». Elle me rassure : « Je reste là jusqu'à ce que tu te rendormes ». Je ferme les yeux, les rouvre quelques instants plus tard, pour vérifier. Elle n'a pas bougé, elle me regarde avec son tendre sourire, ses yeux d'amour. Elle me protège, tient les fantômes à distance : je n'ai plus peur. Je me laisse aller dans les bras du marchand de sable, qui m'emporte loin, très loin, jusqu'au matin.

« Maman, maman ! »

J'insiste. Pourquoi ne vient-elle pas ? Et soudain, je me souviens : elle n'est pas à la maison, elle est à l'hôpital, depuis hier. Je m'appelle Chloé, j'ai sept ans et demi, et ma maman a un cancer du sein.

Je sèche mes larmes avec la manche de mon pyjama et je tâtonne à la recherche de l'interrupteur de ma lampe de chevet. J'allume la lumière, cligne des yeux et cherche le verre d'eau que maman met toujours sur ma table de nuit. Il n'y est pas. Papa a dû oublier. J'ai soif, mais je n'ai pas envie de descendre jusqu'à la cuisine. Il fait trop noir. Mon courage a des limites !

Et si j'allais boire dans la salle de bains ? Je n'aurais que le couloir à traverser et je laisserais la porte de ma chambre ouverte pour m'éclairer. Je me lève. Le parquet est froid sous mes pieds nus. À partir de maintenant, il va falloir que j'apprenne à me débrouiller toute seule. Les papas doivent avoir de moins bonnes oreilles que les mamans !

JAMBON-NOUILLES

Les papas sont aussi beaucoup moins doués que les mamans pour faire la cuisine. D'habitude, le dimanche midi, on mange du poulet grillé avec des petits légumes, ou des pommes de terre sautées, ou des frites, et une délicieuse tarte aux fruits avec de la crème « gentille » comme dessert. Aujourd'hui, c'est jambon-nouilles !

Papa dépose une tranche entière dans mon assiette. Il n'a pas retiré le gras. Maman, elle l'enlève toujours et elle me découpe tout en petits morceaux. Papa me verse une grosse louche de pâtes. Elles sont toutes collées, sans rien dedans. Maman, elle met toujours du beurre, ou du gruyère, ou de la sauce tomate, ou de la crème fraîche. Je goûte : il a aussi oublié le sel !

Papa mange en lisant son journal. Il ne fait jamais ça quand maman est là. Tout à coup, il lève le nez et me regarde, inquiet.

– Tu n'as pas faim ? Ce n'est pas bon ?

– Si.

Je n'ai pas envie de lui faire de la peine. Déjà qu'il a la mine toute chiffonnée. Peut-être qu'il n'a pas bien dormi lui non plus, même si ce n'est pas moi qui l'ai réveillé en pleine nuit...

Je cherche un bout de jambon sans gras, le découpe tant bien que mal avec mon couteau, le pique avec ma fourchette et le porte à ma bouche. Je mastique lentement. Pas pour faire durer le plaisir, mais plutôt pour retarder le moment de m'attaquer aux pâtes. Rassuré, papa retourne à sa lecture. J'essaie de séparer les coquillettes. Pâtes, platée, pâtée. Je joue avec les mots et ça fait tilt dans ma tête ! Filou est sagement roulé en boule sous la table. Il sait qu'il n'a pas le droit de quémander de la nourriture. L'obéissance vaut bien une récompense, non ? Je le pousse du pied pour attirer son attention. Je prends quelques nouilles dans ma main et les lui tends discrètement, en guettant mon père du coin de l'œil. Filou se redresse aussitôt et les engloutit rapidement. Il lèche ma paume et me supplie du regard. Au moins un qui apprécie la cuisine de papa ! Je recommence mon manège jusqu'à ce que mon assiette soit vide.

– Ça y est, j'ai fini !

– C'est bien, ma chérie. Tu veux un yaourt aux fruits ?

– Oui, avec des petits-beurre, s'il te plaît.

Je vais me rattraper sur les biscuits pour tenir jusqu'au goûter.

– Quand est-ce qu'on va voir maman ?

– Dès que tu auras fini de manger.

C'est comme si c'était fait !

VISITE À L'HÔPITAL

C'est la première fois que je vais à l'hôpital. Papa s'est arrêté en route pour acheter un bouquet de fleurs. C'est moi qui l'ai choisi : des roses rouges, je sais que maman les aime. On prend l'ascenseur pour monter jusqu'au deuxième étage. Ça sent une drôle d'odeur dans le couloir. Je croise un petit garçon qui n'a plus de cheveux. Avec ses oreilles décollées, il ressemble à E.T. Je lui fais une grimace, il me tire la langue : bien fait pour moi !

On entre dans la chambre de maman. Elle est dans son lit, elle dort. Elle me paraît soudain toute menue, toute fragile. Son visage est presque aussi blanc que l'oreiller, elle a les traits tirés, les cheveux collés par la transpiration, de grands cernes sous les yeux. J'ai du mal à la reconnaître. Je ne l'avais encore jamais vue malade. D'habitude, elle est toujours pomponnée, maquillée, bien coiffée, bien habillée : elle est très coquette, ma maman.

Je reste sur le seuil. Papa s'avance et lui touche doucement la main. Elle gémit et se réveille lentement. Elle murmure un « bonjour » et me cherche du regard. Je m'approche et lui tend timidement mon bouquet. « Merci, mon cœur. » Elle le prend et le donne à mon père pour qu'il le mette dans le vase posé sur la table de nuit. « Tu ne m'embrasses pas ? » Je me hisse sur la pointe des pieds. La peau de sa joue est brûlante et sèche. D'habitude, elle est douce et parfumée. Je lui fais un rapide baiser avant de me reculer. J'ai envie de partir loin d'ici, de retrouver ma maman d'avant : celle qui était la plus belle du monde. Papa n'a pas l'air très à l'aise non plus. Il se dandine d'un pied sur l'autre et ne sait pas quoi dire. Une infirmière entre dans la chambre et donne des comprimés à maman. Papa en profite.

« Bon, on va te laisser te reposer. On reviendra une autre fois. Tu viens, Chloé ? »

Et il se dirige rapidement vers la porte. Je murmure : « au revoir, maman » et le suis, soulagée. Je n'ose pas me retourner, de crainte de lire la déception dans le regard de ma mère. J'ai honte. J'ai l'impression de l'abandonner. Dans la voiture, je ne peux m'empêcher de penser aux heures que ma maman a passées à mon chevet chaque fois que j'étais malade, à me faire manger, à me tenir la main, à me bassiner le front, à me lire des histoires. C'est sûr, elle ne m'aurait jamais laissée toute seule à l'hôpital, elle !

La perruque de maman

Maman est de retour à la maison. Mais elle est très fatiguée et elle doit se reposer. J'essaie de ne pas faire de bruit et je m'enferme dans ma chambre pour jouer avec ma poupée Barbie. Elle aussi a le cancer, mais je l'ai guérie en lui retirant le sein droit avec un cutter. J'ai eu un peu de mal – c'était dur à découper – et dessous, c'était creux. J'ai dû combler le trou avec de la pâte à modeler. Je ne l'ai vraiment pas arrangée, la pauvre. En plus, ses habits ne lui vont plus aussi bien qu'avant : ça fait tout plat d'un côté et bombé de l'autre. Je comprends mieux pourquoi maman ne porte plus que des pulls très larges.

Toutes les trois semaines, maman retourne à l'hôpital. Lorsqu'elle revient, elle vomit beaucoup et elle reste allongée dans son lit. Elle a beaucoup maigri et elle flotte dans ses vêtements. Elle n'a vraiment pas bonne mine. Normalement, quand on sort de l'hôpital, on devrait aller mieux, non ? Eh bien là, c'est tout le contraire : à chaque fois qu'elle y va, elle est encore plus malade qu'avant.

Un jour, je l'ai entendue pleurer dans la salle de bains. J'ai ouvert la porte discrètement. Elle était devant le miroir et tenait une grosse poignée de cheveux à la main.

« Qu'est-ce qu'il y a, maman ? »

Elle a sursauté et s'est vite essuyé les yeux.

« C'est rien, ma chérie. Je perds mes cheveux à cause de la chimio. Mais j'ai acheté une jolie perruque ! Viens, je vais te la montrer. »

Ma maman allait devenir chauve, comme papy ? Tout à coup, je me suis souvenu du petit garçon que j'avais croisé à l'hôpital. Et j'ai compris qu'il n'était pas venu rendre visite à quelqu'un : c'est lui qui avait un cancer. Et moi qui lui avais fait une grimace ! Maman ajuste sa perruque.

– Alors ? Comment tu me trouves ?

– Super ! Elle te va drôlement bien. On dirait des vrais cheveux.

Tu parles ! Ça se voit tout de suite qu'ils sont faux. Mais je mens pour ne pas lui faire de la peine. « Ce n'est pas beau, de mentir », me répète-t-on tout le temps. Mais un mensonge qui fait du bien vaut mieux qu'une vérité qui fait du mal, non ? De toute façon, j'inventerai n'importe quoi pour qu'elle ne pleure plus, pour qu'elle redevienne gaie, comme avant. Je caresse les boucles soyeuses qui dépassent de la perruque. Je ne pourrai plus jouer à la coiffeuse. Moi qui aimais tant peigner ses longs cheveux blonds, si brillants, si épais, qui lui arrivaient au bas des reins et que tout le monde lui enviait.

Papa est parti

Je me réveille en sursaut. Cette fois, ce n'est pas moi qui ai hurlé, mais maman. Les voix viennent de la chambre de mes parents. Ils sont encore en train de se disputer. Je tire la couette par-dessus ma tête et je me bouche les oreilles pour ne plus les entendre. Mais maman crie trop fort.

« Tu ne me regardes plus. Tu n'oses même pas me toucher. Je te dégoûte, c'est ça ? »

Papa ne répond pas. J'entends des pas précipités dans l'escalier, la porte d'entrée claque. La voiture démarre. Il est parti. Maman sanglote. Avant, il n'y avait jamais de disputes, jamais de cris, jamais de pleurs…

Je me lève et vais la rejoindre sur la pointe des pieds. Elle est recroquevillée sur son lit. Je me blottis tout contre elle. Pour une fois, c'est à moi de la consoler. « Il va revenir, t'inquiète pas. » Elle me serre dans ses bras, s'accroche à moi, avant de se reprendre. « Qu'est-ce que tu fais là ? Tu devrais dormir ! » Voilà, ça va être ma faute maintenant. Figure-toi que c'est toi qui m'as réveillée, maman ! Bien sûr, je me tais. Inutile d'en rajouter et de la faire culpabiliser. « Je peux rester avec toi, cette nuit ? » Je fais comme si c'était moi qui avais besoin d'elle. En guise de réponse, elle soulève les draps et je me glisse à ses côtés. Je passe ma main sur son crâne tout lisse. C'est la première fois que je la vois sans perruque depuis qu'elle a perdu tous ses cheveux.

« C'est doux », je murmure. Ses yeux noyés de larmes paraissent immenses dans son visage amaigri. Elle sourit : « Merci ». Elle éteint la lumière, je me pelotonne contre elle et nous nous endormons, enlacées.

Crâne d'œuf

Maman sort mon coquetier en forme de poule et y dépose un œuf qu'elle vient de faire cuire à la coque. Au moment où elle s'apprête à le décalotter avec son couteau, je crie : « Non ! »

Je viens d'avoir une horrible vision : le crâne de maman découpé par une scie. « Tu n'en veux pas ? s'étonne ma mère. Je vais te faire des mouillettes. » C'est vrai que j'adorais tremper les morceaux de pain beurré dans le jaune tout chaud et les laisser fondre dans ma bouche. Mais ça, c'était avant, avant de voir la tête chauve de maman. Je crois que je ne pourrai plus jamais manger d'œuf à la coque de ma vie. Mais comment lui avouer ? Je préfère me taire.

Avant, je racontais tout à maman, dans les moindres détails. J'étais une vraie pipelette. Maintenant, je fais le tri. Je pèse mes mots. Je tourne sept fois la langue dans ma bouche. Est-ce que c'est ça, grandir ? Faire attention à ce qu'on dit pour éviter de blesser ceux qu'on aime, quitte à mentir par omission, ou mentir tout court ?

– Tu n'as pas faim ? insiste ma mère.

– Non, j'ai mal au cœur.

Un demi-mensonge. Je suis un peu barbouillée à l'idée de plonger ma cuillère dans le jaune-cervelle. Maman pose sa main sur mon front. « Tu n'as pas de fièvre. Tu ne veux vraiment rien manger ? » J'ai envie de sucré. « Tu me fais une pomme-compote ? » C'est mon dessert préféré quand je suis malade. Une spécialité maison : une pomme coupée en morceaux, parsemée de sucre vanillé et cuite en quelques secondes au micro-ondes. Je la déguste tiède, avec des tuiles aux amandes. C'est délicieux et ça me remonte toujours le moral !

LES AVANTAGES…

Depuis que ma maman a un cancer, la maîtresse est beaucoup plus gentille avec moi. Elle ne me gronde plus, même quand je n'ai pas appris ma leçon. Elle me parle doucement, comme si elle avait peur que je fonde en larmes à la moindre remarque. Les autres élèves l'ont remarqué. Ils disent que je suis sa chouchoute. Ma copine ne comprend pas.

– C'est parce que ma mère a un cancer.

– T'as de la chance.

Si on veut… C'est vrai qu'elle vient d'avoir une très mauvaise note –moi aussi – et l'institutrice l'a enguirlandée devant toute la classe – moi non. En plus, elle doit faire signer sa copie par ses parents. « Je vais me faire disputer grave. »

Je la plains. Moi, je suis tranquille. Personne ne s'occupe plus de mes devoirs. Maman se contente de me demander si je les ai faits, sans vérifier, et papa signe mon cahier, sans même regarder. Depuis quelque temps, il rentre tard, il part tôt. Le week-end, il sort ou il s'enferme dans son bureau. Il doit vraiment avoir beaucoup de travail. Remarquez, ça ne me dérange pas : quand il n'y a personne à la maison ou que maman est trop fatiguée, je vais chez tatie. Elle est géniale, ma tatie. Elle m'emmène au théâtre, au cinéma, au cirque, au musée. On fait les boutiques, elle m'achète tout ce que je veux. Elle m'apprend à danser, on se déguise. Elle me maquille, me coiffe, me fait les ongles. On rigole bien, toutes les deux. Le soir, elle me lit des contes.

– Je voudrais rester chez toi. Dis, tu veux bien ?

– Ta maman serait malheureuse. Elle a besoin de toi, tu sais.

– Elle ne veut jamais jouer avec moi. Elle est toujours fatiguée !

– C'est à cause de la chimio.

– Pourquoi elle continue, si ça la rend encore plus malade ?

– C'est nécessaire pour tuer toutes les mauvaises cellules.

– Après, elle sera guérie ?

– Oui.

Je regarde tatie dans les yeux. Elle bat des paupières et change brusquement de sujet. « Et si on faisait des cookies pour le goûter ? » Est-ce qu'elle ment, elle aussi, pour me protéger ?

Le plus beau jour de ma vie

Aujourd'hui, c'est mon anniversaire. Maman a organisé une grande fête. Tatie est venue l'aider à accrocher des ballons et des guirlandes dans la salle à manger. Elles ont passé la matinée à faire des gâteaux et la maison sent bon le chocolat. Maman descend l'escalier : elle est belle ! Depuis qu'elle a terminé la chimio, ses cheveux ont repoussé, un vrai casque d'or. Elle a mis une jolie robe à fleurs qui virevolte autour de ses longues jambes. Elle s'est maquillée et porte les bijoux que papa lui avait offerts pour leurs dix ans de mariage. Elle est vraiment transformée, comme si sa marraine la fée l'avait touchée de sa baguette magique. Entre nous, je crois que c'est tatie qui est derrière tout ça. Je les ai entendues discuter dans la cuisine tout à l'heure – non pas que j'écoute aux portes, mais parfois, je laisse traîner une oreille pour me tenir informée : je n'aime pas qu'on me cache des choses sous prétexte que je suis trop petite pour comprendre. Je comprends tout, du moment qu'on m'explique clairement ! Bref, tatie remontait les bretelles à maman : « Il faut te reprendre, tu te laisses complètement aller. Ce n'est pas en traînant toute la journée dans ton vieux survêtement que tu vas le récupérer ! »

On dirait que la leçon a porté ses fruits... Ma mère m'aperçoit et me sourit, un grand rayon de soleil qui me fait chaud au cœur. Papa va fondre, moi je vous le dis. D'ailleurs le voilà. Il la fixe, lui non plus n'en croit pas ses yeux. Il s'avance vers elle et l'embrasse délicatement sur la bouche. Ça faisait une éternité que je ne les avais pas vus se bécoter ! Je croise le regard de tatie et je lève un pouce victorieux. C'est gagné ! Je vais passer la plus belle journée de ma vie. Et tout va redevenir comme avant, mieux qu'avant. Car j'ai changé !

Et puis, bientôt, maman aura un sein tout neuf, encore plus beau que l'autre. Je ne savais pas que ça pouvait repousser. Du coup, je m'en suis voulu d'avoir estropié ma pauvre Barbie. J'ai demandé à tatie comment je pouvais la réparer et elle m'a dit qu'on allait lui fabriquer une prothèse avec de la colle à bois. Tout est bien qui finit bien !

Ah, j'oubliais... Maintenant, je sais ce que je veux faire plus tard : quand je serai grande, je serai chirurgien !

Chapitre V
Mon frère, ma sœur

Les lunettes d'Elvis Costello

Par Laurent Danten

Ils se cachent sous la table de la cuisine et ils ont peur. Personne ne peut les voir. Ils ne les trouveront pas ici. C'est ce qu'ils croient. Les rires étouffés. Ils tremblent. Ils ont froid. Ils sont assis à même le sol, sur le carrelage de la cuisine. Vous devriez sortir jouer dehors... il fait tellement beau... plutôt que rester enfermés ici...

La mère qui cause toujours.

Ils préfèrent jouer à cache-cache. Quatre frères. Deux qui se cachent et deux qui cherchent. L'aîné et le second, l'équipe des grands. Les autres, les petits. C'est à eux de se cacher. Chacun son tour. La maison est pleine de recoins. Une vieille maison de famille que les parents rêvent de rénover. Une folie. Ils n'y arriveront pas. Jamais. Ils manquent d'argent. Ils parlent souvent le soir quand ils sont sûrs que les garçons dorment. Eux entendent tout. La maison est mal insonorisée. L'inquiétude des parents avant de s'endormir. Les nuits pleines de poussière déjà. Un goût de cendres le matin dans la bouche.

Alors jouer à se faire peur, c'est bien. Pour oublier les vraies peurs.

Dehors, il pleut.

La chambre est bien chauffée. Une fine couche de buée recouvre les vitres de la petite pièce nichée au fond d'un couloir de l'hôpital. Zéro plus zéro égal. Son frère somnole depuis qu'il est arrivé. La tête à Toto. À cause de la morphine. Il a envie de dessiner sur la vitre avec l'index. Comme enfant déjà. Grâce à la morphine. Il garde son imperméable et son écharpe de laine. Il a froid. Décembre.

Son frère aime le bruit, les cris, la foule. Lui, le silence, une vie monacale presque.

Son frère : la chasse, la pêche, marcher dans la boue sous la pluie pendant des heures ne le dérange pas.

Lui ne peut vivre qu'en ville, il étouffe à la campagne. Il aime marcher dans les rues de Paris.

Son frère ne lit jamais, ne va jamais au cinéma.

Lui aimerait écrire mais il ne le dit pas. Lui aimerait peindre mais il n'en parle pas. Il apprend seul dans son coin. Un long apprentissage.

Loin des autres. Loin des siens. Sans rien dire.

Les jours ont passé. Dans l'espoir, dans l'attente de résultats. Ils se sont peu vus pendant des mois. Puis.

Au début il ne retire pas son manteau. Alors il a chaud. Alors il a peur. Son frère voit tout ça.

Ils se cachent dans cette chambre d'hôpital. Ils attendent et ils ont peur. Ils se taisent. Depuis qu'ils ont quitté l'enfance ils ne se parlent presque plus. Ils ne font aucun bruit. Elle ne les trouvera pas. Elle passera devant la porte et elle ne s'arrêtera pas. Elle ira plus loin. Dans une autre chambre. Son frère retient son souffle de plus en plus longtemps. De plus en plus souvent. Lui n'ose pas bouger. Il regarde son frère dormir et il attend. Il ne lit pas le journal. Elle pourrait l'entendre froisser les pages. Il se contente d'être là, assis pendant des heures sans bouger. Et de le regarder en écoutant la pluie tomber.

Les premières visites, il ne reste pas longtemps. Il a toujours autre chose à faire. Qui ne peut pas attendre. Il n'a pas encore accepté cette nouvelle partie de cache-cache improbable avec la mort.

Mais ils ne sont plus des enfants. Et ce n'est plus un jeu.

Ils disent : « On ne fait pas de littérature avec sa douleur. » Il note tout dans un carnet de moleskine vert. Une toile de coton fin recouverte d'un enduit flexible et d'un vernis souple imitant le grain du cuir. Les célèbres carnets d'écrivain. Il n'est pas écrivain et il écrit. Il note tout.

La moleskine, la même couleur qui recouvrait les banquettes des compartiments des trains. Enfants. Quand ils partaient en vacances. En trains couchettes. La mère avait peur qu'ils tombent du haut. Alors ils dormaient tous en bas. Les enfants. Les grands d'un côté, les petits de l'autre. Le père et la mère au-dessus. Présence protectrice. Les parents sont morts aujourd'hui. Les petits vivent loin, ils sont restés au pays. Ils ne veulent pas venir tout de suite. Ils sont seuls tous les deux. Les grands. Dans cette chambre d'hôpital. Voyage immobile.

Il regarde encore une fois son frère entre deux prises de notes. Les mots. Petites pierres noires empilées sur la page blanche. C'est comme construire un barrage de mots. Pour empêcher la mort de se propager, de circuler.

Il repense à la finale de la Coupe d'Europe des clubs champions à Glasgow. Les verts victimes des poteaux carrés : AS Saint-Étienne 0 – Bayern de Munich 1. Les figurines Panini. Son frère se moquait de lui quand il collait les visages des joueurs. Il disait : « Le foot c'est pas dans les livres, c'est sur le terrain, merde ! »

Il manquait toujours un joueur par équipe. Un vide. Un blanc. Une absence.

Il regarde ses chaussures toujours impeccablement cirées. Cirer ses chaussures l'apaise. Il aimerait offrir des chaussures neuves à son frère. Qui s'en moque. « Les apparences sont toujours trompeuses » dit son frère.

Mais les faits sont têtus.
Autrement dit : les hommes se gâtent rapidement.

Il ne faut pas voir le temps qui passe, la vie, comme un voyage horizontal, comme une étendue pleine de vide et de vent à traverser. Mais comme une ascension. Le temps est vertical. Une paroi. La maladie une ascension risquée.

On ne fait pas de bonne littérature avec sa douleur. N'empêche, l'agonie a-t-elle vraiment commencé ?

LUNDI 16 AOÛT 2004

Noter ce qui se passe. En espérant retenir quelque chose de ce qui est en train irrémédiablement de disparaître : son frère. Les moments passés ensemble. Les derniers, il le sait depuis le mois de juin. Il a pris rendez-vous sans lui dire avec son médecin traitant qui lui a avoué la vérité. Il ignore si cette vérité est partagée. Ils n'en parlent pas. Il se dit que les médecins se trompent parfois. Alors rien dire c'est tenter sa chance. Continuer de croire.

Le visage s'est creusé, les dents se déchaussent, jaunissent. Son corps est blanc et froid.

Il a envie d'accumuler toute la vie du dehors, toute cette actualité qui inonde sans cesse et partout : paroles dites à la radio, mots imprimés dans les journaux, les magazines. Les affiches dans les rues.

Quand il va le voir en voiture, il préfère le silence. Quand il rentre chez lui il écoute toujours la musique à fond. Du Funk. Le groupe « Earth, Wind and Fire » et ce titre, exclusivement : « September ».

Son frère sera à nouveau hospitalisé demain. 17 août. Ne pas être là quand il va partir, mourir, s'endormir. Une dernière parole, un dernier regard, un dernier geste. Alors le regard que son frère lui a lancé dimanche soir (15 août), un regard apeuré, un appel, serait (pourrait être) le dernier ?!

MARDI 17 AOÛT 2004

Il a passé l'après-midi avec son frère après avoir beaucoup pleuré chez lui. Ils ont ri ensemble. L'ambulance est venue le prendre à 16 h 35. Il lui offre un pyjama bleu à fines rayures blanches. Il a envie d'aller chez le coiffeur. Ce qu'il fait. Il a envie de lui offrir une montre. Ce qu'il ne fait pas. Les cadeaux, des offrandes pour calmer les mauvais esprits

SAMEDI 21 AOÛT 2004

Il est presque 11 heures. À l'hôpital. Son frère ouvre à peine les yeux pour les accueillir son oncle et lui. Son frère garde la bouche ouverte. Sa respiration est lente. Ils ont cru en entrant dans la chambre que déjà il partait. Il laisse son oncle seul avec son frère. Pendant ce temps, il discute avec une infirmière qui l'a reconnu dans l'escalier. C'est elle qui demande des nouvelles de son frère. Elle s'appelle Claudine. Ils ont plaisanté avec elle pendant les séances de chimio qui se déroulaient entre midi et deux il y a un an. Il venait pendant sa pause déjeuner. Claudine ne rit plus. Elle sourit tristement. Son air las, fatigué qu'ils ont tous ici. Ils sont debout dans l'escalier, entre deux étages. Elle écoute. Elle dit : « Je passerai le voir quand j'aurai le temps. » Tout le monde court après le temps à l'hôpital. Les malades et les soignants.

DIMANCHE 22 AOÛT 2004

La famille vient le voir et ils s'impatientent très vite. Ils disent : « il est fatigué ! » Ils ajoutent : « il ne nous parle pas ! »Alors ils quittent la chambre et retournent s'asseoir dans le couloir. Ils commentent les allées et venues des soignants, des autres malades, des autres visiteurs. Il a envie de les engueuler. De leur dire qu'ils sont trop cons, que leurs réflexions sont très connes ! Dire qu'il est en train de mourir alors c'est sûr son frère n'est pas en forme, alors c'est sûr son frère dort beaucoup, alors c'est sûr son frère ne parle presque plus. Ses poumons pourrissent et le reste aussi maintenant. Mais il ne dit rien. Il reste assis à côté d'eux à les écouter. La colère s'emplit en lui.

Son voisin de chambre lit beaucoup. Lui ne lit pas. N'a jamais lu aucun livre.

LUNDI 23 AOÛT 2004

Il lui offre deux roses jaunes. Il se rend compte que c'est le titre d'une nouvelle de Raymond Carver qui raconte la fin d'Anton Tchékhov. Finalement heureusement que son frère ne lit jamais.

Il passe presque deux heures avec son frère. Le temps est maussade. C'est le premier jour d'une semaine de vacances. Il fait le ménage dans sa chambre, du rangement dans les tiroirs et le placard. Ranger l'apaise. Calme ses angoisses. Son frère se relève dans son lit pour mieux l'observer, pour essayer de lui parler un peu mais très vite il se rallonge sur le flanc, dos à la fenêtre. Le kiné passe vers 13 heures. Il doit les prendre pour un couple d'homosexuels car jamais son frère ne l'a présenté. Il sort de la chambre pendant qu'il lui masse la poitrine, le dos. Il prend ces notes en attendant. Il a toujours ce carnet vert sur lui. Il lui a murmuré qu'il l'aimait en sortant. Mais on ne se parle plus dans la famille. Depuis des années. Ils ne s'entendent plus non plus. C'est donc un moment rare. Il n'est pas certain que son frère a entendu. Il a parlé tellement bas !

LUNDI 23 AOÛT 2004 (SUITE)

Il est repassé voir son frère entre 19 h 30 et 20 h en prétextant un rendez-vous dans le quartier de l'hôpital. Il sent que son frère ne le croit pas mais qu'importe. Ils sont contents de se revoir. Son frère lui annonce que son médecin est passé le voir vers 17 h (Elle : une jeune femme un peu ronde très jolie). Il prétend quelle n'a rien dit de particulier en baissant les yeux. Puis il le fixe assez longuement, comme s'il avait envie d'ajouter quelque chose.

Ce qu'il fait. Il ment.

Son frère dit : « le médecin dit que je peux sortir dans deux semaines ».

Ils ne sont plus seuls dans la chambre. Son frère a un nouveau voisin. Avec une tête d'intello car il porte les mêmes lunettes que lui, les lunettes d'Elvis Costello. C'est ce qu'a dit son frère quand il les a portées la première fois. C'est lui assis dans le lit à côté de son frère. Il se voit. Il sait qu'il a peur de mourir alors que c'est son frère qui est malade. C'est ça. Les malades ce sont toujours les autres, et la peur est partagée par tous. C'est son frère qui le rassure. Son frère voit bien que son « petit » frère a peur. C'est son frère qui ne se plaint jamais.

Lui dit qu'il est fatigué, qu'il a plein de choses à faire, qu'il est débordé. Quand les ambulanciers sont venus chercher son frère celui-ci a refusé le brancard qu'ils lui proposaient. II a voulu marcher seul jusqu'au véhicule blanc. Ils tremblaient tous les deux. Son frère à cause de la fatigue générale qui l'enveloppait et lui parce qu'il avait peur que son frère tombe.

MARDI 24 AOÛT 2004

Il arrive à l'hôpital à 11 h 40 précisément. On ne gaspille plus le temps. Il range encore une fois sa chambre, il vide le bassin dans lequel son frère crache régulièrement, il le coiffe. Son frère mange un peu de soupe, lui réclame du Coca-cola©, en boit un petit peu. Il est maintenant 13 h 30, son frère s'endort. II lui dit qu'il faut y croire, malgré tout ce que les gens disent. Il ajoute qu'il va devoir bientôt repartir. Que demain il ne viendra certainement pas. Il est en vacances et il va chez Ikea© faire quelques achats car ils ont projeté avec sa femme de refaire la chambre de leur fille avant la rentrée. Ils ont des projets. II regarde son frère dormir. Il n'est pas sûr qu'il a entendu tout ce qu'il vient de lui dire. Alors il attend qu'il se réveille, il téléphone à sa femme pour lui demander de ne pas l'attendre avant ce soir. Il parle doucement dans le téléphone, il se tient debout devant l'entrée de l'hôpital.

MERCREDI 25 AOÛT 2004

On commémore les soixante-trois ans de la libération de Paris. Couverture de Libé. Irréalité des faits. La vie des autres ne le concerne plus.

Son frère dit : « Cette nuit je me suis perdu dans le lit. » Il prend tout en note ensuite assis à côté de lui. Il est passé le voir finalement. Obscénité de tout noter ainsi ? Il a discuté dans le couloir avec un autre médecin. Un homme jeune avec un accent. Il parle de dégradation rapide à partir du moment où le foie ne fonctionnera plus. Quand ? Il n'ose pas poser la question. Le jeune médecin d'origine kurde ajoute qu'il va s'endormir de plus en plus souvent, de plus en plus longtemps.

JEUDI 27 AOÛT 2004

Une certaine forme d'habitude s'installe entre les deux frères. Le rythme de ses visites est régulier, son état se stabilise. Visiblement. Il sait qu'avant de mourir souvent on observe une amélioration spectaculaire de l'état du malade. Tellement spectaculaire que l'entourage peut croire à une guérison. Il sait trop de choses comme celle-ci. Il a trop lu.

Il possède désormais une meilleure connaissance des lieux, des personnes qui occupent l'hôpital, qui y travaillent. Il échange maintenant des petits signes cordiaux avec quelques-uns, des regards complices aussi avec d'autres visiteurs de malades. Par contre, il ne sent aucune solidarité entre les malades. C'est le chacun pour soi. Ils ne se parlent pas, ne s'intéressent pas les uns aux autres. Comme s'ils avaient peur de la mort, de l'idée de contagion possible de la mort.

LUNDI 30 AOÛT 2004

Son frère change de chambre. De la 115 située au premier étage il descend au rez-de-chaussée à la 56. Une chambre plus petite dans laquelle il sera seul. Le docteur (toujours la même femme) est présente quand il arrive. On ne l'a pas prévenu. Son frère demande à rentrer chez lui. Elle gagne du temps. Pour la première fois, il se plaint de douleurs au ventre. Le foie ?

MARDI 31 AOÛT 2004

Il est arrivé en retard à ce qui ressemble de plus en plus à leur rendez-vous quotidien. Son frère lui dit : « j'ai cru que tu ne viendrais pas... je m'ennuie ».

Ainsi son frère lui avoue attendre sa visite. C'est sa seule occupation. Il n'écrit pas. Il ne peint pas. Il attend que son petit frère vienne le voir. Il semble en forme. Il lui a apporté le quotidien régional de leur région d'origine. C'est un autre frère (un des deux « petits ») qui l'a envoyé.

1ER ET 2 SEPTEMBRE 2004

Les journées les plus dures. Son frère souffre d'angoisses et d'hallucinations. Il lui parle de personnes qui le regardent dans sa chambre (des disparus, des vivants, des connus ?!) Il lui décrit le cauchemar suivant : il est enfermé dans une pièce minuscule, comme dans une boîte (un cerceuil et il doit tout casser pour en sortir (s'en sortir ?). Il a le souffle rauque et averneux. Il cherche l'air. Tout de suite il fait le lien avec sa lecture en cours, *Le souffle de Thomas Bernhard*.

Le jeudi 2 septembre dans *Libération*. Un commando qui a pris en otage entre 150 et 400 personnes dont 132 enfants, dans un établissement scolaire d'Ossétie du Nord. Il réclame le retrait des troupes russes de Tchétchénie. L'assaut a fait au moins neuf morts.

Il lit les journaux tandis que son frère dort. Il semble aller mieux depuis quelques jours. Il a moins peur. Il se dit que ce sera bientôt fini. Qu'ils vont enfin pouvoir sortir d'ici tous les deux. Enfin libérés après cette prise d'otage qui dure depuis des mois. Pris en otage par la maladie. Il compare mentalement les chances de s'en sortir entre un adulte enfermé dans une école aux confins de la Russie et celle d'un occidental malade soigné dans un hôpital ultramoderne. Difficile de dire. Ça occupe son esprit. C'est tout ce qu'il demande. Il écoute la respiration de son frère. Son souffle s'est apaisé. Tout va bien. Ça va mieux. Ça va aller.

Il est parti deux jours. Il a pris deux jours de vacances. Il est parti seul à Paris. Faire ce qu'il aime. Se promener. Aller sur les quais pour les bouquinistes. Quand il rentre son frère est parti aussi. Sans laisser d'adresse. La chambre est vide. Les infirmières lui sourient. Le soleil de septembre est doux, caressant. Il a envie de danser. *Earth, Wind and Pire.*

Élisabeth
Par Myriam Debacker

Son visage attristé où seuls ses yeux bleus,
Conservaient toute la jeunesse d'autrefois,
Revêtait la pâleur de ce mal cancéreux,
Qui l'anéantissait depuis quelques mois.

Il ridait, creusait, ravageait sans scrupule,
Ternissait ce teint lumineux et splendide,
Comme un animal rongeur et avide,
Qui étouffe sa proie dans ses tentacules.

Ce corps sublime qui attirait les regards,
Offrant alors une santé florissante,
Se recroquevillait sous sa peau frémissante,
Lamentable, décomposé et blafard.

Ma sœur ainée, mon amie, ma confidente,
Immolée à jamais sur ce lit d'hôpital,
Dans un état d'impuissance le plus total,
Se débattait contre ce mal qui la tourmente.

Elle suscitait pitié et admiration,
Dans ce combat face à cette maladie,

C'était une poignante et longue agonie,
Qui la consumait sans aucune rémission.

De sa résistance elle en était dépourvue,
Elle déclinait chaque jour un peu plus.
Vaillante, courageuse et volontaire,
Elle conservait la foi dans son calvaire.

Déstabilisée, usée dans son quotidien,
Par des traitements intenses et éprouvants,
Elle se laissait aller à certains moments,
À des délires incontrôlables et chagrins.

Avec le jour elle reprenait courage,
Mais lorsque la nuit se peuplait de cauchemars,
Elle s'agitait, ébranlée, les yeux hagards,
Les larmes inondant son mince visage.

« La fin est proche, je me sens si lasse »,
Me dit-elle un jour dans ses plaintes amères,
« La maladie m'engloutit et me dépasse,
Comme une machine qui accélère ».

Presque chaque jour, j'accourais à son chevet,
Pour l'accompagner sur cet ultime trajet,
Lui apporter tout mon soutien et mon amour,
Dans cette lutte stérile et sans retour.

Elle m'attendait, guettant mon pas dans le couloir,
Je représentais à ses yeux son seul espoir,
Chaque fois je constatais avec tristesse,
Sa poignante fragilité et sa faiblesse.

Alors je l'enlaçais très fort, lui murmurant,
Des mots tendres, des mots simples, des mots d'enfants,

Ceux qui rassurent, qui calment les angoisses,
Comme sur un voile les plis qu'on défroisse.

Elle s'agrippait à mes mains caressantes,
Qui parcouraient fébrilement son visage,
Qui effectuaient un long démêlage,
Sur sa chevelure terne et désolante.

Elle s'abandonnait à ma tendresse,
J'étais sa sœur, sa mère dans sa détresse,
Alors ses yeux d'azur brillaient magnifiques,
Tels ceux d'un enfant lors d'une scène magique.

Elle qui aimait lire, peindre et chanter,
Dans la peau d'un artiste s'apparenter,
Amusant, divertissant une assemblée,
N'était plus que l'ombre de ces dons envolés.

Nous nous souvenions lors de chaque visite,
De notre enfance, qui passa trop vite,
Partagée avec nos parents affectionnés,
En Lorraine, à l'abri de notre maisonnée.

Ces soirs de Noël auprès de la cheminée,
Où les cadeaux, sous le sapin illuminé,
Attendaient la distribution du père Noël,
Auquel s'apparentait notre cher paternel.

Nous nous rappelions ces vacances à la mer,
Les coquillages nacrés, les jeux dans le sable,
Le passage des navires en haute-mer,
Les mouettes rieuses et remarquables.

Tout ce passé qui revenait en mémoire,
Entre nous était une longue histoire,

Il faisait naître tout au fond de notre cœur,
La complicité chaleureuse de deux sœurs.

Elle rêvait de voyages et d'aventures,
Avec moi, les découvrait dans des brochures,
Feuilletant tous les ouvrages sur le monde,
Survolant les pays en quelques secondes.

Elle ne supportait plus cet enfermement,
Elle s'enfonçait dans le découragement,
Brisée, abandonnée à cette maladie,
Livrée corps et âme à cette tragédie.

À chaque départ, c'était un déchirement,
Elle s'agrippait avec des gémissements,
À mes mains, à mes bras, à mon visage,
Comme à une bouée de sauvetage.

Les larmes jaillissaient, roulaient sur ses joues,
En sanglots, elle s'effondrait à mes genoux,
Je la serrais étroitement contre mon cœur,
La consolais et l'apaisais dans sa terreur.

Je l'allongeais, je la berçais avec amour,
Lui promettant de revenir le lendemain,
Lui fis, près de la porte, un signe de la main,
Un dernier sourire à la tombée du jour.

Je la quittais bouleversée à chaque fois,
Malheureuse de ne pouvoir lui transmettre,
Ma santé et ma force dans son désarroi,
Ni une proche guérison lui promettre.

Je recevais son amour comme un cadeau,
Ses gémissements, ses plaintes et sa douleur,

Étaient les miens dans leur extrême profondeur,
J'étais sa force, son soutien et son radeau.

Elle occupait une place immense,
Dans mon quotidien et mon existence,
Elle représentait mon seul univers,
Où sans elle ma vie serait un désert.

J'étais submergée par sa sollicitude,
Je recueillais son infinie lassitude,
Dans mon âme chavirée et misérable,
Comme une injustice intolérable.

Un soir, dans sa chambre, contre moi enlacée,
Baignée dans la clarté du soleil couchant,
Elle s'éteignit sur mon cœur chancelant,
Comme une étoile dans la voûte glacée.

Un sourire se dessinait sur ses lèvres,
Elle était apaisée, sans douleur ni fièvre,
Je ressentais pour elle un soulagement,
Dans mon insoutenable accablement.

Je la berçais étroitement contre mon cœur,
La veillant, lui parlant, laissant couler mes pleurs,
Prostrée, je ne pouvais me détacher d'elle,
Après la vie, la mort la rendait si belle.

Élisabeth, chère Élisabeth, adieu !
Tu étais ma vie, la lumière de mes yeux,
J'erre à ta recherche le jour et la nuit,
Comme un rêve étrange que l'on poursuit.

Je suis inconsolable dans mes errances,
Je ne peux me résoudre à ton absence,

Ma vie tout à coup me paraît lamentable,
Je me sens seule et tellement misérable.

Chaque jour mes pas m'entraînent vers ta tombe,
Où le marbre glacé s'est refermé sur toi,
J'interroge le ciel, dans mon grand désarroi,
Sur ce mystère funeste d'outre-tombe.

Je te regretterai jusqu'au bout de ma vie,
Tu étais ma ressource et mon réconfort,
Tu brilleras dans mes jours sombres et mes nuits,
Comme une étoile lorsque je m'endors.

On mange quoi ce soir ?

Par Sandrine Perret

Samedi 21 mars 2009, premier jour du printemps, sur la pointe des pieds, je pénètre silencieusement dans ta chambre, cette chambre que je connais si bien et où tu vis depuis maintenant cinq années.

Tu dors très profondément, tu sembles si calme. Je te regarde, je t'écoute respirer, j'admire la sérénité de ton corps qui m'apparaît apaisé avec le sommeil, sans mouvements involontaires. Je t'embrasse, je te câline délicatement mais tu ne te réveilles pas. Je m'installe à tes côtés, ta main dans la mienne, que je tiens tendrement mais fermement à la fois. Mon regard fait le tour de cette chambre, cette chambre tapissée de photos de famille, de peluches, de mots doux posés sur une ardoise, de cartes postales et de souvenirs, rapportés par tous, de voyages, de vacances, de destinations où tu n'as jamais été et où tu n'iras jamais. Nous sommes là, tous les deux, seuls, ensemble, et si proches comme nous l'avons toujours été.

Tous les deux seuls… et là me reviennent nos souvenirs communs, nos jeux d'enfants innocents, nos fous rires d'adultes, ta vie à Paris et puis soudain… les premiers symptômes, l'annonce de la maladie, les placements, les traitements... Nous savons qu'un jour viendra où, comme notre père avant toi, dans ce même lieu et du même mal, tu vas partir... Ah mon frère, quel passé, quelle histoire ! Qu'il est long le chemin.

Nous avons su très tôt que la vie n'était pas un long fleuve tranquille et notre histoire familiale en témoigne. C'est loin d'être un conte de fées que l'on raconte aux enfants avant de s'endormir mais ce n'est pas non plus un mélodrame ; c'est juste notre histoire ! On l'a toujours acceptée ainsi comme une fatalité. Nous étions, toi et moi, très jeunes mais très tôt nous avons été pleinement conscients que notre quotidien n'était pas l'ordinaire des enfants de notre âge. Nous avons grandi vite, sûrement plus vite que les autres... Rappelle-toi mon frère ! À la maison, l'ambiance pour nous était pesante, la tension permanente, la peur au ventre, la crainte des éclats de voix et des coups qui pouvaient partir pour un prétexte quelconque ou une banale contrariété. Vous, mes trois aînés, vous avez tout fait pour me protéger, pour me choyer mais en vain... je n'étais pas candide.

Tout avait pourtant commencé insidieusement. Au départ, papa, dans les années 1970, à l'âge de 30 ans, a été soigné pour une dépression. Une banale, une classique dépression ! Par nature très introverti, il était avec nous comme il l'a toujours été, apathique et avec peu, voire aucune tendresse. Petit à petit, arrivèrent les maux de tête, les sauts d'humeur, une dépendance au tabac et au café. Puis cette maudite démarche étrange, ce déséquilibre qui faisait dire de lui à l'extérieur, avec injustice, qu'il devait sans doute être alcoolique.

Le regard des autres était parfois terrible et nous révoltait, nous donnait souvent l'envie de hurler. Les choses malheureusement n'ont pas beaucoup changé ! Rapidement, ses accès de colère sont devenus plus fréquents et il devenait violent jusqu'à la démence. On était terrorisés et on ne comprenait pas que c'était le mal qui rongeait petit à petit son cerveau. Nous savions pourtant que sa mère et son grand père, tous les deux décédés, étaient à leur époque qualifiés de fous sans en savoir beaucoup plus.

Ouvrier, papa, très vite, ne pouvait plus assumer ses tâches à l'usine, il devenait caractériel et n'assurait plus les rendements imposés. C'est à ce moment qu'il fut déclaré invalide. Ses journées à la maison s'égrenaient alors selon un rite imperturbable et consistaient à ingurgiter des litres de café, à fumer ses paquets de gitanes devant la télé, la nuit comme le jour. Il y eut aussi les internements provisoires pour trouver le traitement adéquat : les anxiolytiques, les antidépresseurs et autres barbituriques. Il devenait dangereux pour nous, pour les autres. Il fut difficile notamment, après plusieurs accidents de la circulation, de lui faire admettre qu'il ne pouvait plus conduire. Cette frustration, le déni de la maladie, provoquait son courroux et occasionnait pour nous des soirées pleines de réjouissances...

Le mercredi après-midi, c'était la journée des enfants et, durant celle-ci, nous étions, toi et moi, avec lui à la campagne avec pépère dont il était le fils unique. La journée pouvait s'annoncer gracieuse le matin et finir en orage voire en tempête, en ouragan le soir.

J'attends, impatiente, que tu te réveilles, que je te remémore ces après-midi-là, les Noëls, les grandes vacances en Vendée. Pour lui, pour nous, c'était sacré. Ces moments, où le temps est censé s'arrêter, étaient pour nous synonymes de leurs lots d'inattendus, de colères et de hontes aussi !

Des anecdotes, nous en avons, toi et moi. De toutes ces péripéties, nous sommes même parvenus à en rire avec les années et nous en rions même encore aujourd'hui. Et tout à l'heure, je sais qu'à leurs simples évocations, je vais voir tes yeux s'illuminer et tes lèvres vont, c'est sûr, esquisser un rictus.

Un jour de 1983, il venait d'avoir 40 ans, et après une énième crise de démence à la maison, il fut déclaré dangereux et interné. Je me souviens peu des événements qui y ont concouru mais, après ça, il ne quitta plus le cœur des hôpitaux pendant dix longues années, jusqu'à ce qu'il nous quitte définitivement. J'avais 8 ans, toi 13 ans, notre frère Sylvain 15 ans et notre sœur Valérie 17 ans. Nos samedis après-midi, pendant sept années, ont alors été bercés par les allers et retours au centre psychothérapique départemental situé à 75 kms, dans cet endroit où sa propre mère, pure ironie du sort, avait elle-même, fini sa vie 25 ans auparavant.

En d'autres temps, on appelait ces établissements des « asiles psychiatriques ». S'y mêlaient, les unes aux autres, toutes les pathologies : des dépressifs, aux autistes, en passant par les « fous dangereux ». Pour retirer toute connotation péjorative au lieu, comme bien souvent, le langage avait évolué mais la réalité, par contre, elle, n'avait pas changé. Notre père devait se trouver dans la dernière catégorie, celle des « fous » dont on était incapable de qualifier la pathologie et qui n'avaient leur place nulle part ailleurs dans la société.

Souviens-toi, mon frère, comme Maman nous a élevés, seule, tous les quatre, avec l'amour et l'autorité nécessaires, jouant le rôle des deux parents. Une main de fer dans un gant de velours, comme on dit, mais quelle femme ! Notre modèle à tous : celle que, vous, les deux gars, vous vouliez pour épouse et celle à laquelle, nous, les deux filles, nous voulions ressembler. Si belle, si forte, si dévouée, si généreuse !!

Nous avons vécu en autarcie, repliés sur nous-mêmes, parfois dans la honte face à l'incompréhension des autres, face à l'isolement subi souvent ou provoqué quelquefois. Nous avons grandi tous les quatre en cultivant notre bulle, toujours très unis et solidaires les uns des autres. Chacun connaissait cette épée de Damoclès au-dessus de nos têtes, la méprisant, l'assumant, la défiant, bref la gérant à sa manière. Nous avons épié individuellement chacune de nos propres maladresses, chaque mot oublié, chaque mouvement involontaire, chaque trébuchement. Pour ma part, conditionnée, élevée avec cette maladie, j'ai, depuis ma plus tendre enfance, était convaincue que c'était notre destin et que, comme notre père, nous serions tous malades à notre tour.

Aujourd'hui, 26 ans après papa... Tu vas avoir 40 ans dans six mois. Malgré les stores inclinés, les premiers rayons du soleil annonciateurs des beaux jours réussissent à envahir ta chambre. Je guette ton réveil, que tes yeux s'entrouvrent, que tu me voies, que tu me souries un peu, heureux de me savoir là auprès de toi. Je reste là, ma main toujours ancrée dans la tienne, je me suis allongée à tes côtés, mon corps reste blotti contre le tien comme lorsque j'étais petite fille. Mes lèvres dans ton cou, je respire ta peau, je m'imprègne de toi, de ton odeur qui pénètre mes narines, mon cœur et mon âme tout entière. Je sens le souffle de ta respiration, je te contemple, je t'admire. Impassible à ces instants de tendresse, tu ne te réveilles toujours pas. À quoi peux-tu rêver encore ?

Papa, lui, n'est plus là. Quand d'autres ont de belles images avec leur père, moi je n'ai que des clichés d'un corps dans un lit, d'un homme essayant péniblement de marcher et qu'une petite fille blonde regarde, désolée, en lui serrant fortement la main comme pour lui montrer son soutien, sa compassion. Sylvain, notre frère aîné, notre protecteur, à 27 ans, a fait le choix de partir volontairement il y a 14 ans. Ce fut une vraie déchirure, il y eut un avant et un après. Il a fallu lui pardonner et une nouvelle fois accepter, et avancer.

Pour nous, les années se sont écoulées. Il ne restait plus qu'à attendre, attendre, attendre... les progrès de la médecine ou la venue de la maladie chez un autre de nous. L'avenir allait nous le dire... trop vite. Tous les deux sont partis, emportés par la même maladie qui te grignote à ton tour irrémédiablement. Aujourd'hui, tu te bats chaque jour contre ce même mal. Les mouvements involontaires de grande amplitude secouent chaque jour tout ton corps, et meurtrissent ta tête, tes jambes. On ne compte plus les meubles, les objets, la vaisselle cassée, les bleus et les bosses sur ton corps, les écorchures aux jambes et les bleus à l'âme sans doute aussi. L'équipe des soignants qui t'accompagne, a dû se faire ingénieuse pour pallier aux effets de la maladie, être à l'écoute de tes besoins et de nos demandes. Elle a redoublé d'effort pendant 18 mois pour obtenir ton fauteuil spécialement conçu en Angleterre, ce fauteuil qui t'apporte un minimum de confort nécessaire au quotidien.

La dépense d'énergie considérable qu'induisent tous ces mouvements fait que tu maigris presque à vue d'œil, tes jambes ne peuvent plus te porter. Les médecins recommandent pour toi des apports journaliers de 5 000 calories, le double d'un homme actif de ton âge. Quasiment impossible en milieu hospitalier et avec les troubles de la déglutition et les vomissements que tu connais ! Maman te confectionne pourtant des goûters « spécial gourmands », enrichis pour que tu ne manques de rien, pour apporter un complément à ta ration journalière...

Tiens ! Dans le couloir, j'entends le bruit des plateaux repas qui arrivent. Par habitude, je sais que tu vas t'éveiller au son des roulis des chariots et au tintement des assiettes, attendant impatiemment voire souvent nerveusement ce moment qui rythme ton quotidien comme celui de tous les résidents dans ce type d'établissement. Il y a ici pour chacun des rituels, des repères qui aident à supporter la souffrance, le chagrin, la solitude pour certains, l'éloignement des proches pour les autres... L'heure des repas est un de ces moments privilégiés et attendus par tous.

Vincent, l'infirmier, passe sa tête dans l'entrebâillement de la porte. Il me salue, il te regarde avec son sourire éternellement aux bords des lèvres. Pourtant depuis Noël dernier, ce moment délicieux des repas est devenu pénible pour toi. Tu subis toutes les frustrations et nous restons impuissants face à tes problèmes de déglutition. Tu manges de moins en moins et avec des difficultés chaque jour accrues. Nous redoutons ce moment qui autrefois était un plaisir partagé.

Comme papa, tu es devenu grabataire, ce que tu redoutais. Tu ne manges que des bouillies ou de la nourriture mixée, ne boit que de l'eau gélifiée. Un comble pour l'ancien cuisinier que tu es ! Ton corps est décharné puisque hier tu ne pesais que 36 kilos pour 1 m 82. La maladie t'a repris progressivement tout ce qui fait de toi celui que nous aimons, tout ce que maman nous a appris : marcher, manger, parler, embrasser, se souvenir, se laver, s'habiller, avoir des émotions, assouvir ses besoins naturels, rire et même pleurer. Nous ne pouvons pas faire grand-chose pour toi ou si peu. Moi j'étais la benjamine mais tu es devenu le petit dernier de la famille qu'on a envie de dorloter, de protéger.

Dieu que tu aimes être cocooné ! Alors c'est un plaisir partagé quand je te masse, quand je te coupe les ongles des pieds et des mains, que je te rase, que nous te parfumons, te faisons manger. Il y a quelques temps encore j'étais ta coiffeuse attitrée mais j'ai dû renoncer à mon grand regret ; c'était devenu trop difficile en raison des mouvements que tu ne pouvais plus maîtriser. Tu aimes être beau, avoir une belle chemise et surtout… qu'on te le dise ! Moi, tu connais mon expression « t'es beau comme un camion tout neuf » ou « tu cotes à l'argus mon frère ». Tu ris, c'est du bonheur !

Il est loin mon grand frère de cinq ans mon aîné, prévenant, veillant sur moi dans la jungle parisienne, heureux de me faire découvrir la capitale, ses musées, ses jardins, ses restaurants et ses animations, mon frère qui tantôt me glissait un chèque sous mon oreiller tantôt me dénichait un job de serveuse l'été à Paris pour subvenir à ma vie de jeune étudiante. À ces souvenirs des temps passés, je suis consciente que ton absence un jour sera terrible mais mon grand frère, celui d'autrefois, n'est déjà plus là.

Paris, ta ville chérie… Tu y es retourné avec nous mais cette fois pour tes visites régulières chez les spécialistes, avec ces longs trajets en ambulance, usants et stressants pour toi. Là, je me concentre pour apprécier ce moment pleinement, pour t'écouter vivre, pour te toucher, te respirer. Il faut dire, que ta sœur, l'autre que moi, Valérie, t'a largement parfumé aujourd'hui.

Ah, mon grand frère, mon Livier, que de temps et de peine parcourus ensemble ! Ce satané jour d'avril 2003 : Paris. Assise à tes côtés, ma main, comme aujourd'hui, dans la tienne, j'écoutais les mots cinglants de la généticienne. Comme un couperet, la nouvelle est tombée ! « Porteur du gène et déjà malade de surcroît »… Tu avais 34 ans, mon âge aujourd'hui. Je me rappelle que tu as accueilli la nouvelle par un « j'y crois pas » que je n'oublierai jamais et qui voulait tant dire… Même si beaucoup de signes nous avaient, nous tes proches, déjà alertés depuis plusieurs années, il m'a fallu accepter que toi, à ton tour, tu allais subir cette déchéance. Que, déjà, tu ne pouvais plus faire certaines choses et non plus que tu ne voulais plus les faire.

Six heures à peine après avoir été fixé sur la triste destinée qui t'était réservée, nous étions de retour à la maison familiale en Normandie. Je ne sais pas si tu t'en souviens encore mais tu m'as vraiment épatée. À la fin du repas, je t'ai questionné : « Alors mon frère, ça va ? Tu penses à quoi ? ». Et toi, tu m'as répondu : « tu sais il y a plus à plaindre que moi ; certains enfants naissent avec des maladies génétiques, moi j'ai eu 34 belles années ». Quelle force, quelle générosité, quel exemple pour nous, pour tous ceux qui se plaignent pour des bobos, des choses futiles…

Les mois ont passé, les symptômes sont devenus importants, la société devenait hostile pour toi. Tu as quitté Paris. Tout un symbole pour toi, pour nous. Très vite, le placement auprès d'une équipe médicale devenait majeur. Tu te rappelles des débuts ? Les allers et venues dans les couloirs, les repas que tu prenais dans la salle commune, les parties de dominos, les gâteaux que tu concoctais l'après-midi, les lundis, crêpes ou glaces, les fêtes et tous les bonbons, gâteaux, chocolats et autres friandises que tu dévorais. Toujours le sourire aux lèvres, à la question « ça va ? », ta réponse était invariablement la même : « très bien ». Les séances de kiné, d'orthophoniste, les visites de maman programmées que tu connaissais par cœur, celles de tes sœurs rythmaient tes semaines. Tes questions « on est quel jour ? », « il fait beau ? » nous signifiaient que tu voulais sortir. Parmi toutes tes demandes, celle qui revenait le plus souvent était sans conteste celle-ci : « on mange quoi ce soir ? » Pour toi, assurément, les meilleurs moments étaient les sorties en famille, quand tu pouvais encore venir chez maman passer des après-midis, te promener au bord des étangs, boire un café à la maison et puis célébrer encore les réveillons de Noël avec nous quelques heures, ouvrir tes cadeaux autour du sapin, manger du foie gras, boire du champagne, comme avant ou presque…

Tu restes comme tu as toujours été : docile, très gentil et surtout tu ne te plains jamais. Pourtant, la maladie avance très vite pour toi et les années qui viennent de s'écouler ne t'ont rien épargné. Je vis chacune de mes visites comme un vrai plaisir, sans souffrance. Je tiens à être à toi et pour toi uniquement, à être le rayon de soleil qui embellira ta journée. Je te taquine, te bichonne, stimule ta parole, ta mémoire des dates, des proverbes, surtout te dis et te redis à chaque fois combien je t'aime. Même si la communication se résume à quelques « oui », « non », « chocolat » plutôt que « vanille », tu es bel et bien présent. Tu sais faire comprendre ce que tu aimes, ce que tu veux et surtout ce que tu ne veux pas. En tout cas, on te sent encore heureux aujourd'hui de nos visites.

Dernièrement, j'allais quitter ta chambre, rappelle-toi ! Je t'ai dit « ciao mon frère, à plus ! » Et je t'ai demandé « allez, dis-moi un mot gentil, s'il te plaît !». C'était perdu d'avance… et pourtant tu m'as chuchoté de façon claire « je t'aime ». Je crois, je dois te l'avouer que j'ai bien failli pleurer… je pense même que j'ai pleuré…

Allez, réveille-toi maintenant ! Je me languis de voir ton beau sourire et tes yeux pétiller en me voyant. J'ai deux ou trois bêtises à te raconter, j'ai avec moi des madeleines, du chocolat et, s'il le faut, je me plie en quatre et je te fais une tarte à la rhubarbe… On va même prendre encore quelques photos si tu veux, tu adores ça. Ah te prendre en photo, immortaliser l'instant, entouré de nous tous… tout un programme ! Il faut user de doigté, « chopper » l'instant où ton regard est fixé sur l'objectif, où la maladie ne se joue pas de toi en humiliant ton corps, en t'agitant sournoisement comme un pantin dont elle se moque.

Allez, on va prendre ton fauteuil, on ira faire un tour dehors. Il fait beau mon frère, les fleurs et les arbres bourgeonnent, la colombe est peut-être dehors dans sa cage et Francine travaille sûrement, tu vas être content de la voir. Bon, je vais allumer la télé et te mettre M6, ta chaîne préférée. Cyril Lignac ou « Un dîner presque parfait », cumulé à l'odeur des plateaux repas qui arrivent, ça devrait te sortir de ton sommeil doucement tout ça !

Les souvenirs s'égrènent dans ma tête, le temps passe vite, si vite, trop vite... Je me suis assoupie un peu, réfugiée contre toi. Le jour se lève... Aux rayons du soleil, de ces derniers jours se sont succédé des heures plus ternes, plus sombres. Ce matin, ton visage est tourné vers moi. Tu es toujours aussi apaisé. Ça fait maintenant plusieurs jours que tu n'as pas bougé. Tu ne réagis plus à ma voix, à mon toucher comme le premier jour. Tes yeux mi-clos semblent déjà ailleurs... La réflexion avait été engagée, il y a déjà plusieurs mois, et la décision prise de façon collégiale encadrée par l'équipe mobile des soins palliatifs et les soignants qui t'entourent. Je sais donc pertinemment que tu ne dors pas, et que tu ne te réveilleras plus. Tu es sédaté, endormi, plongé dans un sommeil artificiel pour t'épargner les dernières souffrances dans la dignité. Ces derniers temps, ton quotidien c'était les fièvres inexpliquées jusqu'à 40°C, les râles, les encombrements, les fausses routes même avec ta salive, l'aspiration des aliments, l'augmentation des vomissements, les contractions et mouvements des membres, les kystes, les écorchures. Pour tous, la peur des escarres, d'une chute, d'une nouvelle infection pulmonaire, la menace de la sonde gastrique que tu refusais...

Je ne t'ai pas quitté depuis quatre jours. Je n'ai pas cessé de te parler, de te rassurer. Je veux rester là avec toi, fidèle, inséparables comme saint Roch et son chien, jusqu'au bout. Les visites se sont enchaînées les unes aux autres, hier et cette nuit. Le clan restreint mais solidaire de notre famille, les amis, les soignants, même en repos, en congés... chacun s'est approché de toi, est venu te dire au revoir. Tes pauses respiratoires sont de plus en plus longues et nombreuses. Quel est ce sentiment étrange ? Je sais qu'à un moment le prochain souffle n'arrivera pas, que tu seras parti, libre de tout mal, en route vers une autre aventure sans doute, plus belle c'est sûr mais paradoxalement je guette, j'espère, j'observe, j'attends ce prochain souffle, impatiente. Je sais que ce matin, je te rase pour une des dernières fois encore. J'hydrate ta peau, te masse les pieds avec l'huile d'amande douce, je purifie avec des compresses délicatement l'intérieur de ta bouche asséchée, ta langue devenue déshydratée, « rôtie » comme on dit médicalement.

Goldman en fond sonore, je chante pour toi. Mais je n'entends plus ta voix sourde en écho qui encore dernièrement tentait d'émettre des sons audibles. « Puisque ta maison aujourd'hui c'est l'horizon... », « Sache qu'ici reste de toi comme une empreinte indélébile... »

Ton corps est allé au bout de ce qu'il pouvait, puisant sans cesse dans les réserves déjà peu importantes. Tu résistes... Les médecins sont déroutés devant ta ténacité mais tu n'as que 39 ans... On nous explique aussi que malgré tout, tu as du mal à lâcher prise, que tu luttes par trop d'amour pour nous, que tu ne souffres plus et que tu es bien. On nous donne des conseils : t'accompagner à partir paisible, sans te retourner sur nous, de te laisser partir. C'est terrible pour nous ! Il faut savoir surpasser sa peine pour trouver les mots qui résonneront en toi et qui pourtant nous font si mal. Mais c'est la fin du calvaire ! Comme je te le répète au creux de l'oreille depuis plusieurs jours à ton chevet « la maladie, elle est finie mon frère ».

Tu vois, je suis sereine. La paix et la tranquillité, tu les as gagnées et largement gagnées. Je sais aussi que tu as été choyé, ici par toute l'équipe, par ton médecin. Ah, ton docteur... quel homme, quelle bonté, quel soutien ! J'espère que d'autres malades et d'autres familles ailleurs sont entourés par autant de chaleur humaine. Tu as même, il faut l'avouer, été chouchouté par certains ici. Peut être parce que chacun, en raison de ton âge, pouvait t'assimiler tantôt à un ami, à un frère, tantôt à un copain de classe, à un fils...

Tu as pu profiter durant les cinq dernières années pleinement de ton grand amour : notre mère ! « Patte à patte » comme on disait ! Toujours tu la suivais, ses avis tu partageais, ses convictions tu aimais, sa cuisine tu préférais, sa force tu admirais. Tout ce que faisait et disait maman était la vérité et l'exemple à suivre.

Rien ne sera plus jamais comme avant, c'est sûr, cette maladie nous a forgés, ton combat jusqu'à ton dernier jour nous a transformés. Mon frère, tu nous lègues tant de choses : tes valeurs, ta générosité, ton combat, nos souvenirs, tes convictions et tes principes. Je suis énormément fière de toi, mon grand frère. Tu n'auras jamais rendu les armes. Tu m'avais promis de te battre, qu'on serait forts et on l'a été tous ensemble.

Jusqu'au bout, tout le monde t'a accompagné avec amour mais tu en es tellement rempli que nous n'avons aucun mérite. C'est tellement facile de t'aimer. Je sais que tu laisseras à tous ceux qui t'ont connu la force de vivre, de croire toujours que demain sera mieux qu'aujourd'hui, la puissance d'affronter les pires épreuves, le sens du combat pour la vie, la volonté de voir toujours le meilleur dans l'autre, de profiter des siens, de chaque moment que la vie nous offre.

Voilà, mon frère, le chemin pour nous va se couper en deux. Je vais continuer de mon côté, chargée de mon sac à souvenirs et à valeurs. Je vais, tout au long du chemin en distribuer, en semer comme le petit poucet. De ton côté, tu m'as donné ton sac, tu peux partir léger, tranquille. Merci pour ce que tu m'as laissé dans ce sac, je vais tout utiliser, c'est promis !

Ton combat est et restera le combat de ma vie. La maladie de papa comme tu disais, t'aura usé, vidé et t'enlèvera à nous dans quelques heures.

Cette maladie génétique méconnue du grand public pour laquelle aucun traitement n'existe touche pourtant en France plus de 6 000 personnes, le plus souvent entre 30 et 50 ans. Elle laisse les malades, leurs familles, les soignants eux-mêmes dans le plus profond désœuvrement. Les enfants assistent à la dégradation de leur parent, s'inquiètent pour leur propre avenir : 50 % de risque de développer eux-mêmes la maladie un jour, questions sur leur choix de vie, sur la formation d'un couple…

Patou pénètre dans ta chambre pour faire ta toilette. Avant de quitter la chambre, on rit toutes les deux quand nous tombons d'accord, en un regard, sur le choix de ton tee-shirt pour aujourd'hui. Forcément ce sera le rouge, ton préféré ! Je glisse mon foulard chargé de mon odeur au creux de ta main, j'ajuste le « mickey » en peluche qui ne te quitte plus sur ton épaule comme une présence rassurante, je redresse la photo de nos deux nièces, belles et malicieuses qui nous adressent leur plus beau sourire.

C'est l'heure de ma pause, ma pause forcée d'une heure… une heure pour errer, une heure pour déambuler et pour fumer encore et encore. Ton image ne me quitte pas, j'ai hâte de revenir auprès de toi. Je n'ai pas peur, je veux être là et sentir ton dernier souffle, partager ensemble encore ce moment si c'est ton choix. Un appel sur mon portable, c'est l'hôpital : « Olivier est parti ». Vite maman, Valérie... Mon grand frère, mon Livier, mon Yéyé a fait le choix de partir seul, d'épargner dans ses derniers instants encore une fois sa petite sœur. Il s'en est allé doucement, emporté par une maladie neurodégénérative héréditaire au nom aussi barbare qu'elle peut l'être : la « maladie de Huntington ».

Captain, me voilà

Par Anne-Marie Campion

Cette année-là, le temps de Noël était sans raison apparente, presque pesant... Pourtant, l'homme est en vacances et vaque à son passe-temps favori, le bricolage. Quel bonheur de construire pour soi un nouveau bûcher ! D'un coup, le tournevis dérape, glisse sur la pièce de bois et se fiche dans la poitrine du brave. La douleur est intense mais le gaillard est solide. Quelques jours après les fêtes, le mal est toujours aussi tenace, il décide alors de consulter son généraliste. D'examen en radio, de spécialiste en chirurgien, le diagnostic est formel : cette tâche noire derrière le poumon n'est point habituelle, il faut opérer. Ma foi, allons-y !

Ainsi fut fait ! Un temps de bonne humeur : Un incident a permis de découvrir une grosseur, la chambre ne désemplissait pas, des potes, des collègues, de la famille, tout le monde était au rendez-vous pour « chambrer » le malade. Mais la grosseur enlevée ne serait-elle point malsaine ? Ma foi, contrôlons !

Ainsi fut fait ! En attendant le diagnostic, l'heure est à la fête. Et le fanfaron ne se doute de rien. Il poursuit sa route, son train-train quotidien.

L'heure de vérité pourtant arrive, la vilaine tumeur est cancéreuse. Le crabe, sournois, tapi au fond de l'être a déjà tracé un long chemin et la pieuvre a déplié ses innombrables tentacules. Le médecin est formel, la minute est grave. « Bof, si je n'en ai plus que pour six mois, je préfère savoir. » crâne l'homme. « Pourquoi ? » demande le praticien. « Pour profiter de la vie pardi et vaincre le bestiau en ricanant ! » poursuit le pauvre mec. « Et bien, disons, six mois tout au plus ! » rétorque le savant du tac au tac. Trop tard, c'était dit ! Le boute-en-train abandonne le ton de la dérision. Son sourire se fige, ses yeux percent la carapace du docteur. Ma foi, et s'il disait vrai ! Il va bien voir le diable à qui il a affaire.

Vint alors le temps du désarroi ! La nouvelle est insupportable. Comment, on ne m'a point menti, je ne suis donc bien qu'un simple mortel ! L'information est incroyable. Pas possible, pas lui ! Et la rumeur se sème à tous vents... Connaissances, famille, amis, tous accourent à son chevet et restent sous le choc ! Et lui, plus que tout autre !

Vint le temps du désespoir ! Pourquoi moi ? Qu'ai-je donc fait pour mériter un tel sort ? Et surtout, à cet âge ! Pas envisageable, pas lui, le Bon Dieu s'est trompé, c'est moi la plus vieille, assure la mère du malheureux. Mon fils, mon unique fils, que vais-je devenir, gémit le père au téléphone. Et il s'en veut presque de la peine infligée aux êtres aimés et de la tristesse de ses proches !

Vint le temps de la répulsion ! Il décide un matin de se raser les cheveux. Comme cela, il ne les verra pas tomber. Et puis laid, repoussant, répugnant après de la chimio ou skin head par choix, qu'importe ! Ce geste-là choque certains. Quelques potes oublient instantanément le destin d'un des leurs. On verra bien plus tard. La maladie, le malheur, le mal-être c'est bien connu, cela s'attrape... et surtout dans les couloirs de l'hôpital. Sans tambours, ni trompettes, ils tournent le dos au malchanceux. Et il regrette de leur avoir accordé tant d'importance !

Vint le temps de l'espoir ! Le protocole, le traitement, le masque, la radiothérapie… la presque certitude du personnel soignant. Les projets de voyages, vacances, investissements, constructions fusent dans une chambre impersonnelle. Mais rien ne semble l'intéresser. Comment pourrait-il se projeter dans un avenir incertain ?

Vint le temps de l'abandon et de la désillusion ! Celui des derniers amis, lassés de rendre visite à un inconnu triste et morose. Celui des collègues, trop fiers de raconter le boulot, la nouvelle organisation où l'autre est exclu. Celui des belles copines pensant faner à l'ombre des grands murs et pourtant tellement moches au soleil. Celui d'individualistes de tous poils et d'égoïstes, après tout, de simples humains. Et il en veut aux autres de se débrouiller et vivre en son absence !

Vint surtout le temps de la désinvolture ! Ma foi, il faut bien un jour tirer sa révérence. Il fait presque bon croiser tous les jours ces médecins confiants… en apparence. Et ces parfaits étrangers d'hier deviennent presque les amis de celui qui a le moral dans les chaussettes.

Vint aussi le temps des engueulades, réagis, bon sang, secoue-toi, bats-toi… Les statistiques le prouvent, certains s'en sortent, pourquoi pas toi ! Pense à Ludovic qui… Souviens-toi de Tristan dont…, Et Annick, regarde-là maintenant qu'elle… Ben justement, le voilà le hic et il crie à qui veut bien l'entendre que le quota est atteint ! Rien à faire, le gamin qui rêvait de devenir capitaine au long cours laisse sombrer le bateau, couler le navire de sa vie, dériver sa dernière chance.

Alors… que faire ! On est si démuni, inquiet, angoissé, estomaqué, hébété devant une situation aussi cauchemardesque et abracadabrantesque. Jusqu'alors muette et spectatrice d'un naufrage, elle choisit alors la voix de la bonne humeur et la voie de la déraison. Pas question de parler au passé et de rappeler le bon temps de l'enfance ! C'était hier.

Pas question de s'apitoyer sur son triste sort ! C'est malheureusement le présent. Pas question de se laisser aller à des atermoiements scabreux et stériles ! C'est l'inutilité même ! Plongeons donc en plein délire… et tentons de lui rendre ce qui lui manque tant, son sourire ! Il a entre un quart et un demi-siècle. Offrons lui un ours en peluche. « Tiens, je te présente Copain. À lui, tu peux tout dire, tes angoisses et tes espérances, ta haine et ta malchance, tes humeurs et… ta souffrance. »

Il aime la mer et rêvait de la prendre. Décorons la sinistre chambre d'hôpital. Un phare en tôle posé en hauteur, des coquillages de Bretagne éparpillés sur le chevet, quelques mouettes peintes collées sur la fenêtre, un plaid agrémenté d'un voilier, un livre sur le pays bigouden si riche en couleurs, des cartes de Saint-Malo, de la pâte à fixer pour les accrocher au hasard sur le mur, un coussin dans les tons turquoise et mers du sud et une broderie du « Gwenn ha du » à terminer lors des visites quasi quotidiennes. « Ben, qu'est-ce que tu fous ? » « Tu le vois bien, je décore ! » « Mais… » « Je sais, Monsieur ne veut rien, Monsieur n'a plus besoin de rien, Monsieur ne désire rien, Monsieur ne parle plus, Monsieur a tout ce qu'il lui faut, et moi, alors ! Si je veux coudre en paix les midis, hein ? Personne ne pourra m'en empêcher ! Et surtout pas toi !!! Et le grand large, tu as oublié ! Mon cher, tous les climatologues le disent, la mer monte. Cramponne-toi, un jour ou l'autre, les vagues lècheront les contreforts du massif central. » Abasourdi, il ferme à demi les yeux et continue à observer la brodeuse contemplant son ouvrage.

Les blagues l'amusent. Ne parlons plus des événements fâcheux de ces derniers temps. Racontons les toutes dernières sur les Belges, les Suisses, les blondes, les gros, bref ceux qui ont au moins la chance de faire rire… et évitons ainsi les écueils philosophiques sur les incertitudes du lendemain. Le kiné trouve l'idée excellente et se met aussi à ânonner des histoires.

Il n'a plus d'appétit. Sa gourmandise s'est enfuie. Jouons au jeu de la tentation et chaque jour, varions le plaisir, les cerises du Pérou, les chocolats de Liège, les bêtises de Cambrai, les calissons de Provence, les huîtres de Cancale, les premières framboises... Le médecin s'émeut et coince la gente damoiselle dans le couloir. « C'est lui ou vous ? Il demande, il réclame ou... ? » « Ben, moi... » « Dommage », grommelle le toubib en s'éloignant, tête basse.

Et le réveil égrène les heures, les jours passent, la douleur a été vaincue, il n'a plus mal nulle part, la souffrance est toujours aussi présente, il se sent mal. Les idées s'épuisent, les médecins pourtant trouvent un mieux et décident alors de laisser le malade revenir chez lui pour quelques jours. La joie est intense. Le soleil brille à nouveau. Devant le taxi, il plaisante, « Imaginez-vous, je rentre juste pour tondre ». Et le brave homme sur le ton de la plaisanterie l'aide sans en avoir l'air, à descendre et à rejoindre enfin son logis. Ils sont accueillis sur le pas de la porte par le chien. Celui-ci voit un parfait inconnu et une copie vieillie de son maître. Il sent une odeur inhabituelle. Il retrousse les babines et grogne. « C'est qu'il mordrait cet animal ! » « Bah, il fait son travail et prévient. Diantre, c'est qu'il ne me connaît pas » « Ciel, c'est bien pire, il ne me reconnaît pas », s'exclame le malheureux surpris. Et il se traîne jusqu'à la chambre, se pavane devant le miroir de l'armoire, observe ses habits effroyablement trop larges et s'écroule sur le lit. Le crabe ricane et le diable se frotte les mains. Le combat n'est pas gagné, le moral est à nouveau au plus bas !

Puis revint le temps du désarroi, du désespoir, de la répulsion, de la désillusion. Le retour à la case départ, le *come back* dans une sinistre chambre d'hôpital, les examens, les radios, les tubes, les piqûres, les injections, les séances... ! « Et alors ! » s'écrit le kiné sur un ton de reproche. « Ben, vous me manquiez » propose l'autre sur un ton faussement désinvolte.

Une chambre se libère, près tout près, dans le même bâtiment que le centre de chimiothérapie. Les praticiens décident de lui en faire bénéficier. Ce midi-là, benoîtement elle arrive. Devant la porte maudite, elle se compose une image, frappe et pousse le battant. « Captain, me voilà ». Elle reste frappée de stupeur, le lit est vide. Elle court dans le couloir, on l'arrête. Tout va bien, il a été déménagé. Alors, elle regarde l'heure, court vers le nouveau lieu de vie ou plutôt de survie. L'endroit est minuscule, le volet roulant est trépassé, le fauteuil aussi. Il est là, épuisé, le visage baigné de larmes. Regarde ce qu'ils m'ont fait ! Et telle, lors d'un mauvais grain, la rancune gronde. « Tu vois ce sac poubelle, ce sont mes affaires, je ne suis plus qu'une merde ! Et ce téléphone avec des chiffres énormes, ils me traitent comme un vieillard ! Et c'te piaule dégueulasse, même en pension, c'était un trois étoiles ! Et… Et… ». « Calme-toi, tu auras moins de transport et plus près du professeur, tu vas guérir. » « Imagine que pour me descendre, ils m'ont collé dans un fauteuil roulant, l'infirmier poussait tellement vite qu'on a frisé l'accident. Regarde ! » Et il montre un bleu gigantesque à son coude gauche. Et il cause ou plutôt crie son désespoir, son intention d'en finir au plus vite, refuser toute nourriture, bouder les soins… Et elle écoute, elle entend et se tait. Il s'épuise et s'endort en quelques secondes. Elle sort en marche arrière sur la pointe des pieds, regarde à nouveau l'heure et décide de ne point aller travailler. Elle se précipite vers l'autre service, celui où tout semblait mieux, tombe sur un des docs, le supplie de le reprendre.

Puis vint le temps des desseins les plus fous, la visite à la guérisseuse et la boule de coton cachée sous l'oreiller, les prières, les supplications auprès de quelques amis perdus de vue mais cités de temps en temps lors de banals rappels de souvenirs… Le tout avec un énorme insuccès !

Depuis sept jours, il se meurt et à tous ceux qui franchissent la porte de l'enfer, il aboie son infortune. Il y perd son identité et devient pour le personnel soignant un cas, le cas, voire le problème. Enfin, le professeur décide de ne point le garder et le renvoie dans l'autre service. Il fait une entrée en triomphe, debout, enfin presque et soutenu par deux jolies infirmières, et là tout à fait. « Me revoilou ! », crâne-t-il en faisant un clin d'œil aux médecins médusés.

Elle grimpe l'escalier quatre à quatre. Elle s'excuse de n'avoir rien apporté. Il faut dire qu'elle arrive en bateau, l'orage a noyé sa voiture, vingt bons centimètres d'eau ont eu raison de la décoration bretonne. « Ben voilà, va falloir que j'écope » et elle pouffe en faisant maintes mimiques. Tout d'abord surpris de cette réaction, il éclate de rire à la vue de la femme dépitée mais tellement heureuse de cet intermède joyeux. Depuis des mois, elle attend cet instant, un simple moment où on laisse le crabe à la porte.

Puis vint le temps de l'envie. J'aimerai bien, un jour... L'oreille se fait alors attentive. L'espoir renaît. Il existe donc un but, une image, un projet, une idée à quoi s'accrocher... « Oui ? ». Et on croit en cet ultime sursaut... Elle se plie en quatre, elle et les autres membres de la famille, les quelques rescapés d'un trop long voyage, le minuscule cercle d'amis ! Le crabe de son côté, lui, ne baisse pas les pinces.

Tel un voilier disparaissant à l'horizon, son frère s'est éloigné pour toujours laissant sur la plage une poignée de proches. Personne ne le voit plus, mais ce n'est pas pour autant qu'il n'est plus. À elle, il reste les souvenirs et le bonheur d'avoir connu son petit frère.

Chapitre VI
Mon fils, ma fille

La place bleue du parking

Par Françoise Simon

Tu m'avais demandé : « Voudrais-tu m'emmener au supermarché, j'ai des courses à faire. »

Tu savais que je ne pouvais rien te refuser, et que je répondais toujours positivement à toutes tes demandes. J'ai dit oui. Tu t'y attendais. Moi, non. Car je savais qu'il y avait bien longtemps que tu n'allais plus dans les magasins. Ta jambe gauche ne te portait plus. Tu pouvais te permettre, à l'aide d'une canne anglaise, seulement quelques pas au quotidien. Et tu les réservais à ton activité professionnelle. Tu ne le disais pas, mais je le devinais. Personne, à ton travail, ne savait de quoi tu souffrais. Tu répondais vertement aux questions directes. Tu calculais la fatigue : monter un seul escalier le matin, rester assise le plus possible le reste de la journée. Tu conduisais ta voiture pour rejoindre le restaurant d'entreprise, deux rues plus loin.

J'avais identifié que tu rangeais tes interlocuteurs en trois catégories : ceux qui ne savaient rien, ceux savaient un peu, et les médecins qui savaient tout. Avec eux, tu étais parfaitement à l'aise. Ils étaient gentils, pleins de tact. C'est tout ce que nous en savions.

À nous tu disais : « Je ne veux pas qu'on me regarde avec pitié. Et puis je veux prouver que je peux faire mon travail, comme tout le monde. » Pourtant la maladie t'épuisait. Il y avait les piqûres à faire pour tenter d'arrêter l'évolution, le repos allongé que tu prenais bien rarement. Alors, le supermarché…

Prudemment, dans un souffle, j'ai murmuré : « On prend le fauteuil roulant ? » Tu avais haussé les épaules : « Évidemment ! » Pour toi, c'était limpide. Dans l'appartement, il trônait au bout du couloir, le long du mur de la cuisine, prêt à l'usage. Tu t'en servais alors pour t'y déplacer plus rapidement, sans fatigue. Tu m'avais expliqué qu'Étienne et toi aviez fait le tour des magasins spécialisés. C'est lui qui l'avait choisi. On pouvait lui faire confiance. Il les avait tous regardés en détail. Et celui-là était le plus léger, le plus maniable. Le plus cher aussi, et mal remboursé. Optique, dents et fauteuil roulant, même combat !

Mais s'il est facile de chausser des lunettes, de s'habituer peu à peu à des prothèses dentaires, l'acquisition d'un fauteuil roulant est une autre histoire. Pourtant, j'avais été une des premières à te dire : « Tu ne crois pas qu'il te serait plus simple de te déplacer, au moins le week-end, en fauteuil roulant ? Tu pourrais enfin prendre l'air, sortir avec Étienne et le petit, faire les magasins… » Mais à l'époque tu n'étais pas prête. Depuis, l'idée s'était ancrée et vous aviez acheté le fauteuil.

Et maintenant que tu me mettais au pied du mur, je sentais monter comme un malaise. C'était la première fois que je devrais le pousser. En quelques gestes rapides, tu avais défait les roues, replié l'assise. J'avais pris le tout. Nous nous dirigeâmes à pas lents vers la voiture, ton fils était heureux de cette sortie imprévue. Le fauteuil prenait tout l'espace du coffre.

Tu avais enfilé ton manteau noir, celui qui peluchait, mais que tu aimais beaucoup, et jeté dessus une écharpe bleue en harmonie avec tes yeux. Ta chevelure blonde frisait au brouillard d'octobre et tu rentras le cou dans les épaules en frissonnant. Tu n'avais pas pris le temps de te maquiller. La pâleur du teint, les cernes te donnaient une très petite mine. Pour t'installer en voiture, tu avais toujours le même geste d'élan pour aller chercher la jambe inerte qui me faisait irrésistiblement penser au mouvement de lancer de marteau.

Le supermarché n'était pas très loin. J'aurais bien aimé qu'il n'y ait pas trop de monde en ce début de semaine, mais le parking se remplissait de voitures. Tu m'as demandé de stationner sur une de ces places peintes en bleu réservées aux handicapés. Elles étaient délimitées, bien en évidence, devant l'entrée principale. Tu es restée dans la voiture et j'ai ouvert le coffre. S'il me fut assez aisé de dégager le fauteuil, je ne savais comment fixer les roues. Après plusieurs tentatives, je commençais à m'énerver. Avec difficulté, tu t'es levée de ton siège, et en prenant appui sur la carrosserie de la voiture, tu m'as rejoint à l'arrière.

Je n'avais jamais été très douée de mes mains, mais je ressentais une grande honte devant mon impuissance à mieux t'aider. Tu avais du mal à rester debout sans ta canne anglaise, et il te fallait, de surcroît, monter les roues du fauteuil. Je n'ai pas compris comment tu as pu le faire aussi vite, et j'enviais les clients qui avaient juste une pièce à glisser pour tirer un chariot. Ils nous regardaient, mais détournaient les yeux le plus vite possible. Je dois dire que ça m'arrangeait.

Enfin, tu as pu t'assoir aussi confortablement que possible. J'ai libéré ton fils de son siège enfant, et la porte du supermarché s'ouvrit automatiquement sur notre curieux équipage. Nous pouvions débuter notre expédition.

Je crois que je me souviens encore de l'odeur fade qui régnait dans les lieux. Elle est commune à tous les petits supermarchés. Tu venais pour les produits frais et je dirigeai le fauteuil vers le rayon fruits et légumes. Je m'étonnais de la grande maniabilité de l'engin, et comme tu avais encore maigri, je n'avais que peu d'efforts à fournir pour le faire avancer. C'est peut-être ce côté ludique qui mit fin à toutes mes réticences.

Nous croisions des chariots aux roulettes bloquées qui ne pouvaient pas tourner aisément. Des clients s'agaçaient et les cages rigides des chariots métalliques en faisaient une prison bien peu agréable. Et que dire de leur profondeur où il fallait se mettre sur la pointe des pieds pour ranger les achats ! L'espace d'un instant, je me trouvais plus chanceuse, avec le fauteuil et le cabas prévu pour ranger les courses. Tout déplacement se faisait souplement, de temps à autre je frôlais ton manteau. Il avait conservé ta chaleur. Les chariots métalliques n'étaient que froid et angles vifs.

Tu t'étonnais que ce soit déjà la saison de la mâche et des endives. Depuis qu'Étienne faisait les courses, tu avais perdu tous ces repères-là. Lui-même se contentait de suivre la liste que tu lui fournissais. Aujourd'hui, tu bénéficiais d'une liberté nouvelle et tu paraissais t'en réjouir. Tu t'extasiais sur les couleurs des choux. Le chou rouge avait ta préférence et tu ne te lassais pas d'en faire des salades, rien que pour toi. Tu en parlais avec enthousiasme et j'ai eu bien vite l'impression que tu aurais passé volontiers un grand moment à contempler toutes ces variétés de légumes.

Les clients des chariots ne devaient pas comprendre grand-chose à tes exclamations de joie. Je me sentais en harmonie avec ce bonheur tout simple. Le fauteuil roulant te libérait de la douleur de la marche et ton visage avait perdu ses crispations habituelles. Je comprenais d'un seul coup qu'il devenait un compagnon indispensable. Il lui fallait un nom. En me dirigeant vers les fruits, je t'ai demandé : « Lui as-tu trouvé un nom ? ». « À qui ? Au fauteuil ? ». L'idée te faisait sourire. J'ai suggéré : « Rosalie, comme les voitures à pédales des parcs de loisir ! » Tu as répondu : « je vais y réfléchir ».

Je me disais que les chariots de supermarché n'ont pas la chance d'avoir de nom. Ils sont enchaînés, serrés, abandonnés la nuit venue lorsque les clients ont déserté, dans l'anonymat des parkings vides, dans le froid et la pluie fine. Ils attendent l'aube et le jeton qui va claquer, les libérant de leurs chaînes. Ils retrouvent ainsi, pour une heure, la lumière, la chaleur et le bruit des allées du supermarché. Toute leur journée est ponctuée des cliquetis des jetons, du bruit acide de la ferraille dès lors qu'on les enchaîne à nouveau. Le froid de la nuit rouille et gèle les quatre roues. Alors que les fauteuils sont l'objet de toutes les attentions...

La comparaison m'amusa, et tandis que je pesais trois oranges, le petit se mit à courir en direction de l'allée centrale, entre les fruits et les légumes. Tu te saisis alors des roues du fauteuil et je fus étonnée de ta facilité à le manipuler. Je vis les rayons briller sous les rampes de lumière, et tu mis bien peu de temps à rattraper ton fils. Il éclatait de rire et accéléra le pas. Une course commença entre vous deux. Vous étiez seuls au monde, dans un vaste terrain de jeux et c'était très réjouissant de participer de loin à cette joie de vivre.

C'est alors que tu pris un virage un peu serré en tête de gondole. Les boîtes d'ananas étaient disposées dans une belle harmonie. La roue droite accrocha le milieu de l'édifice et tout s'écroula derrière le fauteuil. Pendant deux secondes qui m'ont paru une éternité, ton fils retint sa respiration, mais lorsque ton rire sonore s'échappa de ta gorge, le sien lui répondit. Tout le supermarché résonnait de ces deux rires qui se faisaient l'écho l'un de l'autre. Toutefois, le bruit fracassant des boîtes avait attiré l'attention du responsable de rayon. Tu t'excusas auprès de lui en retenant un rire sous cape. Il rangea les boîtes le plus rapidement possible.

Près de la tête de gondole, les clients faisaient la queue au rayon charcuterie. Je sentais qu'ils ne savaient pas quelle contenance prendre. Il y eut des sourires un peu crispés, des yeux qui se détournaient, ou bien, au contraire, des regards appuyés. Des distances s'installaient. Chacun réagissait à sa façon. Je sentais, comme d'habitude, à quel point la différence effraie.

Il y avait la crainte de mal dire. Pour moi s'ajoutait la peur de mal faire, et que tu interprètes mal mes questions. D'ailleurs, très vite, depuis des années, nous avions tous renoncé à en poser. Il fallait attendre que tu veuilles bien dire, au moment où tu le souhaitais. J'intégrais progressivement cette façon de se comporter et je ne m'étonnais pas de tes silences.

Si les médecins avaient mis du temps à t'annoncer le diagnostic, tu avais mis des années à oser prononcer le nom de cette maladie alarmante. Tu ne supporterais jamais les regards effrayés de ceux qui l'apprendraient et qui te renverraient leur pitié. C'était ton combat personnel. Tu le menais avec les médecins qui utilisaient leur vocabulaire médical et distribuaient les paroles qui encouragent. Tu avais fait le choix de la vie et tu préférais parler de ton fils, de ton travail, de tes projets, de tes loisirs, de tout ce qui faisait de toi une personne comme les autres.

Par inadvertance, j'avais appris certaines des hospitalisations que tu n'avais révélées à personne, préférant taire ce qui te rendait si fragile. Au fil des ans la maladie avait pris une ampleur insoupçonnée. Cet après-midi, tu avais rendez-vous à l'hôpital pour un délicat diagnostic d'incontinence. Cette forme secondaire de la maladie était, de toute évidence, la plus handicapante, la moins visible, la plus honteuse. Tu en parlais seulement lorsqu'un besoin impérieux te faisait rechercher les toilettes.

Après les boîtes d'ananas, (« ça tombe mal, je déteste les ananas en boîte » murmuras-tu), je poussai le fauteuil à nouveau. Le petit, après sa course folle, voulait grimper sur tes genoux. Il chercha le creux de ton épaule pour y loger le velouté de sa joue. Tu caressas doucement les cheveux fins. Il était bien et plissa d'aise les paupières comme font les petits chats. Tu te sentais profondément heureuse.

En apercevant un rayon vêtements, tu me fis signe de ralentir. Et c'est avec surprise que nous découvrîmes une installation très coquette qui ressemblait fort à une boutique au cœur de ce supermarché. Nous quittions le sol carrelé pour aborder une zone au parquet de couleur chaude, plus accueillante, de forme rectangulaire, presque fermée sur elle-même. Une vendeuse œuvrait près de la cabine d'essayage, au centre de vêtements féminins où le plus grand soin avait été apporté à l'association des couleurs. Des colliers colorés, des petits chapeaux modernes, des sacs assortis complétaient cette belle harmonie. Des clientes s'attardaient nonchalamment.

La mode était aux jupons que l'on porte au-dessus, aux dentelles froufroutantes. Le satin saumon pâle bruissait près de la mousseline et de la soie. Les tissus se faisaient aériens, les couleurs poudrées. Nous entrions dans le temple de la douceur. Tout semblait léger, toutes les nuances étaient tendres, le toucher soyeux. Un peu plus loin, les pulls marron glacé, les jupes asymétriques du beige au kaki répondaient aux tons plus doux que nous venions d'admirer. Plus classiquement, on pouvait voir aussi les autres couleurs qui traversaient toutes les modes depuis quelques années, du rose au bordeaux en passant par le mauve.

Tu ne savais pas où donner de la tête. Je fus frappée par l'insistance avec laquelle ta main fine frôlait chaque vêtement, froissait le tissu entre les doigts. Tu y prenais un plaisir évident. Tu m'avouas : « Il y a bien longtemps que je n'ai pas vu de vêtements en boutique ». Je me souvenais de tous les catalogues de vente par correspondance, épais comme des dictionnaires, qui jonchaient la table basse du salon. Ils étaient écornés aux pages qui avaient retenu ton attention. Et tu ajoutas « Je dois être une bonne cliente de la vente par courrier. C'est fou ce que je reçois comme bons de réduction ! ». Cette manière d'acheter renvoyait une fois de plus à tes difficultés de déplacement. Tu me racontas alors que les photos étaient parfois trompeuses. Les couleurs reçues n'étaient pas toujours identiques aux photographies, et les tailles assez aléatoires. La qualité aussi se révélait souvent décevante.

Heureusement, Étienne avait beaucoup de goût, ainsi que celui des surprises. Son métier de photographe lui donnait un flair infaillible. Il te rapportait des pulls et des vêtements très originaux, aux couleurs que tu n'aurais pas osé porter. Longtemps tu avais pensé que la couleur de tes yeux régnait en maître sur ta garde-robe et que tout devait s'y assortir. Tu te cantonnais aux couleurs froides, en particulier à toutes les nuances de bleu, du plus pâle au plus foncé. Étienne avait raison : le rouge et l'orangé réveillaient tes joues. Tu en portais de plus en plus souvent et tu convenais que tu aimais bien.

Mais ici, malgré la diversité proposée, tu n'arrivais pas à choisir quoi que ce soit. « J'ai l'habitude de regarder longuement les catalogues et de prendre tout mon temps. Je me sens un peu bousculée. » Tu ajoutais : « Depuis que j'ai le fauteuil, c'est la première fois que je vais dans un magasin. Habituellement, il est réservé aux sorties du dimanche. » Je comprenais mieux : « Est-ce que les achats sont terminés ? », « Je ne sais pas, je n'avais pas de liste précise, seulement très envie de venir. » Le cabas ne débordait pas, en effet. Mais à ton air las, je devinais que le moment était venu de se diriger vers la sortie.

Devant l'alignement des caisses, je cherchais du regard celle qui était réservée aux personnes handicapées. C'était un petit supermarché, il n'y en avait pas. Une caissière nous aperçut. De loin, elle nous fit signe et nous héla : « Mesdames, venez par ici ». Elle était de celles qui savaient prendre les choses en main. Manifestement, le personnel avait reçu des consignes précises. Même si rien ne l'indiquait, les futures mamans et les fauteuils roulants étaient prioritaires à toutes les caisses. À celle-ci, plusieurs chariots étaient déjà bien engagés.

D'une voix ferme, la caissière leur donna l'ordre de reculer. Les chariots sortirent en cliquetant. Personne ne bronchait. Nous étions un peu gênées de déranger et je poussais docilement le fauteuil vers le tapis. Nous n'osions regarder personne, sauf la caissière qui soupira d'aise, comme fière d'un devoir accompli. Le cabas fut rapidement vidé et les achats payés.

Il fallait quitter le supermarché en ignorant les suppliques de ton fils qui voulait que tu mettes de l'argent dans le distributeur de boules multicolores sucrées. Pas question de céder, c'était bientôt l'heure de son repas. Tu le lui expliquas calmement. Il ne voulut rien entendre, et comme je lui proposais de regagner tes genoux pour faire une petite course jusqu'à la porte, il accepta l'alternative.

Aux caisses, on chargeait les chariots et des regards ébahis se tournaient vers nous. Le petit reprit son rire sonore. Le brouillard s'était épaissi. J'ai voulu regagner rapidement notre véhicule et j'appréhendais de recommencer toutes les opérations de transfert.

Tu t'installas lentement, le front plissé, sur le siège de la voiture, quittant à regret le fauteuil roulant. Je me surpris à retirer rapidement les roues qui m'avaient posé tant de problème quelque temps auparavant. J'avais progressé et j'en étais satisfaite. Au moment où j'ouvrai l'arrière du véhicule pour faire entrer le petit, il me tira par la manche. Un jeune homme, sur une partie libre du parking, jouait avec un jeune cocker. Il lui lançait une balle jaune fluo que le petit chien rattrapait au vol.

Dans le brouillard on distinguait le halo jaune, comme une lumière inattendue ainsi que les heureux jappements de l'animal. Entre deux lancers, le chien faisait plusieurs fois le tour de son maître, dans l'attente impatiente du jeu qui allait reprendre. Le jeune homme avait sans doute observé notre installation un peu laborieuse. Il s'approcha en faisant rebondir la balle sur le bitume. « Laissez-le venir jouer avec nous un petit moment, il en meurt d'envie » demandait le garçon. Tu avais baissé la vitre passager : « Oui, c'est d'accord pour cinq minutes. Je compte sur vous ».

Il prit fermement la main de ton fils qui courut vers le chien. Sans entendre ce qu'ils se disaient, nous devinions parfaitement qu'il proposait au petit de jeter la balle à son tour. D'un geste malhabile, il essaya de la lancer le plus loin possible. Elle retomba à ses pieds. Le chien s'en saisit tout de suite. Lorsque ton fils voulut la récupérer, le cocker grommela par jeu. Son maître la lui reprit. Il enferma dans sa large main simultanément la petite menotte et la balle fluo, lança les deux.

Le petit cria de joie en voyant la balle s'élever dans le ciel. Le chien la suivit des yeux dans sa trajectoire et la cueillit d'un bond avant qu'elle ne touche le sol. Ils recommencèrent à plusieurs reprises. L'animal aboyait joyeusement. Ce spectacle te divertissait, mais tu l'interrompis en me disant : « Il faut y aller, maintenant ». La fatigue dessinait des ombres grises dans tes yeux. Je me dirigeai vers le trio, remerciai le jeune homme et récupérai le petit qui gambadait à mes côtés. Je te revoyais au même âge, m'appelant du premier mot que tu avais appris à prononcer.

Je tournai la clé de contact et libérai la place bleue.

Commerce de proximité

Par Cyrille Cléran

Les roues couinent gentiment. « Tiens, ce serait pas inutile d'y mettre un pschitt d'huile dégrippante », pense-t-il en poussant le landau de sa fille entre les rayons de l'hyper. Les monceaux de victuailles s'élèvent vers la charpente d'acier alourdie de spots, de caméras de surveillance et de haut-parleurs diffusant bons plans et belles promos à la pelle. Le jeune père se sent un peu perdu. Quelles promesses de bonheur est-il venu chercher, au juste, dans ce temple de l'achat – gagnant à tous les coups ? Conserves en fer blanc, textile, liquides et poudres chimiques, hi-fi, grignotages, boissons, mercerie, loisirs, petits déjeuners, boucherie, surgelés, culture, jardinerie, fournitures de rentrée, produits de première nécessité ou complètement superflus... Comment s'y retrouver ? Comment faire le tri parmi toutes ces offres ? Le poids de sa charge domestique – emplir le frigo – lui paraît subitement démesuré, absurde, aliénant ; et un cafard hideusement sournois, sans vergogne, s'empare du peu d'énergie qu'il avait su préserver en vue de ces courses. La situation est d'un grotesque achevé, pathétique. Une sueur froide luit sur son front pâle. Les néons crus descendant des plafonniers n'arrangent rien. Il a mauvaise mine. Une boule dans l'estomac, une autre dans la gorge, deux autres – plus petites néanmoins – au coin de chaque œil, ont plombé son optimisme précaire de père déboussolé.

Il jette un regard vers sa fille qui somnole dans sa turbulette et sa détresse, loin de s'estomper comme c'est si souvent le cas devant pareil tableau, s'amplifie. La petite bouille d'ange au menton humide fait surgir en lui une angoisse réellement délirante. Les pensées abondent, grossissent, s'emmêlent, se répètent, gigantesques, omniprésentes et menaçantes.

Que sera le putain d'avenir de cette petite trisomique – charmante au demeurant ?? Quels obstacles, forcément infranchissables, se dresseront sur sa route ? Dans quelle proportion ses handicaps physiques et ses retards mentaux, qui vont de pair, la rejetteront définitivement au-delà de la norme établie ? Comment réagiront les professeurs qui l'auront dans leur classe, si jamais une école veut bien d'elle ? Comment cette minuscule et vulnérable mongolienne s'en sortira-t-elle ? Combien de moqueries, de petites cruautés, de grossières méchancetés et d'indélicatesses forcenées devra-t-elle endurer au cours de ses premières années ? Quelle sera la mesure de l'ostracisme qu'il lui faudra intégrer bon gré mal gré ? Quelles horreurs devra-t-elle affronter, fuir ou subir durant son adolescence ? Comment fera-telle pour passer outre les tombereaux de préjugés affiliés aux trisomiques ? De quelle façon parviendra-t-elle à développer des relations harmonieuses avec son entourage ? Que sera sa sexualité ? Peut-on seulement évoquer son potentiel maternel ? Qui, de toutes manières, voudrait d'une mongolienne ? Quel prince charmant serait suffisamment fou à lier pour unir son sort au sien ? Quelle belle-famille voudrait d'une bru gogole ? Mais même en mettant pudiquement entre parenthèses sa vie sentimentale... Quel employeur un tant soit peu sérieux engagerait une handicapée qui bave, éructe, et dont l'âge mental ne dépassera pas les huit ans ? Qui ? Quoi ? Combien ? Pourquoi... ?

Harcelé par sa conscience, plutôt mauvaise en cette triste journée, il abandonne son panier vide et sa poussette pleine au rayon « Miels et confitures ». Sa fille dort comme une bûche. Les clients de l'hyper vaquent. Une voix tombant du ciel annonce une réduction valable dès l'achat d'une troisième boîte de salsifis. Le jeune père n'en a cure. Il est déjà loin. D'un pas rapide, il marche, perçant la foule, filant droit devant lui sans se retourner.

Ces dames au collier de perles

Par Monique Tissier

Jouer au « vrai, pas vrai ? », est devenu pour moi une seconde nature. Démêler le vrai du faux dans les paroles imprégnées du délire d'Aurélien, mon fils de 30 ans, est une pratique quotidienne. Devant des couplets qui se succèdent, étonnants de surprises, réalistes, féériques ou diaboliques, je m'ajuste. Il est bon de les tenir à distance de la sphère émotive, d'appeler le soutien de la raison et d'apaiser ainsi son être intérieur. Alors s'ouvrent en grand les portes de la compréhension pour laisser passer une immense vague de patience.

Quelquefois en vain.

Ce jour-là, Aurélien était rentré de Paris.

« Je suis allé prendre un pot dans un café au coin du Boulevard saint Michel, il y avait là Pierre Pagnan, l'acteur principal du film qui vient de sortir, *Paradis*. Je lui ai payé un café. »

Mon ordinateur cérébral, pourtant fort entraîné, s'affole devant ces informations. Les yeux d'Aurélien n'esquivent pas mon regard. « Serait-ce vrai ? Le terrain est miné. Prudence ! »

– C'était sympa ?

– Oui, après le café, il m'a emmené chez lui. Il y avait plein d'autres stars.

Le ton rapide, saccadé montre une turbulence intérieure certaine.

– Ah !

J'ai raté mon « Ah ». Je suis découverte ; encore une fois son hypersensibilité met à nu mes réactions profondes.

– Tu ne me crois pas ? Tu ne me crois jamais. Tu es dans ton monde rétréci. Tu ne connais rien de la vie. Vraiment, pauvre de toi !

La porte s'est refermée.

Le repas préparé ne fut pas partagé. J'étais lasse. J'avais passé la journée avec une certaine inquiétude. J'avais imaginé l'accident dû à une distraction, des dépenses inconsidérées, sa souffrance sous le regard interrogatif des autres face à ses comportements, sa capacité à se raconter à quiconque ou à se percevoir harcelé par des questions intrusives. Cependant, j'avais espéré partager le soir même avec lui le récit de nos journées. Ma joie de le voir revenir heureux de sa sortie n'était plus. Maintenant, j'étais là, assise, rompue.

Je ne connaissais que trop la suite. Un désarroi pernicieux qui grignote esprit et corps. Être au fond d'un puits, seule, en pleine détresse. « Que va-t-il rester de moi, de la vie, de ma vie ? Dans quel monde étrange, cette maladie me précipite-t-elle ? Pourquoi tout ce qu'il me dit me paraît faux ? Si un autre que lui me racontait cela, je ne mettrais pas sa parole en question. Et si ce qu'il m'a dit était vrai ? Je le blesse sans doute. »

Je ne comprends plus rien. Le médecin m'avait bien conseillé : « Il y a une association de famille de malades psychiques. Essayez. Vous trouverez réconfort, écoute, information. » J'y suis allée. J'en fais partie. Je sais maintenant : la maladie mentale, les médicaments, l'hôpital, les lois… J'y ai trouvé écoute, réconfort, amitié, solidarité, mais ce soir-là, j'étais seule. Et je n'avais même pas envie d'appeler Madeleine. Elle est d'une gentillesse adorable. Elle m'a dit « n'hésite pas à m'appeler » mais, elle a sa fille qui ne va pas bien et la charge de sa mère âgée.

« Allons, vis ! » m'étais-je dis. « Réjouis-toi de ces mets que tu avales sans attention. Il était fatigué. Il doit dormir maintenant. À quoi bon se meurtrir ? Demain, au réveil, il aura besoin de trouver une mère heureuse, la plus heureuse possible. »

C'est vrai, j'avais oublié. À la dernière réunion, une dame, avec un large sourire et après un clin d'œil à une apparente complice, avait proclamé : « Nos proches malades ont besoin que nous soyons heureux, pour eux, et aussi, bien sûr, pour nous-mêmes ! » Après un léger silence, un monsieur très bien mis de sa personne, cravaté, le cheveu bien plaqué, avait doctement ajouté « Mesdames, vous les dames au collier de perles, votre pratique n'est pas encore officiellement reconnue. » Heureusement, la tension ténue qu'il avait provoquée s'était effacée par l'annonce de la date de la prochaine rencontre.

Les dames au collier de perles ? Que voulait-il dire ?

Alors, j'avais téléphoné à la dame au large sourire. « Cela ne s'explique pas », m'avait-elle dit. « Cela se vit. Venez nous rencontrer un mardi, à l'heure du thé. Pourquoi pas mardi prochain ? »

Elles sont là, toutes les cinq. La pièce a un petit air de coquetterie bourgeoise, mais la simplicité des tenues met à l'aise, pantalon ou jeans de bonne facture, pulls aux couleurs vives ou tee-shirts aux inscriptions accrocheuses.

Ces dames portent toutes un collier de perles, de ces perles de verroterie sans valeur, souvenir d'enfance dont je possède peut-être quelques exemplaires dans mon grenier, pour une éventuelle petite fille que je n'aurais sans doute jamais. Aurélien est mon seul enfant.

C'est bizarre. Certains colliers sont riches de perles, d'autres en portent peu, très peu, et de ce fait semblent pauvres, un peu misérables.

Martine, j'appris son nom au cours de la rencontre, me dit : « Je ne vous explique rien maintenant. Vous allez découvrir. C'est simple, très simple. Nous y allons ? »

Elles portèrent leur main à leur cou et posèrent leur collier devant elles. Mon étonnement était grand et j'eus le sentiment de l'existence d'un rituel qui me mit mal à l'aise.

J'attendais.

La personne, à gauche de Martine, semble très émue et désireuse de se libérer au plus vite de son émotion. Elle prend son collier et montre une perle verte. Le modeste bijou paraît démesuré par rapport aux toutes petites perles qui tracent déjà un filet coloré de un à deux centimètres.

« L'autre jour, dit-elle, je racontais à une voisine la rentrée scolaire de mes petits-enfants à la maternelle. Anna était là, penchée sur son éternelle broderie, silencieuse, la tête basse comme d'habitude. Elle me semblait dépressive. Je racontais comment Guillaume, trois ans, ravi le premier jour, ne voulait plus retourner à l'école le lendemain, la maîtresse, criant trop fort, affirmait-il. Soudain, Anna a relevé la tête et a demandé : "Et maintenant ?" Mon étonnement fut grand. Elle se souciait de son petit-neveu ! Elle avait osé parler devant ma voisine ! Je fus remplie d'un espoir un peu fou sans doute. Elle va mieux ! Elle progresse !

J'ai donc choisi cette perle verte, d'un vert très doux comme l'espoir que je voudrais voir grandir. Ma perle est un peu démesurée. J'ai besoin aujourd'hui de cette démesure. Vous me comprenez ? » Elle se tait.

Spontanément, sa voisine prend la parole.

« Jacky est venu passer deux jours avec nous. Je crois qu'il allait bien, mais je ne sais pas si je mérite de porter les deux perles, images de son comportement. Il m'a demandé très vite, dès son arrivée, des nouvelles de ma santé et m'a félicitée pour le gâteau du dimanche, il est vrai, bien réussi. Mon mari m'a dit : "Tu es tellement crispée qu'il nous est impossible de voir si ses phrases t'ont touchée. Cela peut être décourageant pour lui de ne pas arriver à te faire plaisir." Mon mari a raison. Je choisis deux perles jaunes qui vont me rappeler que je dois laisser passer le soleil. »

Avec un pâle sourire, elle ajouta : « Je mériterai peut-être un jour d'y adjoindre une autre perle jaune, peut-être énorme ! Qui sait ? »

Elle posa le collier sur la table, à côté du premier, amorçant ainsi l'esquisse d'un demi-cercle.

La troisième, après quelque hésitation, ma présence semble la gêner, nous prie de l'excuser.

« Je ne vais pas bien. Je n'ai pas réussi à trouver quelque chose de positif dans les paroles et l'attitude de Chantal. Avec Paul, mon mari, nous avons l'impression d'être des étrangers les uns vis-à-vis des autres. Excusez-moi. »

On entendit Martine dire doucement : « Cela nous arrive à toutes. On est avec toi. Regarde toutes les perles de ton collier. Rappelle-toi. Chantal t'a donné toutes ces petites joies. Embrasse-là pour nous. »

Noëlle nous apprend que Dominique a fait spontanément une démarche administrative : aller chercher sa carte de bus. Cela vaut bien une perle bleue, couleur des bus.

Martine rayonne en racontant que samedi, à la table du petit déjeuner, auprès de son bol, elle a trouvé une rose du jardin, certes dans un verre de cuisine, mais peu importe. Quand avait-elle été cueillie ? Le jour ? La nuit, lors d'une insomnie si fréquente chez sa malade ? Pourquoi se poser la question ? La perle adopte la couleur de la rose : rouge vif !

Les colliers forment presque le cercle complet autour de la bougie que je n'avais pas encore remarquée.

« Et vous ? Avez-vous un petit fait dont vous pouvez vous réjouir ? » Rien. Le vide dans ma tête.

« Alors, racontez-nous un événement partagé avec votre fils. »

Le voyage à Paris et la conversation ratée du retour hantèrent mon esprit et anéantirent toute ma capacité à réfléchir. Je racontais ce que j'avais vécu. J'attendais un concert de compassion. Ce fut une explosion : « Vous avez de la chance, il ose aller à Paris tout seul ! », « Et il vous raconte ce qu'il a fait ! », « Même s'il “brode”, il y a sans doute une part de vérité, peut-être est-il allé dans ce café, a-t-il vu les affiches de ce film, la silhouette de cet acteur ? Il se tient au courant des nouveaux films et des acteurs. C'est merveilleux ! », « Cela vaut au moins trois perles ! »

Martine me présenta une petite coupelle au contenu multicolore. Il me fallut choisir et expliquer ce choix. Ce fut de petites perles bien rondes, couleur pastel, rose, bleu, violet, les couleurs de l'aube, le jour qui va se lever.

Mon collier fermait le cercle. Je ne retins pas les paroles qui furent dites ensuite. Je crois avoir entendu, « ensemble », « confiance », « patience ». La bougie maintenant allumée laissait scintiller les perles.

Nous prîmes le thé et échangeâmes des futilités, paroles de « dames au collier de perles ».

Dès le lendemain, je m'entendis demander à Aurélien :

– Et ce film qui vient de sortir avec Pagnan ? Que raconte-t-il ? Nous pourrions peut-être aller le voir ensemble ?

– Pourquoi pas ?

Un éclair de joie profonde me transperça. Immédiatement, je compris que s'imposaient les couleurs arc-en-ciel pour cette nouvelle « perle de vie ».

Mater Dolorosa
Par Solveig Le Coze

– Je demande pardon à Dieu, mon Père, parce que j'ai péché… Je vous écoute, ma fille…

– Pour commencer, je dois vous dire que je ne suis pas très pratiquante et que, si je suis là, derrière cette grille, c'est parce qu'il faut que je parle à quelqu'un. Ma solitude m'étouffe, mon péché encore plus.

Un long moment de silence sépare ces deux êtres enfermés dans le confessionnal. Un rai de lumière semblant venir d'une statue attire un instant le regard de Catherine. Elle y voit danser toute la poussière du monde, à moins que ses larmes fassent briller ce rayon plus que de raison.

Où a-t-elle pu entendre dire, que chaque grain de poussière représentait une âme ? Elle ne sait plus… Sa grand-mère sans doute ? Sa grand-mère ?… Si elle avait été là, rien ne se serait passé…

– Je vous écoute ma fille…

Catherine se racle la gorge et reprend :

– Voilà. Mon malheur s'étale sur plusieurs années… Après la naissance de mon fils Bastien, j'ai divorcé pour de multiples raisons, mais surtout parce que mon mari me laissait trop souvent seule. Pour son travail, certes, mais aussi pour des rendez-vous pas très catholiques... Oh excusez-moi, mon Père !

– Ainsi, vous êtes une divorcée ?

– Oui. Ça vous gêne ?

– Non. Continuez...

– Un jour la police est venue chercher mon mari. À son procès, il a été accusé de quarante-quatre chefs d'accusation que je découvrais au fur et à mesure de l'énoncé. C'est pourquoi, j'ai demandé le divorce. Qu'auriez-vous fait à ma place ?

– Je ne suis pas à votre place !

Catherine se tait un instant, les yeux tournés vers ce passé, vieux de vingt-cinq ans, l'âge de son fils. Elle revoit les instants pénibles où l'on s'aperçoit qu'on a cru à l'Amour, que l'on a aimé un homme qu'on ne connaissait pas ou si peu, et que l'on épouse la solitude à deux.

À l'époque, elle n'avait pu en parler à sa mère qui vivait une autre histoire. Alors, elle avait supporté seule le poids de son chagrin, cachant ses larmes et ses cris au fond du cœur, un mouchoir par-dessus, parce qu'elle avait un gosse à élever...

– Je vous écoute ma fille...

– Oui, excusez-moi, je pensais à ma mère.

– Pourquoi votre mère ?

– Parce qu'elle aussi m'a laissée seule. Bien sûr, j'avais mes grands-parents, mais ce n'était pas pareil ! Mon père est mort lorsque j'étais bébé. Il m'arrive parfois d'avoir envie de lui téléphoner !

– Mais vous venez de me dire qu'il était mort ?

– Oui, mais il y a des jours où le son de ma voix m'étouffe tant, que je parle toute seule pour savoir si je connais encore les mots ! Alors, à défaut de hurler au fond du jardin ou d'avoir une épaule sur laquelle je puisse m'appuyer de tout le poids de ma souffrance, de ne pouvoir dire « Au secours, je coule ! » j'imagine une ligne directe entre cette terre et le paradis et je téléphone à mon père…

Catherine revoit avec précision tous les moments où elle a eu cette impulsion, tout en se disant qu'elle était folle, que ce n'était pas possible, que son père était mort depuis plus de quarante ans !… Si elle avait pu parler à son amie !… Mais elle aussi, trop prise par autre chose !…

Je vous écoute ma fille…

– Arrêtez de m'appeler votre fille ! Vous paraissez plus jeune que moi, et mon père, mon VRAI père est mort… Si je suis là, ce n'est pas pour obtenir l'absolution, car mon péché est trop grave et je ne pourrai jamais continuer à le porter seule. Il faut m'aider et je vous demande d'en porter le poids aussi, car votre Dieu m'a abandonnée…

– Dieu n'abandonne personne, mais si vous n'avouez pas votre péché, il ne pourra pas vous pardonner.

–… Tout a commencé lorsque Bastien a eu quinze ans. Il m'avait demandé la permission de faire une « boum » avec tous ses copains J'avais dit oui, parce que Bastien était un garçon charmant, prévenant, affectueux. Il travaillait bien en classe, mais sans plus, la bonne moyenne. Enfin tout allait bien. Mon fils et moi habitions un pavillon dans la banlieue parisienne, entouré d'un jardin. Il y avait une dépendance que Bastien s'était approprié. Il l'appelait « sa boîte ». Il l'avait décorée avec tous les vieux meubles, dont je ne me servais plus. Il s'y enfermait pour écouter « sa musique »… Le lendemain matin, il avait une tête de malade ! J'ai pensé qu'il avait bu autre chose que des jus de fruits, et je lui en ai fait la remarque en riant, mais il m'avoua avoir fumé son premier joint. Ce n'était pas bien grave ! Qui n'en a pas fait autant !

– Mais non ce n'est pas obligatoire ! Je ne l'ai jamais fait moi !

– Oui, mais vous vous êtes un saint ! Et bien, c'est ainsi ! À notre époque, il y a la première fille et le premier joint. Vous avez bien fait Mai 68… Non ?

– Si, si, mais il ne s'agit pas de moi. Continuez…

– Je ne m'étais pas inquiétée outre mesure, et les faits ne semblaient pas se répéter. J'oubliais vite tout ça, replongeant dans ma solitude et dans le petit verre que, depuis quelque temps, je prenais plaisir à déguster seule, pour oublier que j'étais seule, que j'avais quarante ans, qu'on ne me regardait plus, que ma vie était morne et sans attrait, que j'avais un fils qui grandissait trop vite, que, que… Que je m'inventais de bonnes raisons ! De petit verre en petit verre, je me suis mise à boire vraiment. Pas de l'alcool dur comme le Whisky ou le Ricard, non, je buvais du vin, du gros rouge, celui qui tache. Au départ cela avait été insidieux. Pour une fois, pour seulement une fois, pour tromper ma solitude pour voir la vie en rose, pour oublier que mon patron était de mauvaise foi, que mes grands-parents étaient partis pour un monde meilleur, pour l'anniversaire de mon fils, pour ce foutu divorce qui ne finissait pas d'en finir et de recommencer, pour un poil au menton, pour une nouvelle ride sur le visage, pour… pour… Chaque raison était une bonne raison, c'était trop de raisons et trop de fois, à chaque fois. C'était pour oublier qu'on ne peut rien oublier, même avec l'alcool. C'était pour parler à ma bouteille. Je ne m'en suis pas rendu compte tout de suite. Personne ne le savait ! J'avais acquis l'art et la manière pour attraper une bouteille cachée sous l'évier, et même l'œil le plus averti ne pouvait le voir ! Seulement, j'ai commencé à grossir, un peu, puis un peu plus. Mes vêtements ne m'allaient plus, je portais des robes amples, souvent tachées. Enfin, je ne me suis pas rendu compte de ce qui arrivait, j'étais tellement seule et je n'avais personne pour me dire que j'avais grossi, puisque je n'existais pour personne ! Est-ce que volontairement je ne m'étais pas fermé la porte du monde ?… Mon patron trouvait que je travaillais moins vite et moins bien, et me faisait des remarques…

– Vous n'aviez pas de frères, de sœurs, de parents ou d'amis à qui vous confier ?

– Si, une sœur… Elle a vu que je n'étais plus dans mon état normal. Elle s'est inquiétée, m'a posé des questions, a voulu savoir le pourquoi. Je l'ai mise a la porte… De quoi s'occupait-elle ? Elle, elle avait tout, elle était heureuse avec son mari et ses enfants ! Qu'elle me laisse tranquille !

– Et votre fils ?

– Un jour, j'ai surpris une conversation qu'il avait avec une copine. Je me rappelle ce qu'il disait « Ma mère ? Encore soûle comme d'habitude ! Elle doit roupiller dans son fauteuil ! » J'avoue que j'ai eu un choc, une gifle. Je me suis dit qu'il était temps que je me reprenne pour lui…

– Un fils n'a pas à juger sa mère !

– Il ne me jugeait pas, il constatait. Une mère n'a pas à boire plus que de raison !.. Bastien rentrait de plus en plus tard chez lui. Il s'enfermait dans sa pièce, seul ou avec des copains. Ce qu'il y faisait ? Entre deux verres, entre deux nausées, j'appris qu'il se piquait. De petits joints en petits joints, depuis des mois, il en était arrivé au grade supérieur : l'héroïne. Je ne voyais plus ses bulletins de notes, pas de mots d'absence du lycée, qu'il ne mangeait plus, qu'il avait mauvaise mine, les yeux bordés de rouge, qu'il s'enfermait dans son « paradis », je ne le voyais même plus monter se coucher, qu'il était sale et qu'il sentait mauvais…

– Vous ne le saviez pas ?

– Non. Nous étions devenus deux solitudes qui ne pouvaient se rejoindre. Nos mondes étaient différents tout en étant semblables. J'ouvris brusquement les yeux le jour où il me réclama plus d'argent que d'habitude. J'allais à ma cachette. Il n'y avait plus rien ! Je fis le tour de la maison. Des bibelots, des tableaux auxquels je tenais, des « objets-souvenirs » qui, je pensais, n'avaient aucune valeur marchande, avaient disparu. J'ai été dégrisée d'un seul coup. Je n'ai pas pensé à un cambriolage, c'était trop bien fait, par petites touches, un vide inexpliqué. Sous le coup de la colère, je l'apostrophais en lui demandant s'il se rendait compte de ce qu'il avait fait et pourquoi il l'avait fait ! Il me répondit qu'il en avait besoin pour acheter sa drogue, que les joints ne lui suffisaient plus et qu'il en était arrivé à l'héroïne, et que si j'avais été moins souvent soûle, je m'en serais aperçue. Il riait comme un damné, me traitant de pocharde, me disant des mots cruels : « Regarde-toi, mais regarde-toi ! Qu'es-tu devenue, toi ma maman si jolie ? Une ivrogne ! Que nous apporte la vie, à toi et à moi ? Rien. On est pris tous les deux dans un engrenage. Toi le vin moi, la drogue. Nous n'y pouvons plus rien ! Je croyais qu'on aurait pu se rejoindre quelque part, mais non, ce n'est pas le même monde. Moi je vole, toi tu dors. Moi, je vois des mondes irréels et merveilleux, toi, tu ronfles sans penser... » Puis nous avons pleuré dans les bras l'un de l'autre et je lui ai dit qu'il fallait que nous fassions quelque chose, que j'allais faire des efforts pour arrêter de boire, et qu'il en fasse autant pour arrêter de se droguer.

– Avez-vous vu un médecin ?

– Oui. Il nous conseilla, à tous les deux, de faire une cure de désintoxication... Pour lui, oui. Pour moi ce n'était pas possible, il fallait que je travaille. Bastien ne voulut pas entendre raison. Moi je mis de l'eau dans mon vin, c'est le cas de le dire ! Il fallait que je sauve mon fils... Je passe sur les mois de misère, les heures supplémentaires que je faisais pour avoir un peu plus d'argent à lui donner et qu'il achète sa foutue merde, car si je ne le faisais pas, il me menaçait. J'ai voulu résister plus d'une fois. Alors, il cassait tout à la maison, jetant les objets et les meubles par la fenêtre, les forces décuplées. Je ne le reconnaissais pas. Je fis appel aux pompiers plusieurs fois. Ils me dirent qu'il faisait une overdose, mais qu'ils ne pouvaient l'emmener à l'hôpital contre son gré. Bastien était majeur. Je le suppliais d'arrêter, il ne me reconnaissait même pas... Je ne pouvais me confier à personne, j'avais rompu les ponts... Je me remis à boire, mais moins. Puis, j'ai commencé à avoir peur. Des gens bizarres rôdaient autour de chez moi. Les pneus de ma voiture étaient crevés régulièrement, mon rétroviseur arraché. J'ai pensé que cela pouvait être les voisins, lassés du bruit qu'il y avait chez moi, car Bastien ne venait plus seul dans son antre, il y avait aussi des filles dans le même état que lui... Le lendemain matin, avant de partir travailler, je jetais un coup d'œil sur cet amas de jeunes vautrés à terre, dans leurs vomissures et leurs ordures. Un canapé avait même pris feu ! C'est vrai qu'il ne valait plus rien depuis longtemps. Il y eut des jets de pierres dans mes fenêtres, des cambriolages. Je ne pouvais faire venir la police, c'était mon fils quand même ! Et puis Bastien m'avait dit, dans un moment de raison, que maintenant, il revendait sa saleté, mais qu'il ne payait pas toujours ses fournisseurs, alors c'est eux qui venaient l'avertir en crevant mes roues. Un jour, il me menaça plus cruellement que d'habitude. Il me mit un couteau sur le ventre, ne me reconnaissant pas, les yeux à demi-fermés, cernés de rouge, les dents noires et si maigre... Mon Dieu qu'il avait maigri ! Je voyais un grand squelette, ce n'était plus mon fils mais un zombi ! II criait : « Je vais te tuer salope, je vais te tuer, regarde ce que tu as fait de moi, ivrogne ! » Il me secouait d'une main, et de l'autre il enfonçait son couteau dans ma poitrine, sans toutefois appuyer. À cet instant, j'aurais aimé qu'il me tue vraiment, que j'oublie tout, lui, et le reste. Ce n'était plus mon fils, ce n'était plus mon petit qui passait ses bras autour de mon cou en disant : « Maman, je t'aime. » Je voyais un pauvre fou, un malade... J'ai pensé au suicide pour oublier que j'avais si longtemps fermé les yeux... Mais qui se serait occupé de lui ?

– Aviez-vous arrêté de boire ?

– Oui et non. Oui, parce que j'avais peur de lui et que je voulais rester l'esprit éveillé. Non, parce que lorsqu'il était absent, je doublais la dose.

– Vous rendez-vous compte, que vous êtes en partie responsable ?

– Oui, je sais. J'en ai parlé au docteur qui a tenté de me déculpabiliser, en me disant que je n'étais malheureusement pas la seule, face à ce double problème, mais je fis de gros efforts.

– En avez-vous parlé à une amie, un membre de la famille, quelqu'un ?

– Non. J'avais trop honte, je me sentais trop sale. Comment dire à quelqu'un que votre fils se drogue, qu'il a tout saccagé chez vous, qu'il a le code de votre carte bancaire et qu'il pille sans vergogne votre compte ? Que vous faites des heures supplémentaires pour essayer de vivre, tout simplement, et que votre fils vous menace, si vous ne lui donnez pas un chèque, et que, si vous ne le lui donnez pas, il le prend lui-même, car, le malin, il a appris votre signature !... Plus rien ne le retenait. Il ne se lavait plus, ne se rasait plus, sinon il se coupait, ses mains tremblaient sans arrêt et ses dents tombaient. Il ne pouvait plus faire d'efforts, ses reins étaient touchés et ses intestins aussi... J'étais seule avec mon fils, comme certains sont seuls en couple et qu'ils ne s'aiment plus. Moi, je l'aimais encore. Il était sorti de mes entrailles, comme vous dites dans vos prières. C'était la chair de ma chair et cette chair était pourrie ! Je mourais à petit feu et je ne pouvais rien dire... Surtout qu'on ne sache pas ! Pour parler ?... Je priais. Je priais à haute voix pour me persuader que j'étais encore vivante ! Je racontais mes journées, mes espoirs, mes désespoirs aussi, à je ne sais qui ! Je disais bien toujours : « Mon Dieu ». mais je ne pouvais mettre de visage derrière ce Dieu ou alors, je le voyais avec les yeux cernés et relevant sa manche pour me montrer son pauvre bras décharné !

– Arrêtez ma fille, vous blasphémez !

– Pourquoi ? Qu'a-t-il fait pour moi ? Un mari qui s'en va ? Un fils drogué ? Que lui ai-je fait ?

– Peut-être est-ce de votre faute ?... Maintenant, demandez pardon à Dieu pour vos péchés. Dites...

– Je n'ai pas fini ! Je suis encore montée dans l'horreur, le jour où j'ai su qu'il vendait de la drogue. Non seulement il se tuait, mais il tuait les autres, ses amis, ses copains, ses « fiancées ».

– Vous l'avez déjà dit.

– Oui, mais c'est la raison de ma présence ici, car ne croyez pas que vous vous en tirerez comme ça ! La religion ? Et puis après ?... Jésus a gravi son chemin de croix ? Moi aussi : marche après marche, jour après jour, m'arrêtant à une station, pour boire, boire un verre de rouge, repartant à genoux, assommée, le poids de mon fils sur les épaules, le regard des autres : accusation. Aucune main ne s'est tendue, aucune voix ne m'a appelée par mon prénom. Personne ne m'a dit : « On va t'aider, on t'aime ! » Et l'autre, de plus en plus lourd sur mon dos, jusqu'à ce qu'il me fasse tomber et m'écrase de son poids.

– Taisez-vous !

– Non, je ne me tairai pas, car vous ne savez pas tout !

– Nous y voilà enfin ! Il y a encore plus horrible ?

– Oui Je ne sais pas si vous pourrez m'absoudre, mais vous porterez le fardeau de ma faute avec moi ! Je ne serai plus seule !... Ce soir-là, lorsque je suis rentrée, j'ai trouvé un champ de ruines. Il avait dû vouloir mettre le feu à la maison mais, pris de panique pour ne pas dire de conscience, il avait aspergé les tentures d'eau. Les fauteuils étaient éventrés, qui venaient d'être réparés, et la télévision neuve gisait dans le jardin... Bastien était allongé dans son vomi, dans ses excréments. Ses veines étaient tailladées, mais pas assez profondément, car il saignait à peine, une seringue à ses côtés. On commençait à parler du Sida...

– Continuez ma fille...

– Je me suis penchée sur lui, ce pauvre enfant qui était mon fils, que j'aurais voulu défendre, et qui se trouvait là, à terre, comme une loque. Je ne pouvais plus le voir comme ça, Il souffrait, moi aussi. Enfermés dans notre solitude, je savais que nous ne pourrions plus en sortir, elle était mortelle ! Une solitude mortelle... Je l'ai pris dans mes bras, il ne se réveillait pas.

Non, je n'appellerais pas une nouvelle fois les pompiers. Je le berçais, je lui caressais les cheveux, j'essuyais la moiteur de son front. Il n'ouvrait pas les yeux... J'ai pris mon fils sur les genoux, répétant comme un leitmotiv : « Mon Dieu, mon Dieu, pourquoi m'as-tu abandonnée ? » Alors tout doucement, j'ai serré son cou, il n'y avait plus grand-chose : un squelette ! Il s'est réveillé. D'un seul coup je l'ai lâché. Il m'a dit : « Maman, je t'aime, pardon. » Et il a remis de lui-même, mes mains autour de son cou.

Catherine serre, serre en hurlant comme une bête, en disant son amour à ce fils à qui elle reprend la vie. C'est son droit, c'est elle qui l'a mis au monde. Son pauvre corps ne réagit plus, elle le garde sur les genoux, son esprit voyage avec lui dans ce monde vers lequel il voulait tant aller. Elle se sent tout à coup moins seule.

Au moins là, il sera protégé et elle pourra lui parler comme avant, cœur à cœur, sans paroles.

Elle a l'impression qu'il est à nouveau dans ses entrailles, mais elle n'accouchera pas. Elle vivra avec son fils, comme la louve terrible, il ne sera plus qu'à elle, loin des tentations et des folies...

– Pardonnez-moi, mon Père, parce que j'ai tué mon fils...

***

« Mme X... s'est pendue cette nuit. Sa sœur qui n'avait plus de nouvelles depuis longtemps était venue s'assurer que tout allait bien. Elle a découvert le corps, ce matin, en arrivant chez elle. La maison était dans un état lamentable. On suppose qu'elle n'a pas supporté la mort de son fils, survenue quelques jours plus tôt, après une overdose... »

Chapitre VII
Mon grand-père, ma grand-mère

La tête à l'envers

Par Céline Feillel

Depuis que Mamie a la tête à l'envers, rien ne va plus à la maison !

Le mot « Mamie » ne doit plus être prononcé sinon maman pleuviote ou alors grogne. Papi sourit tout le temps et fait semblant, l'air de dire : « Tout va bien ! Tout va bien ! »

« À Lezaï on meurt » (Alzheimer) ne doit pas être prononcé non plus, ce serait se moquer…

Mamie la tête à l'envers ? Cela a commencé il y a quatre ans : Mamie était toute triste depuis plusieurs semaines, elle serrait son sac contre elle, et quand maman lui parlait, elle devenait très agressive : elle ne voulait pas aller là, elle voulait ceci, puis finalement elle ne voulait plus ceci… Et puis elle oubliait tout : son gilet, ses mots, le numéro de téléphone… Bref, c'était la pagaille !

Le docteur, lorsqu'on lui a demandé ce qu'elle avait Mamie, il a répondu : « À Lezaï on meurt » et même qu'il trouvait cela « extraordinaire » parce que c'était sa plus jeune patiente. (Mamie a soixante-quatre ans). Cela a mis maman en colère. Quand elle est rentrée ce soir-là, elle a claqué la porte et il va valait mieux ne pas trop se faire remarquer…

Au quotidien, comme Mamie a la tête à l'envers, rien ne va plus. Papi ne sait pas où sont rangées les casseroles, il ne sait pas mettre la machine à laver le linge en route, il ne sait pas que le vendredi c'est du poisson à manger parce qu'il y a le marché... Maman lui a montré même comment se servir de la machine à café. La pagaille, quoi ! C'est que papi, avant d'être à la retraite, travaillait toute la journée, c'est Mamie qui s'occupait de la maison, de leurs quatre enfants, des enfants qu'elle gardait, du jardin, des devoirs, des comptes, de tout. Mais maintenant, elle ne peut plus, elle se trompe. Quand elle fait du café, elle oublie de mettre de l'eau. Ou alors elle oublie de mettre une tasse sous le robinet et plaff, il y a du café partout. Quand elle réchauffe un plat dans la casserole, elle oublie d'éteindre le gaz, et le temps que papi s'en rende compte, il est parfois trois heures de l'après-midi. Ah, c'est sûr ! Mamie maintenant, c'est la reine de la bêtise ! Elle en fait des grosses, pires que moi ! Évidemment, c'est à cause de sa maladie, on ne la punit pas... Mais moi, ce n'est pas pareil, il paraît que « je n'ai pas d'excuse... »

Du coup, Papi demande souvent des petits services à maman : un peu de ménage par-ci, un peu de repassage par-là. Tiens, tu me laverais bien ma chemise ? Tu ne voudrais pas faire les courses ? Au fait, tu veux bien faire le shampoing de maman ?...

Au début, maman disait oui à tout : elle était dans la peine et Papi avait l'air complètement déboussolé mais peu à peu elle a senti le piège se refermer sur elle : s'occuper de ses parents pendant des lustres alors qu'elle nous a ma sœur et moi, qu'elle a son travail, qu'elle a choisi l'indépendance, qu'elle a plein de trucs à faire...

Un jour elle a dit stop à Papi : « je ne suis pas une professionnelle du soin, moi, et je refuse de faire la toilette de maman. Ce sont mes limites ! Papa, il est temps de contacter une association d'aide à domicile ! »

Mais Papi, il n'était pas prêt : il n'osait pas le dire à ses voisins, à ses amis, que Mamie avait la tête à l'envers, alors, faire venir quelqu'un de l'extérieur, ce n'était pas gagné !

Il a fallu attendre de longs mois, au moins deux hivers, avant que Papi accepte enfin qu'à Lezaï on meurt en vrai, et que mamie était très concernée par cette nouvelle.

Mamie l'a aidé de toute façon à prendre une décision, parce que pendant tous ces mois, elle a oublié, et oublié et oublié encore : la manière de mettre son gilet, elle ne trouve plus les manches, la manière de se coiffer, de se laver, la manière de parler, elle ne finit plus ses phrases, la manière d'appeler un objet par son nom, elle se trompe de mot tout le temps... Elle se lève et se rassoit, elle demande l'heure et dit « il fait chaud »...

Papi ne pouvait plus faire semblant « tout va bien ! Tout va bien ! », la maladie de Mamie, maintenant, ça se voit.

Les dames de « l'Aide des mères » (ADMR) sont entrées dans la maison. La première voulait faire des activités avec maman : « Allez, on va faire un gâteau ! » Mais Mamie, elle n'aime pas beaucoup les visites, et ça l'énervait cette dame qui ouvrait ses placards, qui faisait du bruit dans sa cuisine. Elle ne se montrait pas très gentille avec la dame. Ou alors, elle proposait l'activité jeux. Mais Mamie refusait catégoriquement en faisant sa tête de mule (il paraît que je lui ressemble quand je fais la mienne...) et alors la dame restait assise de longues heures, à côté de Mamie en silence... Papi, au bout de plusieurs séances a finalement dû lui dire de ne pas revenir.

– Les gens des associations sont nuls, ils ne savent pas faire. Ils ne savent pas prendre Mamie !

Maman, au téléphone, essayait de le raisonner :

– Écoute Papa, ce n'est pas parce que tu es tombé sur une personne qui ne savait pas comment entrer en contact avec maman, qui était sans doute trop brusque, que tous les professionnels sont comme ça. Ils sont formés à la prise en charge des malades Alzheimer, Il faut essayer quelqu'un d'autre.

Papi s'est laissé convaincre, petit à petit. Il a fallu quelques semaines encore. Il y avait des moutons dans les coins de la maison, de la poussière sur les meubles, les revues traînaient… Mamie sentait la sueur, sa robe était sale, son collant effilé et ses cheveux piquaient droit sur la tête.

Et un jour, Papi a dit : « Il y a d'autres dames de "l'Aide des mères" qui vont venir, trois fois par semaine, faire le ménage et la toilette de mamie. En plus elles sont souriantes, gentilles, ne brusquent pas mamie et je peux même m'échapper un peu de la maison pendant leur temps de présence. »

Maman a de la peine pour son papa, mon Papi, elle sait que c'est dur pour lui, tous les jours : Papi et Mamie s'aiment depuis le début, ils se font des bisous et des calinous et ça, ça continue même avec la maladie. Même si Mamie a la tête à l'envers, Papi continue de lui faire des blagues et de la faire rire. Il essaie de faire un peu comme si de rien n'était… Mais c'est dur pour son moral. Et ça, dit maman, on n'y peut rien : c'est leur histoire à eux.

Quand les copines de maman viennent à la maison et que l'une d'elles pose une question sur Mamie, maman répond : « tu sais, pour moi, elle est déjà un peu morte, enfin la maman que j'avais est morte. La maman de maintenant est si différente, si loin… » Moi, je trouve ça dur. Les copines aussi car elles changent souvent très vite de conversation.

Elle peut parler ! Qu'est-ce que je devrais dire, moi ? Avant, Mamie, elle faisait des gâteaux, elle m'apprenait à « cricoter », à broder et même à coudre. Maintenant, elle me dit bonjour en me montrant maman et en disant : « tu as vu, ma sœur est là ! » Moi, j'ai de la peine pour maman qui n'est pas du tout la sœur de Mamie…

Moi, avant, j'aimais bien aller chez Papi-Mamie, on jouait avec les feuilles mortes du grand marronnier dans le jardin, Papi jouait de l'orgue et on avait le droit d'appuyer sur les notes nous aussi. Et puis on retrouvait les cousins l'été, on goûtait les bonnes confitures faites maison. Maintenant, on n'y va plus jamais. Maman trouve que la maison là-bas est trop triste, trop froide, qu'elle sent les souvenirs…

Depuis que Mamie a la tête à l'envers, on la regarde devenir une personne toute maigre, qui marche raide, à petits pas, qui ne sait plus rien, qui ne reconnaît que Papi et qui dit toujours : « il fait chaud… »

Un soir, je n'y tiens plus et je demande à maman : « Mais qu'est-ce qu'elle va devenir Mamie si elle oublie tout comme ça ? Parce que je sais, moi, qu'à Lezaï on meurt, mais je trouve qu'elle est trop jeune Mamie pour y aller. » Maman me caresse la joue et m'installe sur les genoux : elle dit tout bas dans mon oreille : « Mamie a tout oublié mais pas l'amour qu'elle nous porte. Cela, ça reste au fond de son cœur pour toujours. »

Et puis l'hiver dernier, Mamie n'arrivait plus à « dégloutir », elle faisait des fausses routes avec ses bouchées de pain ou de viande. Elle était devenue tellement maigre qu'elle ne marchait plus très bien. Alors elle a décidé de rester dans son lit. Papi lui faisait la lecture l'après-midi, elle gardait la tête tournée vers la fenêtre. Et un jour, elle n'a plus tourné sa tête. Papi a dit « elle est partie tranquillement… »

Moi, je suis contente parce que je suis allée la voir, elle n'était pas du tout partie. Elle était toute petite dans son lit, entièrement morte. Ses yeux étaient enfoncés mais son visage était lisse, joli. Papi avait mis une musique douce et une rose du jardin qui sent bon sur la table de chevet. J'étais bien contente qu'elle ne soit pas allée à Lezaï pour mourir, j'ai pu la revoir plusieurs fois. Et tout le monde venait lui rendre visite, les voisins, les amis de Papi, toute la famille. Chacun lui disait au revoir, sans pleurer. Maman serrait Papi dans ses bras, et Papi m'a fait un clin d'œil.

Regards croisés

Par N. P.

Dans la vie on a un capital qui est vital, c'est la santé. La santé d'un de nos proches a été affectée et c'est toutes nos vies qui s'en sont trouvées chamboulées.

Vous pouvez lire ci-dessous une histoire de santé vécue par quatre générations de femmes d'une même famille, une histoire de proches.

Mon Papi est dans son lit

Je m'appelle Léa. Depuis que je suis née, mon Papi est dans son lit. Maman dit que ça fait longtemps que Papi est dans son lit. Il a eu un gros bobo à la tête. D'abord il est allé à l'hôpital, toute la famille allait le voir tous les jours. Et il est pas mort. On était content. Après un mois il est revenu à la maison, puis il est reparti car il arrivait pas à faire pipi. Et il est revenu et il est reparti, et il est revenu… À la fin, on lui a mis un tuyau et une poche, maintenant il reste à la maison, dans son lit.

La famille vient moins le voir car ça fait longtemps qu'il est dans son lit et puis il parle plus. Moi j'habite juste à côté alors des fois je vais le voir avec maman ou grand-mère. Mais il y a plein de gens qui passent. Le kiné Olivier, il vient tous les jours pour essayer de faire marcher Papi et lui bouger le bras. Il y a aussi les repas à domicile, la dame elle vient souvent. Elle parle beaucoup et elle est gentille, elle me donne des compotes. Il a aussi les aides ménagères, les aides soignantes, l'infirmière, le docteur. C'est bien, comme ça Mamie elle peut parler à quelqu'un parce que Papi il parle plus depuis qu'il est dans son lit.

Mamie des fois elle pleure, elle est fatiguée depuis que Papi est dans son lit. Elle conduit plus, elle reste tout le temps dans la maison à s'occuper de lui. Mais qu'est-ce qu'elle s'en occupe bien ! Elle lui lit le journal, elle le nourrit à la cuillère, elle lui fait des petites crêpes tous les soirs, elle lui donne ses médicaments. Même que une fois elle s'est trompée, elle s'est fait gronder avec le docteur. Elle devait donner trois gouttes à Papi pour qu'il dorme. Et, elle a pas fait attention, elle a versé une petite cuillère dans le jus de fruits exotiques. Et ben Papi il a dormi pendant trois jours sans se réveiller ! Le docteur il était inquiet. Moi je pouvais jouer, crier, Papi il se réveillait même pas. Maintenant Mamie elle compte bien les gouttes. Et, elle pleure moins, elle est habituée.

Moi j'adore aller voir Papi. Il mange tout le temps de la purée et il boit du jus de fruits exotiques. Comme il a pas beaucoup d'appétit c'est moi qui finis son assiette ! Et j'aime bien la purée. Lui, je ne sais pas, il parle plus Papi depuis qu'il est dans son lit. Mais je lui fais des câlins et je vais jouer dans son lit. En plus son lit il a une télécommande ! Il monte et il descend, comme un ascenseur. Ça m'amuse !

Moi j'aime bien le lit à Papi !

Peu à peu je perds mon grand-père

Je m'appelle Nadine.

Il y a quatre ans mon grand-père a subi un accident vasculaire cérébral. C'était le 26 décembre 2005. Une catastrophe ! Ma grand-mère a appelé le médecin et l'ambulance est vite arrivée. Il a été transporté rapidement à l'hôpital entre la vie et la mort. On ne lui donnait pas longtemps à vivre. Pour nous, ses proches, ça a été un choc.

Il est resté deux mois à l'hôpital. On se relayait tous les jours pour accompagner ma grand-mère. Nous sommes une petite famille car on n'est que quatre à pouvoir faire la navette. Mais c'est de bon cœur qu'on allait à l'hôpital. On voyait les progrès effectués chaque jour. Avant la sortie, les ergothérapeutes sont venus dans leur maison et ont fait un diagnostic : un plan incliné, une douche à refaire, la salle à manger à transformer en chambre, le chauffage électrique à installer. On a fait ce qu'il fallait et mon grand-père est rentré à la maison. Mais il a fait un autre AVC et il est reparti à l'hôpital. Tout son côté droit était paralysé, il ne pourrait plus marcher. Alors il a fallu choisir un fauteuil roulant. L'électrique était préconisé. Il est arrivé un mardi, les murs et les portes s'en souviennent. Ma grand-mère n'a jamais passé son permis pour fauteuil roulant et ce modèle est très sensible !

Au début, on pouvait discuter avec grand-père. Mais de quoi parler ? Des problèmes de santé ? La sonde urinaire, les escarres, la perte d'autonomie ? Et il y a eu une période où il criait la nuit. La journée il ne faisait que dormir. Ensuite il a commencé à être vulgaire, à nous insulter, à râler. Aujourd'hui il ne parle plus. La communication est difficile. Je ne sais pas quoi dire. C'est une situation déroutante et pour laquelle nous n'avons pas été préparés. Avoir en face de soi son grand-père de quatre-vingt-deux ans qui a un esprit sain dans un corps malade, c'est dur... Moi, face à lui je suis désœuvrée, je ne sais pas comment me comporter. Je sais qu'il est là, qu'il nous écoute, qu'il comprend tout mais au fil du temps il s'est muré dans le silence, et nous dans nos souvenirs...

Moi, c'est Elena, la sœur de Nadine.

Je ne fais pas partie des quatre personnes qui aident mes grands-parents. Ce n'est pas de ma faute. J'aimerais bien les aider davantage. Seulement depuis quatre ans, je suis mutée en banlieue parisienne. Avant ce 26 décembre 2005, les choses étaient différentes dans notre famille.

Je me souviens que mes grands-parents étaient très actifs. À chaque saison j'allais avec ma grand-mère, ramasser des fruits. L'été les framboises, les fraises et les mûres, l'automne les châtaignes, l'hiver les kiwis... Parfois, nos grands-parents nous amenaient avec mes cousins au bord de la mer. Ils nous ont appris par exemple à pêcher les couteaux. Je m'en rappelle comme si c'était hier. Il fallait repérer trois petits trous dans le sable, y mettre du sel et attendre que le couteau sorte. J'adorais ces moments. Mais depuis ce 26 décembre tout a changé. Lorsque je vois mes grands-parents, c'est toujours à l'hôpital ou dans leur maison. Je rentre les voir uniquement pendant les vacances scolaires. C'est pour cela que je n'aide pas vraiment ma famille. Ce n'est pas toujours facile parce que je suis seulement de passage. Je ne suis pas au courant de tout. Par exemple, pendant ces vacances, j'ai amené Léa et un de ses copains, Martin, voir mes grands-parents. En fait, Martin n'avait jamais vu mon grand-père. J'étais gênée car Martin qui a six ans posait beaucoup de questions. Il m'a par exemple demandé : « est-ce que ton grand-père est un bébé car il ne mange pas tout seul ? Et puis pourquoi il est dans un fauteuil ? Pourquoi il ferme les yeux ? Pourquoi il ne parle plus ? C'est un bébé puisqu'il a sa soupe qui coule de sa bouche ? » Alors j'ai expliqué à Martin que mon grand-père n'était pas un bébé mais au contraire un grand homme très courageux. Que c'était une personne handicapée suite à un accident. Je lui ai dit que ma grand-mère était aussi très courageuse car elle s'occupait beaucoup de mon grand-père. Puis, Martin a eu envie de partir de cette maison où l'on ne s'amusait pas beaucoup...

J'essaie souvent d'encourager d'une manière plus ou moins directe mes grands-parents. À chaque fois que je dois repartir à Paris, j'essaie de dire à mes grands-parents que je suis fière d'être leur petite-fille. Je leur rappelle tout ce qu'ils m'ont appris.

Là, je dois repartir dans quelques heures. Je suis allée leur dire au revoir. Je voulais leur dire que je les aimais très fort. Mais ce n'est pas facile. Ça ne se dit pas vraiment chez nous ce genre de chose. Alors j'ai demandé à ma grand-mère comment nous disions je vous aime très fort en breton. Elle m'a dit : « *me gar deoc'h...* » Du coup, c'est ce que je leur ai dit en partant. Je reviendrai pour les prochaines vacances. En attendant, je penserai à eux...

Mon beau-père, quelle galère !

Je m'appelle Catherine. Le père de mon mari a subi un AVC il y a déjà trop longtemps. Il est alité, à domicile. Mon mari est agriculteur, il a beaucoup de travail avec ses bêtes. Moi j'ai laissé mon travail d'institutrice pour élever les enfants et l'aider sur l'exploitation. Aujourd'hui nos enfants sont grands et c'est de nos parents que je m'occupe.

Ma mère, de son propre parti, a décidé d'intégrer une maison de retraite. Elle y est bien. Mes beaux-parents, eux, ne veulent pas quitter leur maison. C'est leur choix, on le respecte. Mais depuis quelques années c'est devenu difficile à gérer. Mon beau-père est malade. Ma belle-mère s'épuise à s'occuper de lui au quotidien. Nous, enfin moi et ma belle-sœur, on assure la logistique : la pharmacie, les hospitalisations, les rendez-vous médicaux, les courses, les dossiers administratifs, etc.

On y passe environ une journée par semaine chacune. On le fait de bon cœur et secrètement on espère que nos enfants feront de même pour nous mais je veux quand même le dire : mon beau-père, quelle galère !

Mon mari, c'est toute ma vie

Je m'appelle Yvonne j'ai quatre-vingt-deux ans, comme mon mari. Il a eu une attaque cérébrale il y a quatre ans.

Avant, je jardinais, j'allais me promener, le dimanche on jouait aux dominos avec les copains. Mais ce jour-là tout a basculé. Tout le monde a essayé de me convaincre de le placer en maison de retraite. Moi je leur ai répondu à tous : « plutôt mourir ! Je préfère mourir que de le laisser tomber. »

Avant Joseph c'était ma moitié, depuis, mon mari c'est toute ma vie.

Annexes
Les organisateurs du concours « Histoires de proches »

France Alzeimer

Créée en 1985 à l'initiative de familles de personnes malades et de professionnels du secteur sanitaire et social, France Alzheimer est la seule association nationale reconnue d'utilité publique dans le domaine de la maladie d'Alzheimer et des maladies apparentées.

Elle regroupe aujourd'hui un réseau de plus de 100 associations départementales, dont les actions répondent à quatre grandes missions :

1. Soutenir les personnes malades et leur famille ;
2. Contribuer à la recherche ;
3. Informer l'opinion et interpeller les pouvoirs publics ;
4. Former les aidants familiaux, les bénévoles et les professionnels du soin.

L'idée de donner la parole à des aidants familiaux a naturellement séduit France Alzheimer. L'association espère que cette publication contribuera à faire reconnaître le rôle capital joué par les proches dans l'accompagnement des personnes atteintes d'une maladie d'Alzheimer ou apparentée.

www.francealzheimer.org
Allo FranceAlzheimer : 0 811 112 112

France Parkinson

« Pour moi, la souffrance de l'aidant est récurrente, il n'y a pas un jour où je ne culpabilise pas. Je ne sais pas réagir à certains moments. J'ai besoin d'être écouté. Il devrait y avoir un soutien psychologique aussi bien pour le malade que pour l'aidant ». Ce témoignage, recueilli lors des Etats Généraux, révèle des situations de détresse que le concours « Histoires de proches » a le mérite de mettre en lumière dans ce recueil.

Parkinson touche non seulement le malade, mais aussi son entourage proche. C'est pour cela que le livre blanc *Parkinson* a consacré un chapitre aux aidants, combat majeur pour notre association, qui milite pour la reconnaissance de leur statut et leur droit au répit. Parce que l'aidant a un rôle essentiel, France Parkinson l'accompagne pour en faire un interlocuteur formé à la maladie, capable de dialoguer avec tous les acteurs du parcours de soins, au service d'un véritable partenariat thérapeutique.

France Parkinson, reconnue d'utilité publique, rassemble 10 000 adhérents et sympathisants ; leur soutien est essentiel pour faire sortir de l'ombre la maladie et obtenir des avancées concrètes. Forte de ses 60 comités locaux et de son Comité Scientifique, l'association soutient la recherche, les malades et leurs familles afin d'aider aujourd'hui et de guérir demain.

Pour s'informer, adhérer, donner : www.franceparkinson.fr

Ligue contre le cancer

« Contre le cancer, on est plus forts ensemble »

Créée en 1918, la Ligue contre le cancer est une association loi 1901 à but non lucratif et reconnue d'utilité publique. Elle est une ONG indépendante reposant sur la générosité du public et sur l'engagement de ses militants. Forte de ses 720 000 adhérents, la Ligue est un mouvement populaire organisé en une fédération de 103 Comités départementaux. Ensemble, ils luttent dans trois directions complémentaires : chercher pour guérir ; prévenir pour protéger ; accompagner pour aider

Par le biais de ses trois actions de lutte parfaitement imbriquées, la Ligue est le seul acteur indépendant dans le paysage français de la lutte contre le cancer à posséder une vue d'ensemble et à avoir une approche globale de la maladie.

Consciente que le cancer ne touche pas seulement ceux qui en sont atteints, la Ligue contre le cancer a été précurseur du combat mené en faveur de celles et ceux qui accompagnent un être fragilisé par la maladie. Les proches sont des personnes en souffrance et qui ont un réel besoin de se confier et d'être considérées. C'est pourquoi, la Ligue a engagé une réflexion prenant en compte qu'il fallait aider les proches, pour mieux aider les malades.

La Ligue contre le cancer ne pouvait qu'être partie prenante à ce concours d'écriture. Le recueil qui en est issu participera, nous en sommes convaincus, à sortir les proches de leur isolement et plus encore, à leur reconnaissance au sein de notre démocratie sanitaire.

Partout en France : 0 810 111 101 / www.ligue-cancer.net

Ligue Française contre la Sclérose en Plaques

La sclérose en plaques est une maladie qui pousse au repli sur soi. En raison des souffrances physiques et morales qu'elle provoque, mais aussi parce que ses conséquences sont difficiles à expliquer et à faire comprendre à son entourage. Ces conséquences, bien que majeures pour la qualité de vie du patient, ne font l'objet aujourd'hui d'aucun pronostic individuel. La personne est donc en permanence sur le qui vive, de telle ou telle alerte, signe précurseur d'une détérioration éventuelle. Face à cette situation l'entourage est démuni.

Aussi, en dehors du soutien à la recherche médicale, la Ligue axe ses efforts, sur l'information du patient et de son entourage ainsi que sur toute action qui peut rompre l'isolement auquel la SEP conduit. L'organisation de groupes de parole dédiés aux patients et aux aidants et l'information sur les différents aspects de la maladie sont au cœur de nos actions.

Le livre *Histoires de proches* en permettant de partager les expériences vécues, les ressentis et les non-dits, répond bien à cette nécessité qui est d'aller plus loin dans la compréhension réciproque.

www.lfsep.com
Ecoute SEP : 0 810 808 953

Novartis Pharma

Depuis près de dix ans, Novartis et sa Fondation d'entreprise accordent une attention particulière à l'entourage des personnes malades à travers leur engagement en proximologie (www.proximologie.com). Cette aire de recherche appliquée vise à développer la connaissance, la reconnaissance et le soutien des aidants familiaux en France. À cette fin, plus d'une quinzaine d'études ont été réalisées et, en 2010, les Assises Nationales de proximologie ont permis d'élaborer des recommandations pour valoriser le rôle et la place des proches dans notre société.

Son engagement se traduit aussi par la mise en place d'initiatives concrètes comme la création d'une plateforme de services dédiée à l'entourage proposant notamment des conseils pour l'aménagement du domicile, la gestion du stress et des difficultés relationnelles… (www.prochedemalade.com)

Donner la parole aux proches, mieux appréhender ce que sous-entend le terme « accompagnement » comme investissement personnel et répercussion dans la vie quotidienne, tel était l'objectif du concours littéraire « Histoires de proches ». Novartis Pharma est convaincu de l'intérêt que représente ce recueil de témoignages pour l'ensemble des professionnels de santé et pour toutes les familles impliquées dans la prise en charge d'une personne malade.

Pour vous tenir informé des prochaines publications
des Éditions Jacob-Duvernet,
contactez Louis de Mareuil :
louis.demareuil@editionsjd.com
01 42 22 63 65

ou rendez-vous sur le site
www.editionsjd.com

Cet ouvrage a été imprimé en France
par CPI Bussière
à Saint-Amand-Montrond (Cher)
en octobre 2010

N° d'impression : 102811/1.
Dépôt légal : octobre 2010.
ISBN : 978-2-84724-305-5